JN123079

医学生・コメディカルのための手引書

リハビリテーション概論

改訂第4版

編 著

和歌山県立医科大学リハビリテーション医学講座 教授

田島 文博

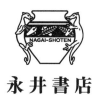

永井書店

執筆者一覧（執筆順）

上好　昭孝　元 大阪河﨑リハビリテーション大学　学長・名誉教授

田島　文博　和歌山県立医科大学リハビリテーション医学講座　教授

土肥　信之　元 兵庫医療大学リハビリテーション学部　教授

水島　繁美　前 東北文化学園大学医療福祉学部リハビリテーション学科　教授

林　　優子　県立広島大学保健福祉学部作業療法学科　教授

万歳登茂子　医療法人仁寿会サニーサイドホスピタル　顧問

島田　公雄　元 吉備国際大学保健科学部　学部長

阿部　和夫　兵庫医科大学　特別招聘教授
　　　　　　兵庫医科大学病院脳神経内科

齋藤　　宏　前 専門学校 東京医療学院　学院長

染矢富士子　金沢大学医薬保健研究域保健学系　教授

幸田　　剣　和歌山県立医科大学リハビリテーション医学講座　講師

備酒　伸彦　神戸学院大学総合リハビリテーション学部
　　　　　　医療リハビリテーション学科　教授

西林　保朗　医療法人社団関田会 ときわ病院整形外科　部長

西村　正二　医療法人社団 西村医院　院長

前田　眞治　国際医療福祉大学大学院リハビリテーション学分野　教授

住居　広士　県立広島大学大学院保健福祉学専攻　教授

狩谷　明美　県立広島大学保健福祉学部人間福祉学科　准教授

安武　　繁　県立広島大学保健福祉学部人間福祉学科　教授

● 第4版序文 ●

　本書の企画，編集された上好昭孝先生と土肥信之先生が相次いでご逝去されました．心よりご冥福をお祈り致します．

　両先生は，日本のリハビリテーション医学創世記からご活躍され，土肥信之先生は藤田医科大学リハビリテーション医学講座の初代教授，上好昭孝先生は和歌山県立医科大学リハビリテーション医学講座初代教授として後進を育成され，学問的基盤を確立されました．私も両先生の御薫陶を頂き，本書の創刊時から著者に加えて頂きました．本書はそのお二人がこれからリハビリテーション医学を学ぼうとする方にとって必要な要点をまとめられたものです．伝統に裏づけされた正統派教科書と言えます．今回，わたくしがその伝統を引き継ぎ，編集をお引き受けしたことは大変光栄ですが，同時にその責任の重さを感じています．

　本書を手に取って下さっているのは，これからリハビリテーション医学を学び，療法士，看護師，医師，そして専門職として活躍される方と考えます．そのはじめに目を通していただけるのが本書であり，それに相応しい内容となっているのが本書です．伝統ある本書が時代の流れを的確に反映しつつも，未来を築いていく若者に適切な情報を提供するために，改訂を加えています．

　厚生労働省によると，日本では今後2060年まで75歳人口は増え続けます．つまり，本書を手に取っている方のほとんどにとって，定年になるまで高齢者は増え続けるといえます．日本の医療費と社会保障費の抑制には健康寿命の延伸しかありません．その具体的な対策としてリハビリテーション医学の推進により，寝たきりを少なくし，元気な高齢者を増やすことが吃緊の課題です．つまり，障害克服と機能回復を踏まえた上で，「活動性を育む」ことが我々の社会的な使命であり，仕事です．もちろん，リハビリテーション医学の領域は高齢者医療に留まりません．小児医療，整形外科疾患，脳血管障害，脊髄損傷をはじめとした通常の診療においても役割が増しています．近年では，循環・呼吸器疾患，糖尿病内分泌疾患などの内科的疾患から，がん治療，周術期など，あらゆる領域にリハビリテーション医療が必要とされています．

　私たちは．国民の生命，健康と豊かな生活，そして実りの多い人生の役に立てるリハビリテーション医学の発展と推進に努力しなければなりません．そのためには，目の前の患者さんや障害を持つ方の役に立てるように勉強をし続ける必要があります．本書はリハビリテーション医学・医療の概論としてよくまとまり，わかりやすい内容となっていると自負しています．是非，本書でリハビリテーション医学・医療の概論を学んでいただきたいと考えます．

　最後に，改訂にあたり，素晴らしい内容をご執筆いただいた先生方と永井書店編集部はじめ，担当各位に厚くお礼申し上げます．

　２０２１年２月

田 島 文 博

● 第3版序文 ●

"がんの2015年問題"

昭和56年以来，がんがわが国の死亡原因の第1位で，その後増加の一途をたどっている．

国の疾病対策でもがんが最重要課題とされてきた．平成18年の厚労省報告では，日本人男性3人に1人，女性3人に1人ががんになり，3人に1人ががんで死亡しているという．団塊の世代が65歳以上の前期高齢者になる来年（2015年）はがん患者が倍増し，2050年まで横ばいで推移するとされている（がんの2015年問題）．平成19年には国を挙げてがん対策を推進していくため，がん対策基本法が施行された．その結果，がんによる死亡率は減少傾向にあり，治療を受けてからの生存期間が延長している．辻らも指摘するように早期診断・早期治療など医療技術の格段の進歩から，がんの死亡率は喜ばしいことに年々減少傾向にあり，今ではがん患者の半数以上が治るようになり，がんと共存する時代になってきている．医療現場でもがんの治療前から治療後の障害や運動機能低下の予防にリハビリテーション医療の介入がみられている．平成22年厚労省もがん医療にリハビリテーション治療が重要との認識で診療報酬に，がん患者のリハビリテーション料を新たに創設している．そこで今回の手引書改訂にあたって，がんのリハビリテーション医療を新たに組み入れるため，第10章として「医療・リハビリテーション医療－医療機関で行うリハビリテーション治療と義肢・装具－」を設けた．

福祉関係法規の改正では平成25年4月から，従来の自立支援法が廃止され，障害者の日常生活および社会生活を総合的に支援するための障害者総合支援法に変わり，障害者の定義に難病疾患（130疾患）が追加された．そのほか，各先生方にも時期にあったものとなるように一部修正・加筆いただいた．

本手引書も平成21年に刊行し6年目を迎える．多くの医学生，コメディカルの方々に利用していただき，広くリハビリテーション医学について理解され，役立てていただければ代表編集者の一人として幸甚の至りである．この間，初版から何かと相談ご協力いただいた土肥信之元兵庫医療大学リハビリテーション学部教授が平成24年11月にご逝去され，心から哀悼の意を申し上げる．後任の共同編集者には，和歌山県立医科大学リハビリテーション医学講座の田島文博教授に加わっていただいた．

おわりにあたり，共同編集者の田島教授，分担執筆，加筆に時間を割いていただいた諸先生方，ならびに校正にご協力いただいた永井書店編集部をはじめ，各位に厚く感謝申し上げる．

2014年2月

代表編集者

上 好 昭 孝

● 第2版序文 ●

　医学の進歩で本邦の高齢化は過去に例をみない勢いで進んでおり，老年人口の割合が平成30年には25％を超え，どの国も経験したことのない超高齢化社会になることが予測されている．疾病構造も急性疾患よりも生活習慣に伴うメタボリックシンドロームなど慢性疾患が多くなり，要介護者の増加が危惧されている．

　一方，女性のライフスタイルの変化から出産は減り少子化に伴い，ますます家族介護が期待できず，老老介護などの介護問題が緊急の課題となり紙上を賑わしている．医療経済面からも慢性疾患はまず病気が進行しないよう自己管理（ケア）が大切で健康的な日常生活を送るための health care（健康づくり）が重要となる．障害を治療対象とするリハビリテーションは，今日の社会背景から全身の疾患予防に始まり，すべての外科手術の前・後などにも携わるようになっており，ますますニーズが高まり，またチーム医療の一員として参画するにあたって，高度な幅広い知識が必要不可欠になってきている．そこで，リハビリテーション・スタッフを目指す医学生や看護師，理学療法士，作業療法士，言語聴覚士など関連専門職を目指す諸君に最新のリハビリテーションに対する幅広い知識を習得してもらうため，平成21年（2009年）にリハビリテーション専門職教育に長年携わっておられる先生方に，簡略でわかりやすい教本としてご執筆いただき初版を世に送り出した．幸い多くの教育関係者の方や専門職を目指す諸君から好評をいただき2年が経過したところである．

　この間，関連法規などの廃止もあり，内容をよりアップデートなものとするため全体を見直したうえ，第3・13章は水島，安武教授の協力で全面的に改訂し，他の章も各先生方に修正・加筆いただき，今回，よりわかりやすい教本になったものと思っている．

　所期の目的どおり，医学生はじめコメディカルの道に進まれる諸君に教本として読んでいただき，リハビリテーションに対する理解を深め，ご批判いただければ編集者の一人として望外の喜びである．

　最後に，改訂にあたり共同編集者の土肥教授，分担執筆者の先生方，ならびに校正にご協力をいただいた永井書店編集部はじめ，担当各位に厚く御礼申し上げる．

　2011年2月

代表編集者

上 好 昭 孝

● 初 版 序 文 ●

　近年医学の進歩とともに栄養や感染症対策の向上で，人生50年ともいわれた戦後と比べ，平均寿命が飛躍的に延び，高齢化社会を迎えていることは喜ばしいことである．

　一方，高齢化とともに認知障害や介護の必要な高齢者も増加し，大きな社会問題となっている．また，戦後経済発展とともに家族の崩壊ともいわれる核家族化が進み，女性の就労による社会進出，晩婚化などさまざまな要因から少子化が起こり，社会構造が大きく変化してきた．いったん，心身に障害を伴えば過去のような大家族制とは異なり，家族介護を得ることが困難となり，老老介護などの介護問題が起こっている．そのためいかに健康に長寿を迎えるかが国を挙げ重要な課題となっている．

　2000年WHO(世界保健機関)は病気や認知症などで要介護状態になる期間をできるだけ短くするため，平均寿命とは異なり，生活指標として健康寿命を提唱した．わが国においても厚労省が健康寿命の延伸を目的とし，2008年に21世紀の国民健康づくり運動「健康日本21改訂」を提示した．

　このような時代背景を考えれば，これからリハビリテーションにかかわられる医学生，看護師，理学療法士，作業療法士，言語聴覚士や関連専門職を目指しておられる方々に"リハビリテーションとは何か"，その本質にふれ，現在のリハビリテーションの仕組みなどを知ってもらうことは重要である．

　そこで従来の教本とは異なり，リハビリテーションの本質に少しでもふれてもらい，リハビリテーションとは何かを考えてもらうために，分かりやすく，読みやすく，理解しやすさに重点をおいた解説書としてのリハビリテーション概論の必要性を以前から痛感しており，また，多くの方々から強く要望されてきた．

　幸い今回現在リハビリテーションの現場と教育の場で活躍されている先生方に，編集者の思い・趣旨にご賛同をいただきご執筆いただいた．リハビリテーションによせる社会の今後の期待を知るとき，本書を通して"リハビリテーションとは何か"を今一度考えてもらい，今後の進路に役立てていただければ編集者の所期の目的が達せられ，望外の喜びである．

　最後に編集にあたり何かとご助言いただいた土肥信之教授，こころよくご執筆いただいた先生方，ならびに出版するにあたり，永井書店編集部各位のご尽力に感謝申しあげます．

　2009年1月

代表編集者

上 好 昭 孝

CONTENTS

第1章　リハビリテーションの概念・理念・定義（上好昭孝，田島文博）1

1．リハビリテーションの概念 ・・・・・・・・・・・・・・・・・・・・・・・・・・・・・・・・・・・・　1
　1）概　　　念（Concept）・・・・・・・・・・・・・・・・・・・・・・・・・・・・・・・・・・・　1
2．リハビリテーションの語源 ・・・・・・・・・・・・・・・・・・・・・・・・・・・・・・・・・・・　2
　1）語　　　源・・　2
　2）歴史的変遷・・・　3
3．リハビリテーションの理念 ・・・・・・・・・・・・・・・・・・・・・・・・・・・・・・・・・・・　5
　1）理　　　念（Philosophy）・・・・・・・・・・・・・・・・・・・・・・・・・・・・・・・　5
　2）障害者自立生活運動（IL運動：Independent Living Movement）・・　7
　3）ノーマライゼーション・ハビリテーション ・・・・・・・・・・・・・・・・・・・・・　9
4．リハビリテーションの定義 ・・・・・・・・・・・・・・・・・・・・・・・・・・・・・・・・・・　15
　1）定　　　義（Definition）・・・・・・・・・・・・・・・・・・・・・・・・・・・・・・・・　16

第2章　健康と障害の概念と分類 ・（土肥信之，上好昭孝，田島文博）19

1．健康・疾病・障害 ・・・　19
　1）健　　　康・・　19
　2）疾　病（病　気）・・　20
　3）障　　　害・・　20
2．疾病と障害の分類 ・・・　21
　1）ICD（国際疾病分類）・・・・・・・・・・・・・・・・・・・・・・・・・・・・・・・・・・・・　21
　2）ICIDH（国際障害分類）・・・・・・・・・・・・・・・・・・・・・・・・・・・・・・・・・　22
　3）ICF（International Classification of Functioning,
　　　Disability & Health；国際生活機能分類）・・・・・・・・・・・・・・・・・　23
3．障害を起こす疾病 ・・・　26
　1）障害はあらゆる疾患に起こる可能性がある ・・・・・・・・・・・・・・・・・・・　26
　2）死亡原因と，寝たきりになるなどの障害を起こす疾患は異なる ・・・　28
　3）リハビリテーション医療の適応は広がっている ・・・・・・・・・・・・・・・　28
4．リハビリテーション診療の流れ ・・・・・・・・・・・・・・・・・・・・・・・・・・・・・・　28
　1）チーム医療とカンファレンス ・・・・・・・・・・・・・・・・・・・・・・・・・・・・・　28
　2）ICIDHとICFによるアプローチの違い ・・・・・・・・・・・・・・・・・・・・・　29

　　3）不可欠な社会資源の利用 ・・・・・・・・・・・・・・・・・・・・・・・・・・・・・・　30
　5．廃用症候群(生活不活発病)，誤用症候群，過用症候群・・・・・・・・・・・　30
　　1）廃用症候群(生活不活発病)とは ・・・・・・・・・・・・・・・・・・・・・・・・　30
　　2）廃用症候群の症候 ・・・・・・・・・・・・・・・・・・・・・・・・・・・・・・・・・・・　32
　　3）誤用症候群(Misuse Syndrome) ・・・・・・・・・・・・・・・・・・・・・・・　33
　　4）過用症候群(Overuse Syndrome) ・・・・・・・・・・・・・・・・・・・・・・・　34

第3章　障害の心理的・社会的視点 ・・・・・・・・・・・・・・(水島　繁美) 35

　1．病(障害)の心理 ・・・・・・・・・・・・・・・・・・・・・・・・・・・・・・・・・・・・・・・　36
　2．防衛機制(Defence Mechanism) ・・・・・・・・・・・・・・・・・・・・・・・・・・　37
　　1）防衛機制の各種・・・・・・・・・・・・・・・・・・・・・・・・・・・・・・・・・・・・・・　37
　　2）コーピング(Coping；対処) ・・・・・・・・・・・・・・・・・・・・・・・・・・・・　40
　3．リハビリテーションと心理療法(Psychotherapy) ・・・・・・・・・・・・・　40
　　1）カウンセリング(Counseling)，心理療法，
　　　精神療法の用語について ・・・・・・・・・・・・・・・・・・・・・・・・・・・・・・・・　41
　　2）心理療法の基本的事項・・・・・・・・・・・・・・・・・・・・・・・・・・・・・・・・・　41
　　3）心理療法の過程で起こること ・・・・・・・・・・・・・・・・・・・・・・・・・・・　42
　4．患者・家族心理教育 ・・・・・・・・・・・・・・・・・・・・・・・・・・・・・・・・・・・・　44
　5．障害受容(Acceptance of Disability) ・・・・・・・・・・・・・・・・・・・・・・　45
　6．発達段階と障害・・　46
　　1）誕生から児童期へ ・・・・・・・・・・・・・・・・・・・・・・・・・・・・・・・・・・・・　46
　　2）青年期から成人期へ ・・・・・・・・・・・・・・・・・・・・・・・・・・・・・・・・・・　47
　　3）老　年　期・・・　48

第4章　ヒトの発達と評価－とくに小児－・・・・・・・・・・(林　　優子) 51

　1．ヒトの発達とは ・・　51
　　1）発達と成長・・　51
　　2）発達の法則と特徴 ・・・・・・・・・・・・・・・・・・・・・・・・・・・・・・・・・・・・　51
　　3）発達に影響を与える因子 ・・・・・・・・・・・・・・・・・・・・・・・・・・・・・・・　52
　2．発達の時期と特徴 ・・・・・・・・・・・・・・・・・・・・・・・・・・・・・・・・・・・・・・　54
　　1）発達時期の分類と発達課題 ・・・・・・・・・・・・・・・・・・・・・・・・・・・・・　54
　　2）発達の目安と鑑別診断・・・・・・・・・・・・・・・・・・・・・・・・・・・・・・・・・　55
　3．発達の評価・検査 ・・・・・・・・・・・・・・・・・・・・・・・・・・・・・・・・・・・・・・　57
　　1）小児期の発達に関する行政システム ・・・・・・・・・・・・・・・・・・・・・・　57

　　2）発達の評価・・・・・・・・・・・・・・・・・・・・・・・・・・・・・・・ 60
　4．小児のリハビリテーション ・・・・・・・・・・・・・・・・・・・・・ 62
　　1）小児のリハビリテーションの基本的な考え方・・・・・・・・・ 62
　　2）主な小児疾患とリハビリテーション ・・・・・・・・・・・・・・ 63

第5章　リハビリテーション過程 ・・・・・・・・・・・・・（万歳登茂子）67

　1．評 価 と は ・・・・・・・・・・・・・・・・・・・・・・・・・・・・・・・ 68
　2．評価の捉え方・・・・・・・・・・・・・・・・・・・・・・・・・・・・・・ 69
　　1）障害別評価・・・・・・・・・・・・・・・・・・・・・・・・・・・・・・・ 69
　　2）リハビリテーションの時期別評価・・・・・・・・・・・・・・・・ 69
　　3）疾患別評価・・・・・・・・・・・・・・・・・・・・・・・・・・・・・・・ 70
　　4）分野別評価・・・・・・・・・・・・・・・・・・・・・・・・・・・・・・・ 70
　3．評価の時期 ・・・・・・・・・・・・・・・・・・・・・・・・・・・・・・・ 72
　4．評価の内容 ・・・・・・・・・・・・・・・・・・・・・・・・・・・・・・・ 73
　　1）身体的評価・・・・・・・・・・・・・・・・・・・・・・・・・・・・・・・ 73
　　2）精神的評価・・・・・・・・・・・・・・・・・・・・・・・・・・・・・・・ 73
　5．ゴール設定 ・・・・・・・・・・・・・・・・・・・・・・・・・・・・・・・ 75
　6．プログラムの作成 ・・・・・・・・・・・・・・・・・・・・・・・・・・ 76
　7．リハビリテーション過程とクリニカルパス ・・・・・・・・・・ 76

第6章　リハビリテーションの諸段階 ・・・・・・・・・・・・（島田　公雄）79

　1．医学的リハビリテーション ・・・・・・・・・・・・・・・・・・・・・ 80
　　1）目　　　的・・・・・・・・・・・・・・・・・・・・・・・・・・・・・・・ 80
　　2）救急医療（受傷，発症から医療施設への搬入を含む）・・・・・・・ 80
　　3）急性期医療（発症後2〜3週間－急性期リハビリテーション）・・・・・ 81
　　4）亜急性期医療（発症後約3ヵ月－急性期・回復期
　　　　リハビリテーション）・・・・・・・・・・・・・・・・・・・・・・・・ 82
　　5）慢性期医療（発症後3〜6ヵ月－回復期リハビリテーション）・・・ 82
　2．職業的リハビリテーション ・・・・・・・・・・・・・・・・・・・・・ 83
　　1）目　　　的・・・・・・・・・・・・・・・・・・・・・・・・・・・・・・・ 83
　　2）職業的リハビリテーションのサービス提供について ・・・・・・ 84
　　3）職業的リハビリテーションにおける問題点・・・・・・・・・・・・ 87
　3．社会的リハビリテーション ・・・・・・・・・・・・・・・・・・・・・ 88
　　1）概　　　念・・・・・・・・・・・・・・・・・・・・・・・・・・・・・・・ 88

　　2）障害者に対する社会の変革 ・・・・・・・・・・・・・・・・・・・・・・・・・　88
　　3）障害者の能力（社会生活力）向上 ・・・・・・・・・・・・・・・・・・・・　90
　4．教育的リハビリテーション ・・・・・・・・・・・・・・・・・・・・・・・・・・・・・　92
　　1）歴史的背景・・・　92
　　2）特殊教育（特別支援教育：Special Support Education,
　　　　Special Needs Education）の現状 ・・・・・・・・・・・・・・・・・・・・　93
　　3）統合教育と交流教育 ・・・・・・・・・・・・・・・・・・・・・・・・・・・・・・・・　94
　　4）現状と課題・・・　95

第 7 章　医療とリハビリテーション専門職種と役割・・・（阿部　和夫）97

　1．医療職種にかかわる諸問題 ・・・・・・・・・・・・・・・・・・・・・・・・・・・・・　97
　　1）インフォームド・コンセント ・・・・・・・・・・・・・・・・・・・・・・・・・　98
　　2）医 療 安 全 ・・ 100
　　3）個人情報保護・・・・・・・・・・・・・・・・・・・・・・・・・・・・・・・・・・・・・・ 102
　　4）チーム医療・・ 103
　　5）EBM（Evidence-Based Medicine；根拠に基づく医療）・・・・・・・・・ 104
　2．リハビリテーション専門職種 ・・・・・・・・・・・・・・・・・・・・・・・・・・・ 108
　　1）医師（MD：Medical Doctor） ・・・・・・・・・・・・・・・・・・・・・・・・ 108
　　2）理学療法士（PT：Physical Therapist） ・・・・・・・・・・・・・・・・・ 109
　　3）作業療法士（OT：Occupational Therapist） ・・・・・・・・・・・・・・ 110
　　4）言語聴覚士（ST：Speech Therapist） ・・・・・・・・・・・・・・・・・・ 110
　　5）義肢装具士（PO：Prosthetist Orthotist） ・・・・・・・・・・・・・・・ 110
　　6）臨床心理士（CP：Clinical Psychologist） ・・・・・・・・・・・・・・・ 111
　　7）リハビリテーション看護師（RN：Rehabilitation Nurse） ・・・・・・ 111
　　8）医療ソーシャルワーカー（MSW：Medical Social Worker） ・・・・・・ 111
　　9）介護福祉士（CW：Care Worker） ・・・・・・・・・・・・・・・・・・・・・ 112
　　10）介護支援専門員（CM：Care Manager） ・・・・・・・・・・・・・・・・・ 112

第 8 章　チームアプローチ ・・・・・・・・・・・・・・・・・・・・・（齋藤　　宏）115

　1．チーム医療，連携医療・・・・・・・・・・・・・・・・・・・・・・・・・・・・・・・・・ 115
　　1）チームの構成 ・・・・・・・・・・・・・・・・・・・・・・・・・・・・・・・・・・・・・・ 116
　　2）チームリーダー ・・・・・・・・・・・・・・・・・・・・・・・・・・・・・・・・・・・・ 117
　　3）チームアプローチの有効性 ・・・・・・・・・・・・・・・・・・・・・・・・・・・ 117
　2．評価会議とゴール設定・・・・・・・・・・・・・・・・・・・・・・・・・・・・・・・・・ 118

　　　1）評価会議(ケース会議，ケース・カンファレンス) ・・・・・・・・・・・・・ 119
　　　2）評価会議の問題点 ・・・・・・・・・・・・・・・・・・・・・・・・・・・・・・・・・・・・ 122
　　　3）ゴール設定・・・ 122
　　3．リハビリテーションプログラムとクリニカルパス ・・・・・・・・・・・・・ 123
　　　1）クリニカルパスの成り立ち ・・・・・・・・・・・・・・・・・・・・・・・・・・・・ 123
　　　2）わが国のクリニカルパス ・・・・・・・・・・・・・・・・・・・・・・・・・・・・・ 124
　　　3）リハビリテーション医療におけるクリニカルパス ・・・・・・・・・・・ 124

　第9章　ADL，QOLの概念と評価法・・・・・・・・・・・・・・・(染矢富士子)129

　　1．ADL：Activities of Daily Living(狭義，広義) ・・・・・・・・・・・・・・ 129
　　　1）ADLの概念 ・・ 129
　　　2）ADLの項目 ・・・・・・・・・・・・・・・・・・・・・・・・・・・・・・・・・・・・・・・ 130
　　　3）ADL評価表 ・・・・・・・・・・・・・・・・・・・・・・・・・・・・・・・・・・・・・・・ 131
　　2．IADL：Instrumental Activities of Daily Living ・・・・・・・・・・・・・ 134
　　　1）IADLの項目 ・・・・・・・・・・・・・・・・・・・・・・・・・・・・・・・・・・・・・・ 134
　　　2）IADL評価表 ・・・・・・・・・・・・・・・・・・・・・・・・・・・・・・・・・・・・・・ 134
　　3．QOL：Quality of Life ・・・・・・・・・・・・・・・・・・・・・・・・・・・・・・・・・ 135
　　　1）QOLの概念 ・・・・・・・・・・・・・・・・・・・・・・・・・・・・・・・・・・・・・・・ 135
　　　2）QOLの項目 ・・・・・・・・・・・・・・・・・・・・・・・・・・・・・・・・・・・・・・・ 136
　　　3）QOL評価表 ・・・・・・・・・・・・・・・・・・・・・・・・・・・・・・・・・・・・・・・ 136

　第10章　医療・リハビリテーション医療－医療機関で行うリハビリ
　　　　　テーション治療と義肢・装具－・・・・（幸田　剣，田島文博）139
　　1．医療保険でのリハビリテーション治療 ・・・・・・・・・・・・・・・・・・・・・ 139
　　　1）急性期におけるリハビリテーション医療 ・・・・・・・・・・・・・・・・・ 140
　　　2）がんに対するリハビリテーション医療 ・・・・・・・・・・・・・・・・・・・ 146
　　2．義肢装具療法・・・ 150
　　　1）義肢のリハビリテーション治療 ・・・・・・・・・・・・・・・・・・・・・・・・ 150
　　　2）装具のリハビリテーション治療 ・・・・・・・・・・・・・・・・・・・・・・・・ 152

　第11章　地域リハビリテーションと社会資源，在宅ケア ・・・・・・・ 155

　　1．地域リハビリテーションと社会資源 ・・・・・・・（備酒伸彦，西林保朗）155
　　　1）地域リハビリテーション ・・・・・・・・・・・・・・・・・・・・・・・・・・・・・ 155
　　　2）社会資源と施設 ・・・・・・・・・・・・・・・・・・・・・・・・・・・・・・・・・・・・ 157

　　3）地域リハビリテーションの実際 ・・・・・・・・・・・・・・・・・・・・・・・・・158
　　4）施設サービス ・・162
　2．在 宅 ケ ア ・・・・・・・・・・・・・・・・・・・・・・・・・・・（西村　正二）163
　　1）在宅ケアと在宅医療 ・・・・・・・・・・・・・・・・・・・・・・・・・・・・・・・・・163
　　2）ケアの理念・・・164
　　3）ケアの目標・・・164
　　4）ケアの対象疾患 ・・・・・・・・・・・・・・・・・・・・・・・・・・・・・・・・・・・・165
　　5）緩 和 ケ ア ・・・166
　　6）介 護 支 援 ・・・166
　　7）在宅療養支援診療所と強化型在宅療養支援診療所制度 ・・・・・・・・・・167
　　8）当院の在宅ケアの取り組み ・・・・・・・・・・・・・・・・・・・・・・・・・・・167

第12章　高齢者・健康対策と少子化対策 ・・・・・・・・・・・（前田　眞治）171

　1．高齢者対策 ・・172
　2．健 康 対 策 ・・178
　　1）健 康 管 理 ・・・178
　　2）健康増進（ヘルスプロモーション；Health Promotion） ・・・・・・・・181
　3．少子化対策 ・・181
　　1）少子化の背景 ・・・・・・・・・・・・・・・・・・・・・・・・・・・・・・・・・・・・・・181
　　2）少子化対策に関する施策 ・・・・・・・・・・・・・・・・・・・・・・・・・・・・・182
　　3）少子化危機に対する緊急対策 ・・・・・・・・・・・・・・・・・・・・・・・・・・184

第13章　医療・福祉制度 ・・・・・・・・・・・・・・・・・（住居広士，狩谷明美）189

　1．社会福祉制度の概念と定義 ・・・・・・・・・・・・・・・・・・・・・・・・・・・・・189
　　1）社会福祉とは何か ・・・・・・・・・・・・・・・・・・・・・・・・・・・・・・・・・・189
　　2）社会福祉の対象の多様化 ・・・・・・・・・・・・・・・・・・・・・・・・・・・・・190
　　3）社会福祉の原則と連携 ・・・・・・・・・・・・・・・・・・・・・・・・・・・・・・192
　　4）社会福祉制度の転換と統合 ・・・・・・・・・・・・・・・・・・・・・・・・・・・193
　2．医療保険制度・・194
　　1）医療保険とは何か ・・・・・・・・・・・・・・・・・・・・・・・・・・・・・・・・・・194
　　2）医療保険の仕組み ・・・・・・・・・・・・・・・・・・・・・・・・・・・・・・・・・・196
　　3）医療サービスの仕組みと機能 ・・・・・・・・・・・・・・・・・・・・・・・・・197
　3．公的扶助制度 ・・・・・・・・・・・・・・・・・・・・・・・・・・・・・・・・・・・・・・・199
　　1）公的扶助と所得保障 ・・・・・・・・・・・・・・・・・・・・・・・・・・・・・・・・199

　　2）生活保護の基本原理と原則 ・・・・・・・・・・・・・・・・・・・・・・・・・・ 200
　　3）生活保護の種類および範囲 ・・・・・・・・・・・・・・・・・・・・・・・・・・ 201
　4．介護保険制度・・ 202
　　1）介護保険が成立するまでの過程 ・・・・・・・・・・・・・・・・・・・・・・ 202
　　2）介護保険の仕組み ・・・・・・・・・・・・・・・・・・・・・・・・・・・・・・・・・・ 203
　　3）介護保険におけるサービス給付の種類と内容 ・・・・・・・・・・・ 204
　　4）介護サービスの提供と利用者の負担 ・・・・・・・・・・・・・・・・・・・ 206
　　5）長寿活力社会に向けたチーム医療・介護の推進に向けて ・・・・・・・ 207

第14章　医療法・福祉関係法規 ・・・・・・・・・・・・・・・・・・・（安武　　繁）209

　1．医　療　法 ・・ 209
　　1）医療提供の理念の明示と在宅医療の推進 ・・・・・・・・・・・・・・・ 209
　　2）医　療　計　画 ・・・・・・・・・・・・・・・・・・・・・・・・・・・・・・・・・・・・ 210
　2．保健衛生法規・・ 212
　　1）地域保健法・・ 212
　　2）精神保健福祉法 ・・・・・・・・・・・・・・・・・・・・・・・・・・・・・・・・・・・・ 213
　　3）高齢者医療確保法 ・・・・・・・・・・・・・・・・・・・・・・・・・・・・・・・・・ 216
　3．福祉関係法規・・ 217
　　1）障害者総合支援法 ・・・・・・・・・・・・・・・・・・・・・・・・・・・・・・・・・ 218
　　2）身体障害者福祉法 ・・・・・・・・・・・・・・・・・・・・・・・・・・・・・・・・・ 221
　　3）知的障害者福祉法 ・・・・・・・・・・・・・・・・・・・・・・・・・・・・・・・・・ 222
　　4）発達障害者支援法 ・・・・・・・・・・・・・・・・・・・・・・・・・・・・・・・・・ 222
　　5）児童福祉法・・ 222
　　6）児童虐待防止法 ・・・・・・・・・・・・・・・・・・・・・・・・・・・・・・・・・・・・ 223
　　7）老人福祉法・・ 224

　索　　　引 ・・227

第**1**章

リハビリテーションの
概念・理念・定義

1 リハビリテーションの概念

　リハビリテーション(Rehabilitation)と言えば，一般に病気や事故・ケガなどによる外傷などで障害された身体的機能を回復させるための訓練，電気・水などを用いた物理療法と誤解されていることが多い．

　本来のリハビリテーションは，単に身体的機能の回復だけを意味するのではなく，"人間らしく生きる権利の回復"，"全人間的復権"という非常に大きな目標のための活動である．この活動に着目し，近年，日本リハビリテーション医学会はリハビリテーション医学を"活動を育む"学問体系と定義した．

1）概　念(Concept)

○　ヒトがヒトとして活動できるように，あらゆる手段を駆使して改善することがリハビリテーションである．
・・・全人間的復権[1)2)] (Total Restoration of Human Rights；人間らしく生きる権利の回復)の前提のもと，活動を育む．

○　身体的・精神的な障害から，一般的な社会生活が困難な人々に，医学的治療，訓練，教育，経済的・社会的働きかけなどによって生活の回復を図る．

○　失った権利・資格を再び回復することであり，全人間的・人格的に捉えた社会復帰である．単に機能回復訓練の一面だけを言うのではない．

○　すべての人々が一緒に，家庭や地域の中で日常生活を営み，支えあって暮らす社会が健全で，正常な社会である．

　人間らしく自分の考えで，誇りをもって行動し，生きていくために必要な条件(身体的・精神的)を回復状態にして復帰させるという意味がリハビリテーションであった．これに基づく障害克服と機能回復という考えをさらに発展させ，医学として「活動を育む」ことがリハビリテーション医学と定義された．

2　リハビリテーションの語源

1）語　源

　リハビリテーションは3つのラテン語，re(再び) - habilis(適応) - ation(すること)からなっており，再び能力を持たせる，再び環境に適合するようになることを意味する(図1)．

　ヒトの祖先は猿人 Homo habilis(手を使うヒト，能力のあるヒト)と言われ，これがリハビリテーションの語源[3)4)]で，一つの単語となり，復職，名誉回復，復権などを意味するようになった．わが国では過去に更生，療育などと言われたが，現在はそのままリハビリテーションとしてカタカナ表記で用いられている．

大辞泉：復職，復権，名誉回復，身分のあかし，社会復帰，更生．本来は社会的権利・
　　　　資格・名誉の回復を意味し，社会復帰・更生・療育の語があてられる．

「語　源」
re-habilis-ation　　　　　　3つのラテン語
・re(ラテン語)　・・・再び
・habilis(ラテン語)・・・ふさわしい，望ましい，
　　　　　　　　　　　　　適した，能力を持たせる
・ation(ラテン語)　・・・すること
　名詞 rehabilitation：再び望ましい状態
　　　　　　　　　　・・・全人間的復権

図1　リハビリテーションの語源

一方，米国では，日本の言うリハビリテーション医学は"Physical Medicine and Rehabilitation "と表現されている．それは，ランダムハウス英和辞典のrehabilitationの訳のはじめに①健康な状態や仕事ができるような状態になる，と記載されていることからも判るように，回復というより健康で動ける状態にする（保つ，または改善する）ことと言う意味が強いからである．これは，悪くしないという意味も含まれるので，回復や改善というだけではない．2017年度より，日本リハビリテーション医学会では，活動に着目し，リハビリテーション医学とは"活動を育む医学"と定義した．

2）歴史的変遷

最初は中世のヨーロッパで，主に宗教的な"破門の取り消し"，"身分・地位・資格の回復"などの意味で使われていた．

近代になって"無実の罪の取り消し"，"名誉回復"，"権利の回復"などに幅広く用いられてきた．

現代では犯罪者の「更生」「社会復帰」などの意味にも使われ，人間全体の価値・尊厳にかかわる"人権・名誉・資格の回復"を意味している．

第1次世界大戦中，傷病兵の社会復帰[3]をリハビリテーションとして表記されていたが，医学・福祉分野では第2次世界大戦後日常的に用いられるようになった．

このように，リハビリテーションの意味するところも時代や視点によって多岐にわたり変遷している．

(1) 中世（15世紀）
a．破門の取り消し（宗教的意味）[6]
教会から破門されることは社会から追放されることである（図2）．
○　1920年：ジャンヌ・ダルクのリハビリテーション

　　ジャンヌ・ダルク Jehanne Darc（仏のカトリック教会の聖女）は，14世紀後半から英仏王家間の抗争である百年戦争（仏英）で，シャルル7世をフランスで戴冠させ勝利に寄与した．その後コンピエーニュの戦いで捕虜となり，宗教

中世ヨーロッパでは宗教的な意味で使われ，人間であることの権利・尊厳が否定され，領主や教会から破門され，それが許され復権すること（リハビリテーションの発祥）．
　　・・・異教徒になることは世間・仲間から放逐されることで，この破門の取り消しに"リハビリテーション"が使われた．

図2　リハビリテーションの発祥

裁判で異端者とみなされ，ルーアンで"火あぶりの刑"に処せられた(1431年)．20年後シャルル7世によって再審理が指示され，法王カリクストゥス3世によって刑が取り消され(1456年)，名誉が回復した．その500年後(1920年)，聖女として復権を果たした(1920年)．これが有名なジャンヌ・ダルクのリハビリテーションと言われるものである．

○　1616年：ガリレオ・ガリレイのリハビリテーション

　　地動説で有名なガリレオ・ガリレイ Galileo Galilei がローマ教皇庁から古代・中世からの地球が中心の天動説に反する地動説を禁じられ(1633年)，死ぬまで自宅軟禁を強いられた．そのときのガリレオ・ガリレイの言った「それでも地球は回っている」はあまりにも有名である．1980年に法王ヨハネス・パウロス2世が裁判の見直しを行い，裁判の誤りを認めた(1980年)．破門がとかれたのは1992年，実に死後350年も経ってからであった．

b．身分・地位・資格の回復

王がいったん剥奪した臣下の地位，身分の回復を認めたときである．

①　一度失った地位，特権，財産などが回復する．

②　名誉を再獲得する．

(2) 近代(16〜19世紀)

①　名誉の回復：市民としての権利の回復を意味する．

②　無実の罪の取り消し：無実の罪で罰せられたヒトの罪が取り消されることを言う．

③　権利の回復：復権する．

○　19世紀〜20世紀初頭：犯罪者の刑終了後の社会復帰に用いられた．いわゆる従来の報復刑ではなく教育刑と言われるものである．

(3) 現　　代

○　20世紀：障害者の医療や福祉で使用されるようになった．

　　・・・人権，社会復帰，リハビリテーション技術(三位一体)．

①　犯罪者の社会復帰，更生

②　権利・名誉・生活の回復：病気や障害から解放され，人間らしい生き方を取り戻す．

〔リハビリテーション発展の代表的法と障害者運動〕

○　1964年：アメリカの黒人運動，"公民権法[7]"(The Civil Rights Act of 1964, 公民権保障・回復)

○　1970年：アメリカのカリフォルニア大学バークレー校での"自立生活運動"[8][9][10]

　　（IL運動：Independent Living Movement）

　　・・・隔離生活の解放と地域社会への参加推進，自らの自立観確立．

○　1973年："リハビリテーション法"（The Rehabilitation Act of 1973）

　　・・・障害者にとっての公民権法の役割．基本的人権に基づいた自立の考えか
　　　　　らノーマライゼーションの実現に発展する．

○　1975年："障害者の権利宣言"

○　1981年："国際障害者年（国連）"，"完全参加と平等"がテーマ

○　1990年：障害を持つアメリカ人法[8]（ADA：The Americans with Disabilities
　　Act of 1990）

　　・・・障害者に対し機会均等や差別の禁止．それまで保護意識の強かった障害
　　　　　者福祉の観点を脱却し，雇用やアクセスなどが権利として明確に提示さ
　　　　　れた．

　　＊　わが国では1949年：身体障害者福祉法（リハビリテーション立法の拠点）の制定

❸ リハビリテーションの理念

1）理　念（Philosophy）

　リハビリテーションの理念は，時代とともに変化してきた．現在では，単に運動障
害を持つヒトの機能回復だけを言うのではなく，社会から疎外されているヒトの"全
人間的復権"[1)2)11)]を言う（**図3**）．

> **全人間的復権（Total Restoration of Human Rights）**
> 人間らしく生きるための権利の回復である（上田　敏）[11]．
> ・・・障害者が人間として自立し，社会参加し，再び人間らしく社会人とし
> 　　　て生活するのを援助する（リハビリテーションのゴール）[12]．

　ヒトは誰でも生まれながら人間たるにふさわしい尊厳や権利"人間らしく生きる権
利"などを持っている．何らかの原因でそれらが失われると，人間らしく生きること
が心身両面から大きく困難となり，人間社会からつまはじきにされ"人間らしく生き
る権利"がなくなってしまうことになる．

　障害のあるヒトが立ち直り"元どおり人間らしく生きる"ためには，機能回復訓練だ
けでなく全人間的な援助が必要となる．

　それには障害のあるヒトが一人の人間として権利を主張し，自ら人間としての価値

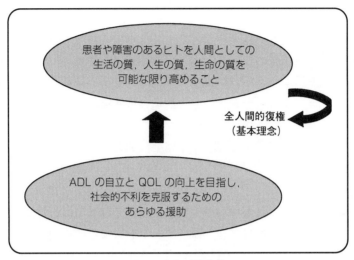

図3　全人間的復権

ADL：Activities of Daily Living；日常生活活動
QOL：Quality of Life；生活の質

を積極的に肯定し，社会もそれを尊重することであり，これがリハビリテーションの目指す目標そのものである．ここで言う人間らしく生きる権利の回復とは，障害者が必ずしも元どおりの生活状態になることではなく，障害を契機として"新しい人生"をうちたてることである．障害のあるヒトは，上田ら[2]の指摘する障害しかないヒトではなく，健全な機能・能力（潜在能力）もそれなりに備えており，障害の軽減（マイナスの減少）を図り，新たに健全な機能・能力を開発・増進（プラスの増大）させ，QOL（Quality of Life；生活の質）を高めることである．

　障害のあるヒトが最適な身体的，精神的，社会的，職業的，経済的な能力が発揮できる状態にするためには，政策を含めた総合的な援助対策と実践が伴なわなければならない．

　次に，わが国で示されている理念を示す．

「日本の身体障害者福祉審議会答申」（1982年，昭和57年度）

○　根底にあるものは障害者も一人の人間として，その人格の尊厳性を持つ存在であり，その自立は社会全体の発展に寄与するものであるという立場に立つものである．

○　障害を持つがゆえに人間的生活条件から疎外されている者の全人間的復権を目指す技術および社会的，政策的対応の総合的体系であると理解すべきである．・・・人間らしい生活を全面的に回復する全人間的復権である[10]．

○　リハビリテーションの基調は，主体性，自立性，自由といった人間本来の生き方であって，その目標は，必ずしも職業復帰や経済的自立のみではないことを

理解しなければならない.

・・・社会に役立つ障害者にだけリハビリテーションがあるのではなく, 障害者自身の“主体性”, “自立性”, “自由”という障害者中心の基本的人権を尊重し, 政策と実践は自らが行うべきと明確化している.

2) 障害者自立生活運動[2] (IL運動：Independent Living Movement)

1960年代のアメリカのカリフォルニア大学バークレー校における障害のある学生による自立生活運動である. 従来の専門職主導の援助のあり方を批判し, 自己決定権の行使が自立とする自立観を作った. この自立生活運動[8][9]により, “自立生活[2]”の概念が確立された.

この運動の意義は, 介助を受けないことを自立とするのではなく, サービスや介助を受けての自立があることを世に知らしめたことである.

自立生活(IL：Independent Living)[2]

IL 運動から起こった概念で, 独立した一人の人間として, 自己の主体性を失わずに生活することである. 自立生活とは障害者の自己の生活と人生に関する自己選択権と自己決定権を尊重し, 他人から自分の意思により多少の援助を受けても, 身体的, 精神的, 経済的に自立した生活を営むことを意味している.

a. 概　　念

○ 障害を持った人々が積極的に社会に参加し, 自分の望むところで住み, 家庭を持ち, 仕事をし, 地域での社会生活に喜びや責任が持てることである.

・・・施設でなく, 地域社会で生きる権利と意思を障害者が持つことである.

○ 障害者が自らの障害を受けとめ, 自らの自己決定権によって, 生活していくという考え方である.

・・・障害があっても自分らしい生き方を自分でひらいていくことである.

○ 自立(生活)とは, 住むところ, いかに住むか, どうやって自分の生活を営むかなど自分の一日の暮らし方や, 食べ物や趣味なども, 自分の意思で選択する自由があることを言う.

自立の意思を持つ重度障害者は, 自分で人生の方向を選択・決定し, 責任を持ち, 自立生活訓練や支持的援助のもと地域社会で生活し, 喜びや責任を地域の人々と共有し, 家庭・職業生活を営むことである. この思想は今日のリハビリテーションの理念

でもあり，北欧のノーマライゼーション(Normalization)やアメリカでのメインスト
リーミング(Mainstreaming)*を総称したものである(Wikipedia 統合教育から).

　健常者と一般社会で生活ができ，1981年の国際障害者年のテーマ[9]であった"完全
参加と平等"の精神へと発展している.

　この IL 運動以前の"自立"に対する基本的な考え方は，他人の援助と福祉サービス
を少なくし，経済的な消費を少なくするという社会的要請によるものであって，障害
者の意思を優先するという，障害者中心の考え方ではなかった.このように自立生活
の"自立"は，これまでの重度障害者になかった，自己の生活・人生に関する選択権，
決定権を障害者のものにすることで，ノーマライゼーションの確立に大きくかかわっ
た.

　重要な点はヒトとして精神的自立を重視し，自己決定したことに責任を持つことが
精神的自立として，はじめてヒトとしての自立が回復したものとしたことである.

　　　＊　メインストリーミング[5]：障害者や高齢者などは，世の中の傍流に追いやられ
　　　　がちだが，社会の本流に導き入れることを言う.

　b．理　　　念
○　自己決定権や自己選択権の行使(自己裁決権)を尊重する.
　　　　・・・障害のあるヒトが日常生活で，介助者のケアを必要としても，自らの責
　　　　　　任において，自らの人生・生活のあり方を決定(自己決定)し，また自ら
　　　　　　望む"生活目標"や"生活様式"を選択(自己選択)して生きることを言う.
○　「自分で衣服を着るのに2時間かかり，仕事にも行けず家にいることを強いら
　　　れるヒトよりも，自分の意思で人の助けを借りて，15分で衣服を着て，仕事
　　　に出かけられるヒトが自立している」(ベンクト・ニィリエ；Bengt Nirje).
　c．歴史的変遷
　IL 運動[9][10]とは，1962年代におけるアメリカの重度障害のあるヒトの"自立生活
運動"のことである.重度障害のあるヒトであっても独立した一人の人間として，主
体性を持った生活をすべきとの考えに基づいた運動である.

　従来，障害者は"医療モデル"である ADL(Activities of Daily Living；日常生活
活動)の自立を自立と理解されてきたが，この運動によって障害のあるヒト自身の選
択による"自己決定"が自立であるとする"自立生活モデル"が提示され，"自己決定
権"が確立された.このように IL 運動以前は経済的・ADL の自立ができるものを自
立と考えられていたので，介助を必要とするような重度障害者は，自立できないもの
とされ，自己決定権もなく，地域社会との交流もない保護的・隔離的な施設生活が政
策的に行われてきた.

　この IL 運動を機会に"自立"とは単なる ADL の改善だけでなく，精神的自立を重
視し，経済的，精神的自立を意味するようになり，従来の医学の"生命"の価値から

"人間らしい自立した生活"に価値がおかれるようになった.

　ここに，支援を得て依存による自立ができ，ADL よりも QOL 重視の自立観が確立された.

d. 定　　義

○ 自ら意思決定し，毎日の生活に他人への依存を最小限にするため，十分な選択肢の中から選択権を生かして，自己の生活を管理(コントロール)することである.

　　・・・自分のことは自分でし，地域での生活に，自分の選択による方法で参加し，社会的役割を果たすことを意味している.

○ 障害を受けとめ自らの自己選択権と自己決定権によって生活することである.

　この自立の考えは障害者の自己決定権を認め，介助も，また施設か一般社会かという生活の場の選択も，職業につくかどうかなどの選択も，障害者自身の主体性に委ねるべきだとしている. 一方，障害者自身も責任と義務を負うべきものだとしている.

3) ノーマライゼーション・ハビリテーション

(1) ノーマライゼーション(Normalization)

　1960年代に北欧の障害者福祉の中から起こった社会理念の一つである. その考えはデンマークでの知的障害者への援助方法の反省[13]から生まれた. 障害を軽減して正常に近いものにするとか，施設内の生活環境条件を一般社会に近いものにすると言うことではない. 障害者が地域で健常者と，あるがままに社会生活を送れることがノーマルであるとの考えで，そのための条件整備を行うことである.

a. 概　　念

○ 障害者がそれぞれの精神的・身体的能力の範囲内で，多様な価値を生かし，さまざまな健常者にまじり，互いに助け合いながら社会を形成し，その進歩に寄与することを言う.

○ 障害のあるヒト，一人ひとりの人権を認め，取り巻いている環境を変えることで，障害のないヒトの生活と可能な限り同じにし，ともに生きる社会を実現することである.

　　・・・周りの生活条件を可能な限り同じようにすることである.

○ 障害のあるヒトの住居，教育，労働，余暇など生活条件を，障害のないヒトの生活条件と可能な限り同じにすることである(ノーマルにする).

○ すべての人々が一緒に，家庭や地域の中で支えあって暮らす社会が健全な社会

と言える.

・・・障害者や高齢者など社会的不利を受けやすい人々が, 社会で他の人々と同じように生活し, 活動することが社会本来の姿である.

○　障害のある人たちに, 障害のない人たちと同じ生活条件をつくりだすことである. 障害があるヒトをないヒトと同じノーマルにすることではなく, 人々が普通に生活している条件が, 障害のあるヒトに対しノーマルであるようにすることである.

・・・自分が障害のあるヒトになったときにして欲しいことをすることである (バンク・ミケルセン；Bank Mikkelsen)[14].

○　高齢者, 障害のある者, 子ども, 男女とも, すべての人々が人種や年齢, 身体的条件にかかわりなく, 自分らしく生きたいところで生活し, やりたい仕事や社会参加ができるような機会が平等に与えられることである.

・・・みんなが一緒に普通に暮らせる社会こそがノーマルとする考えである.

ノーマライゼーション[5)12)]とは, 障害のあるヒトをノーマルにすることではなく, 障害の程度に応じた訓練やその他のサービスに配慮しながら, できるだけ生活条件を健常なヒトと同じ状態にしていくことである.

この考えは国際障害者年(1983〜1992年, 国際連合；UN)のテーマ「完全参加と平等」となって発展し, ノーマライゼーションの基本理念となっている.

その行動計画で "社会がその仲間の人々を締め出すような場合, その社会は弱く脆い, 間違った社会である" と指摘[13]している.

その結果, 知的障害のあるヒトからあらゆる障害に拡大され, ノーマライゼーションは障害のあるヒトの権利獲得運動に大きな影響を与えた.

b．語　　　源

ラテン語の "規範" という意味である. 英語の形容詞 normal の語根が norm で, この基はラテン語の norma＝standard にあたり, 基準, 規範である. 動詞は

正常化・標準化・・・間違ったものを, 正常な状態・ノーマルな状態にすること
等生化・・・・・・・等しく生きる社会の実現
　　　　　　　　　　等しく生活ができるようにする(国立口語研究所訳)
　英　語：形容詞 normal・・・・・標準的な, 普通の
　　　　　　　⇩
　　　　　動　詞 normalize・・・標準化する, 普通にする
　　　　　　　⇩
　　　　　名　詞 normalization

図4　ノーマライゼーションの語源

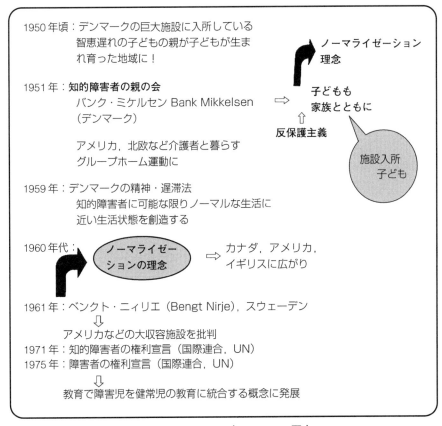

図5　ノーマライゼーションの歴史

normalize で"標準化する，普通にする"で，名詞が normalization である（**図4**）．

c．歴史的変遷（**図5**）

　1953年半ば：デンマークの知的障害児の親たちが，世間から隔離された巨大施設で画一的な非人道的な状況のもとで生活している子どもたちを，生まれ育った地域に帰す運動を行った．

　1959年：デンマークのバンク・ミケルセン（ノーマライゼーションの生みの親）が「どのような障害があっても一般のヒトと同じように生活を送る権利を保障する義務がある」との考えで，ノーマライゼーションの理念[14]を確立した．

　1950年～1960年：その成果がアメリカの"公民権運動*；American Civil Rights Movement"や障害による差別を禁止する"障害を持つアメリカ人法[15]（ADA：American with Disabilities ACT，1990）"で国際的な人権問題として今日も根付いている．

　＊　公民権運動[7]：アメリカの黒人が公民権の適用を求めて行った大衆運動．

アメリカでは，ノーマライゼーションは"黒人と白人の平等の権利"について語られるとき主に使われ，障害者と健常者の間の壁を取り除くときは，"主流化（メインストリーミング；Mainstreaming）"として表されている．一般に障害を持つ人々や高齢者などは，世の中の傍流（すみ）に追いやられがちであるが，社会の本流（なか）に取り入れられて，教育面では障害児教育を通常教育の中で行うようになってきている（メインストリーミング）．

1960年代：北欧スウェーデンで社会福祉の理念に発展し，どのような障害を持つヒトでも特別視されることなく，通常の社会生活に参加できるような地域，社会にすることがノーマライゼーションと理解されるようになった．この思想はスウェーデンのベンクト・ニィリエ（ノーマライゼーション育ての親）によって世界中に広められた[13]．

このノーマライゼーションという考え方は，いまでは障害を持つヒトたちだけでなく，高齢者，女性など，社会的弱者と言われる人々に対する基本的な理念となっている．

わが国では，

1993年（平成5年）：ノーマライゼーションの思想に基づき障害者基本法が改正．

2007年（平成19年）：盲・聾学校・養護学校の障害種別の区分をなくし，特別支援教育制度が始まった．

d．理　　念

○　どのような障害があっても一般のヒトと同等の生活を送る権利を保障する（バンク・ミケルセン）．

・・・あらゆる障害者にノーマルな（普通の）生活を保障する．高齢者や障害を持つヒトなどハンデイキャップがあろうとも，健常なヒトと同じように，普通の生活を送る権利を保障する社会をつくる．

○　障害のある人たちだけでなく，高齢者や女性など，社会的弱者とみなされている人々がともに支えあい，互いに尊重しながらかかわっていける社会を実現する．

・・・この理念は"国際障害者年（1983～1992）"の"完全参加と平等（Full Participipation）"へと発展した．

○　障害者・高齢者が地域の中で普通に生活することを保障する．

・・・障害を持っていても健常者とともに生活できる社会がノーマルで，標準的な暮らしや生活様式に近づける条件をつくり，生活するのに困難を感じないようにする．

○　障害などで社会的に不利を負いやすい人々を排除するような社会は，弱くもろい社会であり，すべての人々が支えあい，障害のあるヒトとないヒトがあり，ともに生き，暮らす社会こそが正常な社会である（国際障害者年行動計画書，UN 1981）．

　これらノーマライゼーションの理念は，北欧諸国から欧米各国の障害者福祉の共通の理念として定着し，障害者福祉の各国共通で基本となっている．

e. 原　　理

　個人が社会の中であるがままの姿で生き，それが受容されることである（ベンクト・ニィリエ，1969）[13]．それの実現に8つの項目を原理とし提示している．

　① 1日のノーマルなリズム，② 1週間のノーマルなリズム，③ 1年間のノーマルなリズム，④ ライフサイクルにおけるノーマルな発達経験，⑤ ノーマルな個人の尊厳と自己決定権，⑥ その文化におけるノーマルな性的関係，⑦ その社会におけるノーマルな経済水準とそれを得る権利，⑧ その地域におけるノーマルな環境形態と水準．

f. 定　　義

○　障害をノーマルにすると言うことではなく，障害者の住居・教育・労働・余暇など生活条件を可能な限り障害のないヒトのそれと同じようにすることである（バンク・ミケルセン）[14]．
　　・・・健常者と障害者が同じ社会でともに暮らす（共生）ことを目指す思想である．

○　障害のあるなしにかかわらず，すべてのヒトが地域社会の中でごく普通の生活ができることである．
　　・・・暮らしや生活様式を健常者に近づける条件づくりを保障する．

○　どのようなヒトでも，住んでいる地域で，普通の生活を営むうえで困難を感じないよう，標準的な暮らしや様式に，可能な限り近づける条件づくりをしていくことである．

　ノーマライゼーションの思想は，障害者が普通に生活できる社会を築くだけでなく，世間一般の人々も"障害"を受け入れることが必要不可欠である．

　　＊　バンク・ミケルセンの名言"ノーマライゼーションを難しく考える必要はない．
　　　　自分が障害を持ったとき，どうしてほしいかを考えよう"がある[14]．

（2）ハビリテーション（Habilitation；機能修得訓練）

　生まれつきや，生後すぐに身体的・精神的に障害を持った子どもに"再適応"はないが，可能なだけ健常に近い生活が行えるよう"適応"できるようにすることは可能である．

　それには障害を持ちながらヒトとして一般社会に参加できるための条件を整えることが必要である．ハビリテーション[5]とは，そのヒトが持っている機能を可能な限り伸ばし，さらに発達させることを言う．

a．概　　念
○　生まれつきや生後早期に障害を持つ子どもに医療的，教育的，心理的，社会的な面から支援することを言う．
○　生まれつきや早い時期に障害を持ったヒトは，矯正や訓練で回復させるのではなく，周りのヒトや環境がそのヒトを受け入れ，あらゆる支援をするとともに共生をしていくことである．
○　生まれつき，あるいは早期に障害を持つか病気などから，機能の低下あるいは損失を持ったヒトの最大限の機能と精神的・身体的状況の発達を促進させることである．
○　生まれつき機能障害を持ったり，早期に障害を持った児童は「元に戻す」ことではなく，その状況を基に機能の発達に焦点をあて，その機能を有能化していくことである．

　できないことを支援し，支援すべき範囲を広げていくことがハビリテーションの考えであり，いま持っている機能を有能化し，機能を伸ばすことである．

b．語　　源
　ハビリテーションは，ラテン語の"ハビルス（habilis）"から起こり，"適した"とか"適する"とかで使われる言葉である．新たな資格・権利・能力を与えるという意味もあり，持っている機能を生かし，さらに発達させることである．

c．理　　念
○　持っている機能を生かし，さらに発展させることである．
○　回復を見込んで治療するのでなく，いまある機能を有能化していくことである．

d．歴史的変遷
《国　際　的》
　1940年代後半：イギリス，アメリカでの障害者に対するリハビリテーションの経験を生かし，回復のない脳性麻痺による機能障害のケアとして，リハビリテーションが行われた．
　1950年代：生まれつき身体障害を持つ児童をケアする中で，児童やその家族らの状況やニーズへの関心や理解が高まり，イギリス，オランダ，アメリカで，次々と児童に対するハビリテーションの考えが発展してきた．
　　　　・・・「あれができない，これができない」ではなく，「何ができるか」を引きだしていくことである．

《日　　本》

1979年（昭和54年）：養護学校の義務化*

2004年（平成16年）：発達障害者支援法（第14章の福祉関係法規を参照）

　　＊　2006（平成18）年に学校教育法改正で特殊教育から特別支援教育へ制度改正が
　　　　行われた．

e．定　　義

○　生まれつきの障害や，生後初期に障害を持った子どもが可能なだけ普通の生活を送れるよう「適応」させることである．

　　・・・これは"再適応"とは言えず，子どもができるだけ普通の生活が送れるよう"適応"させることである．障害を治療して"再適応"するのでなく，そのヒトの能力を伸ばすことに視点をおく．

○　生まれつき，あるいは病気などで早期に障害を持ち，機能低下あるいは喪失のある子どもの，最大限の機能と健全な精神的・身体的状況の発達を，全面的に促進させることである．

　　・・・早期に障害を持つ子どもに対し医療的，教育的，心理的，社会的な観点から支援する．

○　矯正したり，訓練することで回復させるのではなく，周りがそのヒトを包み込み，それぞれの状況を支援することで，共生をしていくことである．

 # リハビリテーションの定義

　わが国のリハビリテーション医学・医療の源流は，戦前のポリオ，脳性麻痺などに罹患した小児の療育である．戦中・戦後は戦傷による青年の四肢の切断などが主な対象となった．戦後の高度成長期になると，労働災害や交通事故による成人の四肢の外傷，脊髄損傷，骨盤骨折などが対象に加わった．生活習慣病が国民病となり，脳血管障害が死因の1位となり，脳血管障害が最も多い対象となった．今日では，循環器・呼吸器・腎疾患，周術期，身体機能障害の予防・回復，摂食燕下障害，がん，スポーツ傷害，骨粗鬆症，熱傷，フレイル，ロコモテイブシンドローム，サルコペニア，高次脳機能障害など，さまざまな疾患・病態が対象となっている．ほぼすべての診療科にかかわる疾患・病態・障害がリハビリテーション医学・医療の対象であると言える．そのため，その定義も変わりつつある．

1) 定　義(Definition)

○ リハビリテーションとは，障害を負ったヒトに対して身体的・精神的，かつまた社会的に最も適した機能水準の達成を可能とすることによって，各個人が自らの人生を変革していくための手段を提供していくことを目指し，かつ時間を限定したプロセスである(国際障害者世界行動計画[16]，1982).
　　・・・自分の生き方はあくまでも自分で決めることが明記された．これまでの専門職者主導の"医学モデル"中心から，障害者の主体性を尊重した"生活モデル"への移行である.

○ リハビリテーションとは，能力障害あるいは社会的不利を起こす諸条件の悪影響を軽減させ，障害者の社会統合を実現することを目指すあらゆる措置を含むものである.
　　リハビリテーションは，障害者を訓練してその環境に適応させるだけでなく，障害者の直接的環境および社会全体を介して，彼らの社会統合を容易にすることを目的とする．障害者自身，その家族，そして彼らの住む地域社会は，リハビリテーションに関係する諸種のサービスの計画と実施に関与しなければならない(世界保健機関；WHO：World Health Organization，1981)[1][12].
　　・・・失われた機能回復と，もともとある残存機能を伸ばし資源(福祉機器，環境資源など)を活用する.

○ リハビリテーション医学・医療の対象が多様となっている現在，リハビリテーション医学・医療の新しい捉え方が必要である．日本リハビリテーション医学会はヒトの営みの基本である「活動」に着目し，リハビリテーション医学を「活動を育む医学」と再定義している．この考えだと，疾病や外傷で低下した身体的・精神的機能を回復させ，障害を克服するという従来の解釈のうえに立ち，ヒトの営みの基本である「活動」の賦活化を図る過程を中心に据えられる．活動を賦活するというプラスの思考である.

○ リハビリテーションとは，障害者を，彼の成し得る最大の身体的・精神的・社会的・職業的・経済的な能力を有するまでに回復させることである(全米リハビリテーション評議会，1942)[5].

○ リハビリテーションとは，患者が身体的，心理的，社会的および職業的にその正常な生活が営めるように，その可能性を最大限に発揮することを目的として治療訓練をすることである(Krusen FH，1943)[4].

○ リハビリテーションとは，障害がある場合に機能的能力が可能な限りの最高水準に達するように，個人を訓練あるいは再訓練するため，医学的・社会的・

教育的・職業的手段を併せ，かつ調整して用いることである（世界保健機関；WHO, 1968)[8].

○　リハビリテーションとは，障害者が一人の人間として，その障害にもかかわらず人間らしく生きることができるようにするための技術および社会的・政策的対応の総合的体系であり，単に運動障害の機能回復訓練の部分だけを言うのではない（厚生白書，1981).

・・・再び権利や資格を回復することであり，全人間的・人格的に捉えた社会復帰であり，単に機能回復訓練だけを言うのではない.

　一般には，身体障害あるいは慢性疾患を有するヒトを，身体的・精神的・社会的・経済的に，可能なだけ早く十分に回復させる“措置”のすべてである.

　リハビリテーションとは，本来単に身体的な機能回復だけではなく，人間らしく生きる権利の回復という広い範囲の活動を指す．言葉を換えれば「自分が自分らしく誇りをもって生きるために必要なもの（身体的・精神的を問わず）を回復する」ことと言える.

　現在まで上記のような定義が用いられてきており，単に運動障害，機能回復訓練の分野をいうのではなく，高齢者や障害をもってもヒトとして尊重し，活動を育むことを基本理念とし，包括的にかかわる概念である.

●参 考 文 献●
1）上田　敏：目でみるリハビリテーション医学(第2版). pp2‑9. 東京大学出版会，1996.
2）上田　敏：ブルーバックスリハビリテーション．新しい生き方を創る医学，pp230‑236，講談社，1996.
3）土屋弘吉ほか：脚長差・切断・義肢・装具・リハビリテーション総論．新臨床整形外科全書，12A，pp205‑223，金原出版，1986.
4）津山直一ほか：リハビリテーション看護技術．新版看護学全書別巻3，pp1‑3，メヂカルフレンド社，1996.
5）中村隆一：入門リハビリテーション概論(第6版). pp1‑86，医歯薬出版，2007.
6）上田　敏：人間復権の医療を求めて，リハビリテーションの思想(第2版)，pp23‑30，医学書院，2004.
7）ジェームス・M・バーダーマン(水谷八也，訳)：アメリカ公民権運動−名もなき人々の戦いの記録．集英社，2007.
8）砂原茂一：リハビリテーション．岩波新書139，pp57‑78，岩波書店，1996.
9）砂原茂一：リハビリテーション概論．リハビリテーション医学全書1，pp51‑86，医歯薬出版，2002.
10）高橋流里子：地域リハビリテーションの理論と実践．介護福祉ハンドブック，pp3‑28，一橋出版，1998.
11）上田　敏：総合リハビリテーションの理念と課題．リハビリテーション研究，日本障害者リハビリテーション協会(55号)，pp7‑11，1987.
12）住居広士，土肥信之(編)：リハビリテーション介護とは何か．介護福祉ハンドブック，

　　pp3‐28, 一橋出版, 1997,

13) Bengt Nieje(河東田　博・橋本由紀ほか訳)：ノーマライゼーションの原理(新訂版)−普遍化と社会変革を求めて. 現代書館, 2004.

14) 花村春樹：ノーマライゼーションの父, バンク・ミケルソン. ミネルヴァ書房, 1998.

15) 八代英太, 富安芳和(編)：ADAの衝撃−障害を持つアメリカ人法. 学苑社, 1991.

16) 西村尚志：リハビリ医療の目的と障害. 最新リハビリテーション医学, 石神重信ほか編, p6, 医歯薬出版, 2003.

【上好　昭孝, 田島　文博】

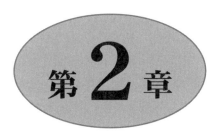

健康と障害の概念と分類

1 健康・疾病・障害

1）健　　康

　「健康」という言葉は日常的に用いられる．一般には身体が健全であるとか，病気に罹ってないことを健康と表現している．

　しかし，医療の進歩により，慢性疾患を持ってはいるが病気をコントロールしながら，はつらつとした生活をし，社会に貢献している人もいる．このような人を健康と呼ぶ．一方では，元気そうに見えても，心を病んでいる人もいる．このような場合，その人は健康と言えない．このように考えると，「健康」とは単に"疾病がないこと"と定義できるほど単純なものではないことがわかる．すなわち，健康と疾病は，表と裏の関係ではないと言える．

　1948年設立の WHO(World Health Organization；〔国連〕世界保健機関)は，その憲章の前文で「健康」を「完全な肉体的，精神的および社会的福祉の状態であり，単に疾病または病弱の存在しないことではない」と定義している．

　これは健康の概念をよく表現している．

　このように広い概念で健康を捉えると，QOL(Quality of Life；生活の質)という概念にも近いことがうかがえる．QOL についてはさまざまな尺度が考案されているが，個人の価値観や社会・文化に影響されるため，普遍的な尺度を決めることは難し

い．たとえば，音楽会に行く回数という尺度は，音楽に興味ない人には意味のない尺度になるが，一個人の生活を経時的に見ていくのには役立つ．

　健康と QOL は定義としては漠然としており，厳格な評価は難しい．しかし，リハビリテーションの理念的目標とすることができる．

2）疾　病（病　気）

　「疾病」や「病気」という言葉も日常用いられる．たとえば，熱がある，どこかが痛い，食欲がないなど，さまざまな症状があるときに使う．また腹痛があり，病院で検査してその原因がわかり，初めて病気という言葉を使う場合もある．このように疾病の概念は人により異なるし，病気の性質により現れ方も異なる．

　病気がありながら，何の症状もない場合もある．このような場合，進行して初めてわかることもよくある．胃がんがあっても，初期には症状がない．また，合併症が先に現れる場合もある．たとえば，糖尿病で典型的な症状がなく，目が見えにくくなって，初めて糖尿病がその原因（網膜症）とわかる場合もある．このように疾病があり，生理学的・病理学的な変化が始まっていても，症状がない時期があることである．疾病があり，症状が自覚されるようになることを「発症」と言う．

　予防には3つの段階がある．

　疾病や病気の予防は，まず疾病や病気に罹らないようにする．禁煙など生活習慣の改善がこれにあたる（1次予防）．

　疾病が顕在化しないうちに発見し，発症しないようにすることも大切である．検診により高血圧を早期に発見し，塩分を制限し動脈硬化や脳卒中の発症を予防するなどである（2次予防）．

　発症後は，疾病の進行を抑え，機能低下を防ぎ，生活機能を維持するように努める．糖尿病や高血圧を食事，運動，薬でコントロールする．リハビリテーションを行うなどである（3次予防）[1]．

3）障　　害

　「障害」は一般に身体的・精神的な不自由が長時間持続し，日々の動作や生活に困る場合に用いられている．障害にはさまざまな表現がある．たとえば，足が不自由な場合，足が動きにくい，歩きにくい，駅の階段が登れない，などの訴えをするであろう．しかしよく考えてみると，足の動きという“足そのもの”に注目した表現，歩くという“動作”に対する願望，階段という“構造物”の問題や“エレーベターがあれば”という希望など，が混在している．足が不自由という一つのことから，さまざまな場面が

想像できる．また目が見えにくい，記憶力が低下した，物事を順序よくできないな
ど，外見からわかりにくい障害もある．

　障害者が障害をどう感じるかは，精神身体機能のみならず，個人の価値観，心理，
環境，さらに経済状況や家族や社会のかかわりにより変化する．広い視野で捉える必
要がある．

2 疾病と障害の分類

　疾病と障害を体系的に考えるには，「医学モデル」，「障害モデル」，「ノーマライゼー
ション」，および「完全参加と平等」の理念や概念など，障害に対する考え方の変遷を
理解しておくとよい．

　「医学モデル」は医学の発展とともに最も古くからあり，医学の進歩に寄与した概念
である．疾病には原因があり，その結果，病理学的変化を起こし，進行すれば発症す
ると考える．たとえば，肺結核は結核菌感染が原因であり，肺の病理変化が進み，熱
や咳が出るようになれば発症したことになる．無論その先には治療や治癒，社会復帰
の概念も含むが，スタートは疾病であり治癒を目指す．疾病分類は医学モデルを基盤
としている．

　「ノーマライゼーション（Normalization）の理念」は20世紀中頃に北欧で起こった．
当初は知的障害者の生活パターンを一般の人のリズムに近づけようとする運動であっ
たが，近年ではすべての障害者が健常者と同じ生活リズムとパターンで，ともに暮ら
せるという概念として広がっている．

　また，1981年の国際障害者年では「完全参加と平等」という目標が掲げられた．

　一方，「障害モデル」は疾病の原因を問わず，個体の機能や社会生活能力から障害を
捉えようとする考え方である．障害は多様性があり，医学的問題に加え個人的および
心理社会的な面も含まれるため，その概念の広がりも大きい．障害モデルは「ノーマ
ライゼーション」や「完全参加と平等」の概念が基盤となり発展してきたものである．
障害モデルが普遍的に用いられるようになったのはそれほど古いことではない．

1）ICD（国際疾病分類）

　疾病には多くのものがあり，同じ病態でもその名称もさまざまである．たとえば，
わが国でも脳の出血性病変があった場合に，脳出血，脳溢血，脳血管障害，脳卒中な

表1　ICD10（国際疾病分類第10版）の分類とコード	
1.　感染症・寄生虫症	A00 - B99
2.　新生物	C00 - D48
3.　血液・造血器疾患および免疫機能障害	D50 - D89
4.　内分泌・栄養・代謝疾患	E00 - E90
5.　精神および行動の障害	F00 - F99
6.　神経系の疾患	G00 - G99
7.　眼および付属器の疾患	H00 - H59
8.　耳および乳様突起の疾患	H60 - H95
9.　循環器系疾患	I00 - I99
10.　呼吸器系疾患	J00 - J99
11.　消化器系疾患	K00 - K93
12.　皮膚・皮下組織疾患	L00 - L99
13.　筋骨格系・結合組織疾患	M00 - M99
14.　泌尿生殖系疾患	N00 - N99
15.　妊娠・分娩・産褥の合併症	O00 - O99
16.　周産期疾患	P00 - P96
17.　先天奇形，変形および染色体異常	Q00 - Q99
18.　症状・徴候・異常臨床所見・異常検査所見でほかに分類されないもの	R00 - R99
19.　損傷，中毒およびその他の外因の影響	S00 - T98
20.　傷病および死亡の外因	V01 - Y98
21.　健康状態に影響を及ぼす要因および保健サービスの利用	Z00 - Z99

どが使われるが，どれも間違いではない．しかし，疾患名を共通にすることは，医療機関における疾患の共通認識，正しい統計と国際比較のために必要である．

　ICD は WHO が定めたものであり，正確には International Statistical Classification of Diseases and Related Health Problems（疾病および関連保健問題の国際統計分類）という名称で，いわば世界標準の疾病分類である．1900年に国際統計協会が第1回国際死因分類として発表し，その後医学の進歩とともに改定を重ね，現在はICD10（第10版）が広く用いられている．ICD10 では疾病は21に分類され，アルファベットと数字でコード化されている（**表1**）．

　なお，精神医学領域では，アメリカ合衆国精神医学会の定めた「精神障害の診断と統計の手引き（第5版）」（Diagnostic and Statistical Manual of Mental Disorders：DSM - V）が ICD とならび代表的な診断基準の一つとして使用されている．

2）ICIDH（国際障害分類）

　これまでに，いくつかの障害概念が提案されてきたが，1980年 WHO は国際

表2　国際障害分類（ICIDH）による障害の捉え方		
分　類	捉 え 方	レ ベ ル
機 能 障 害	先天性の障害，疾病や外傷などによる解剖学的，生理学的な機能の喪失がある	臓器レベル
能 力 低 下	機能障害の結果，個体としての活動・動作に不自由がある	個体（個人）レベル
社会的不利	能力低下の結果，社会参加や社会とのかかわりにおいて不自由がある	社会レベル

〔土肥信之，1998[2)]による〕

疾病分類の補助分類として国際障害分類（ICIDH）を発表，わが国にも1985年頃から用いられるようになり，広く用いられるようになった．ICIDH（International Classification of Impairments, Disabilities and Handicaps）は，障害では「機能障害（Impairment）」「能力低下（Disability）」「社会的不利（Handicap）」に分類されている．

　機能障害は臓器レベルや精神機能の障害，能力低下は個人の活動レベルの障害，社会的不利は社会活動レベルでの障害であり，3つのレベルから成ると考えるとわかりやすい．

　たとえば，下肢切断者では機能障害は下肢の欠損であり，能力低下は歩行不能なことであり，社会的不利は駅の階段が利用できないなどである．障害者の社会復帰プランを考えると，車椅子や義足歩行訓練などのリハビリテーション，家屋の改造や公共施設のエレベーター設置などが考えられる．このように障害を階層的にレベルとして考えれば，どのレベルでどのように治療すべきかが明快になる（**表2**）[2)]．

　ICIDHの普及は，治療者間の共通認識を高め，共通の治療プランが立てやすくなるとともに，各治療担当者の連携と役割分担がわかりやすくなるなどの利点を生じた．

3）ICF（International Classification of Functioning, Disability & Health；国際生活機能分類）

　ICIDH の普及により障害への取り組みは進歩した．障害者の社会進出や社会環境の変化に対応するには，より広い理念が求められるようになった．ICIDH では障害の基盤を生物学的異常に置いている．

　しかし，障害は多くの場合，その人に生涯にわたり伴うものであり，人の個性として捉え，そのうえで社会参加を支援しようとする考え方が出てきた．この考え方の変化は参加と平等，ノーマライゼーション，人権の尊重という視点に適合する．また，

障害者の住む地域社会の環境(住環境や社会資源と福祉制度の整備状況など)は,障害
への影響を考えると,本質的問題として考えるべきである.

このような理念の変遷と社会の進歩に応じ,WHO は ICIDH の改定作業を進め,
2001年国際生活機能分類(ICF)として発表し,普及しつつある(図6,表3,4).

その特徴は,障害者という限定した人々を対象としているのでなく,すべての人を
対象とする.さらに障害(disablement)を,健康状態の諸帰結を表現する包括的な意
味をもつ用語として,健康と一体のものとして前向きに捉えている.そして,生活機
能(働き)(functioning)という用語は,身体レベル,個人レベル,社会レベルの全

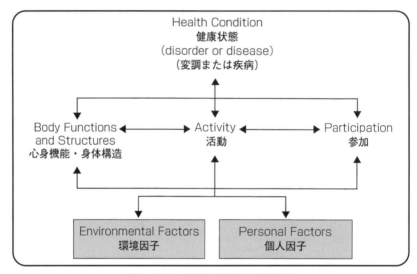

図6 ICFの構成要素間の相互作用
(国際障害分類の仮訳作成のための検討会,2001)
〔土肥信之,2008[3]による〕

表3　障害の3つのレベルとそのアプローチ(ICIDH)			
障害の分類	治療原則	(例)脳卒中では	(例)脊髄損傷では
機能障害 心身機能・身体機能の変化	機能障害そのものの治療 合併症治療	脳内血腫除去手術 麻痺手の回復訓練	椎弓切除手術(脊髄圧迫除去) 腱移行術(つまみ動作確立) 褥瘡の治療
能力低下 活動制限	残存機能による代償 装具・義肢など	利き手交換 下肢装具 杖	残存筋の強化 下肢装具 車椅子訓練
社会的不利 参加制約	環境の改善 機会均等など	家屋内手すり設置 障害年金の受給 デイケアサービス	家屋の風呂・トイレ改善 歩道の段差をなくす 高校・大学への進学 車椅子マラソンの参加

〔土肥信之,1998[2]による〕

表4　国際生活機能分類(ICF)－国際障害分類改訂版－			
	第1部：生活機能と障害		第2部：背景因子	
構成要素	心身機能・身体構造	活動・参加	環境因子	個人因子
領　域	心身構造・身体構造	生活・人生領域（課題，行為）	生活機能と障害への外的影響	生活機能と障害への内的影響
構成概念	心身機能の変化（生理的）身体構造の変化（解剖学的）	能力：標準的環境における課題の遂行　実行状況：現在の環境における課題の遂行	物的環境や社会的環境，人々の社会的な態度による環境の特徴が持つ促進的あるいは阻害的な影響力	個人的な特徴の影響力
肯定的側面	機能的・構造的統合性	活動，参加	促進因子	非該当
	生活機能			
否定的側面	機能障害（構造障害を含む）	活動制限，参加制約	阻害因子	非該当
	障　害			

〔土肥信之，2008[3)]による〕

体の側面を捉える包括的な用語とされた.

　ICF は，次のような項目からなる.

(1) 生活機能と障害

　a．心身機能・身体構造(Body Function and Structures)

　心身機能とは，身体系の生理的機能(心理的機能を含む)である.

　身体構造とは，器官・肢体とその構成部分などの身体の解剖学的部分である.

　否定的側面は機能障害(構造障害を含む) (Impairment)であり，著しい変異や喪失などといった心身機能または身体構造上の問題である.

　治療原則は，機能障害そのものの治療，合併症治療である．脳卒中では脳内血腫除去手術，麻痺手の回復訓練など，脊髄損傷では椎弓切除手術(脊髄圧迫除去)，腱移行術(つまみ動作確立)，褥瘡の治療などである.

　b．活　動(Activity)

　活動とは，課題や行為の個人による遂行のことである.

　否定的側面は活動の制限(Activity Limitation)であり，個人が活動を行うときに生じる難しさのことである.

　治療原則は，残存機能による代償，装具，義肢などである．脳卒中では，利き手交換，下肢装具，杖など，脊髄損傷では，残存筋の強化，下肢装具，車椅子訓練などである.

c．参　加(Participation)

参加とは，生活・人生場面(Life Situation)へのかかわりのことである．

否定的側面は参加の制約(Participation Restriction)であり，個人が何らかの生活・人生場面にかかわるときに経験する難しさのことである．

治療原則は，環境の改善，機会均等などを行う．脳卒中では，家屋内手すり設置，障害年金の受給，デイケアサービスなど，脊髄損傷では，家屋の風呂・トイレ改善，歩道の段差をなくす，高校・大学への進学，車椅子マラソンの参加などである．

(2) 背 景 因 子

新しく導入された概念で，人の人生と生活のバックグラウンドである．環境因子(Environmental Factor)と個人因子(Personal Factor)からなる．

環境因子とは，人々が生活し，人生を送っている物的な環境や社会的環境，人々の社会的な態度による環境を構成する因子のことである．

個人因子とは，個人の人生や生活の特別な背景であり，健康状態や健康状況以外のその人の特徴からなる[4]．

3 障害を起こす疾病

1）障害はあらゆる疾患に起こる可能性がある

身体障害を考えてみると，四肢体幹や神経系(脳脊髄と末梢神経)の外傷や疾患で起こることは容易に想像できる．また，心臓や呼吸器の疾患など内臓の病気でも日常の生活が制限される．これらは内部障害と呼ばれている．さらに，視覚障害や音声言語・コミュニケーションの障害も，社会的自立への影響も大きく障害を起こす代表的な疾患である．このように障害の原因は幅広い疾患で起こることがわかる．

身体障害者福祉法による障害の種類，および在宅身体障害者の原因別疾患状況から

表5　身体障害の種類(身体障害者福祉法により一部改変)
肢体不自由‥上肢，下肢，非進行性脳原性運動機能障害
内 部 障 害‥心機能障害，腎機能障害，呼吸機能障害，膀胱または直腸機能障害，　　　　　　呼吸機能障害，小腸機能障害，免疫機能障害
視覚障害
聴覚または平衡機能障害
音声，言語機能または咀嚼機能障害

も明らかである（**表5，6**）.

表6　障害の種類別にみた身体障害者の原因疾患（身体障害者）						
						（単位：千人）
	総　数	視覚障害	聴覚・言語障害	肢体不自由	内部障害	（再掲）重度障害
総　　数	3,483(100.0)	330(100.0)	343(100.0)	1,760(100.0)	1,070(100.0)	310(100.0)
脳性まひ	54(1.6)	4(1.3)	−(−)	50(2.8)	−(−)	11(3.5)
脊髄性小児まひ	43(1.2)	−(−)	2(0.6)	42(2.4)	−(−)	5(1.6)
脊髄損傷 I(対まひ)	33(1.0)	1(0.3)	1(0.3)	31(1.8)	1(0.1)	5(1.6)
脊髄損傷 II(四肢まひ)	24(0.8)	−(−)	1(0.3)	23(1.3)	−(−)	2(0.6)
進行性筋萎縮性疾患	21(0.7)	−(−)	2(0.6)	20(1.1)	−(−)	2(0.6)
脳血管障害	273(7.8)	7(2.3)	11(3.2)	254(14.4)	−(−)	51(16.5)
脳　挫　傷	11(0.3)	2(0.6)	1(0.3)	9(0.5)	−(−)	2(0.6)
その他の脳神経疾患	73(2.1)	6(1.9)	9(2.6)	57(3.2)	1(0.1)	16(5.2)
骨関節疾患	238(6.8)	−(−)	2(0.6)	234(13.3)	2(0.2)	10(3.2)
リウマチ性疾患	97(2.8)	−(−)	1(0.3)	94(5.3)	2(0.2)	7(2.3)
中耳性疾患	32(0.9)	1(0.3)	27(7.9)	2(0.1)	2(0.2)	1(0.3)
内耳性疾患	45(1.3)	−(−)	43(12.5)	−(−)	2(0.2)	8(2.6)
角膜疾患	19(0.5)	19(6.1)	−(−)	−(−)	−(−)	6(1.9)
水晶体疾患	11(0.3)	11(3.5)	−(−)	−(−)	−(−)	1(0.3)
網脈絡膜・視神経系疾患	84(2.4)	82(26.5)	−(−)	2(0.1)	1(0.1)	7(2.3)
腎臓疾患	163(4.7)	2(0.6)	−(−)	−(−)	161(15.0)	14(4.5)
心臓疾患	350(10.0)	1(0.3)	−(−)	1(0.1)	349(32.6)	11(3.5)
呼吸器疾患	56(1.6)	1(0.3)	3(0.9)	1(0.1)	51(4.8)	6(1.9)
膀胱疾患	20(0.6)	−(−)	−(−)	−(−)	20(1.9)	1(0.3)
大腸疾患	51(1.5)	−(−)	−(−)	1(0.1)	51(4.8)	−(−)
小腸疾患	4(0.1)	−(−)	−(−)	−(−)	4(0.4)	−(−)
後天性免疫不全症候群	2(0.1)	−(−)	1(0.3)	−(−)	1(0.1)	−(−)
そ　の　他	286(8.2)	48(15.5)	35(10.2)	181(10.3)	21(2.0)	21(6.8)
不　　明	78(2.2)	14(4.5)	30(8.7)	30(1.7)	3(0.3)	7(2.3)
不　　詳	1,414(40.6)	112(36.1)	175(51.0)	728(41.4)	399(37.3)	118(38.1)

（　）内は構成比（％）
身体障害者の原因を疾患別にみると，心臓疾患（10.1％），脳血管障害（7.8％）の割合が高い.
〔厚生労働省：平成18年身体障害児・者実態調査結果（平成18年7月1日調査）〕

2）死亡原因と，寝たきりになるなどの障害を起こす疾患は異なる

　わが国の主要死因別死亡者数は，1位　悪性新生物，2位　心疾患，3位　脳血管疾患，4位　肺炎と続く．とくに1〜3位の疾患については3大疾病とされている．これらは生活習慣（ライフスタイル）と健康意識にかかわる問題が大きいとして，生活習慣の改善と健康診断受診率の向上を目指した健康日本21運動が展開されてきた．

　一方，寝たきりなど介護を要する障害を起こす疾患で多いのは，脳血管障害，高齢による衰弱，転倒・骨折，認知症，関節疾患，心臓や呼吸器疾患，パーキンソン病などである．なかでも脳血管障害は寝たきりの4割と高い比率を占めている．また，大腿頸部骨折は女性に多い（約3倍）．

3）リハビリテーション医療の適応は広がっている

　リハビリテーション診療が活動性を改善する．障害は多種多様であり，その原因となる疾病や外傷も広い分野に及び，治療適応となる医学的な対象疾患も広がってきている．従来から，骨関節疾患，脳卒中や神経筋疾患，脊髄損傷，切断，脳性麻痺などが主流であったが，近年では呼吸器疾患や心臓疾患などの内部障害を対象としたリハビリテーション診療は急速に発展し広く行われるようになっている．さらに長期臥床による廃用症候群は無論のこと，外科手術なども術前・術後を問わずリハビリテーション治療が必要となる場合も少なくない．また，退院後の療養も含めて，医療機関外でのリハビリテーションマネジメントも求められており，福祉関連職などの在宅ケアスタッフや家族の連携も必要である．リハビリテーション治療に携わる専門職も，これまで以上に医学的にも社会的にも広い範囲の知識が必要になってきている．

リハビリテーション診療の流れ

1）チーム医療とカンファレンス

　障害の原因が疾病や外傷など医学的な原因から出発したとしても，その治療を考えていくときには，生活や環境など社会全体との関係で考えるべき問題である．また，障害適応などの心理的問題や，障害者への偏見などの社会的問題も存在する．このように障害者を取り巻く問題は幅広い．このような問題は多くの専門職のかかわりが必

要であり，チーム医療が必要である．

　リハビリテーション・チームを構成するのは，主治医やかかりつけ医，リハビリテーション科専門医，理学療法士，作業療法士，言語聴覚士，看護師，保健師，臨床心理士，義肢装具士，ソーシャルワーカー，学校教員(とくに小児患者)，ケアマネジャー，介護福祉士などであるが，場合によっては患者(障害者)や家族を含める場合もある．

　リハビリテーションにおけるチーム医療の基本はそれぞれの正確な評価とカンファレンスである．カンファレンスにより治療方針と治療の進め方，および長期ゴールと短期ゴールを決定する．多くの職種が集まって議論するだけではチーム医療にはならない．どんなゴールを設定し，どのような治療方針で，どの治療から優先的に行うかを総合的に判断する必要がある(ゴール設定)．

　たとえば，脳卒中を起こして入院間もない場合を考えると，患者は医学的治療と病気の回復以外は念頭にないかもしれない．リハビリテーションと言うだけで拒否反応を起こすかもしれない．まずは歩きたいと思う人，ともかくトイレには自分で行きたいと思う人，しゃべれないことを最大の苦痛に思う人など，自分の尊厳に対する考え方も各人異なる．

　当然，リハビリテーション治療プログラムは各患者ごとに設定する．型どおりのプログラムはないと言ってもよい．できるだけ安静臥床は避け，最善なリハビリテーション治療を模索すべきである．

　多職種の評価結果や意見から，一つの適切な方針を出すことはチームリーダー(多くはカンファレンスの司会者)の役目である．チームリーダーの役目は重要であり，リーダーはリハビリテーション医療全体をよく知っており，チームから信頼されていなければならない．通常，カンファレンスは入院時，再評価時，退院時などに行い，できるだけ頻繁に方針を再設定しながら進めるのが原則である．

2）ICIDHとICFによるアプローチの違い

　この2つの分類は，障害へのアプローチという点で異なっており興味深い．

　ICIDH の障害分類では，障害そのものの改善を目指すとともに，能力低下と社会的不利に対して代償手段や環境整備などで対処しようとする．障害を取り去る，または元の機能に戻すために治療し補う，という考え方が基盤にある．たとえば，手の障害に対する治療方針で，まず考えるのは機能回復訓練であり，非麻痺側の手の利用から始めるのは一般的でない．

　一方，ICF では障害はその人の一部であり，大きく健康という概念から出発し生活機能を活動や参加という視点で捉える．そのため，生活再建を中心に考える．たと

えば，歩行困難に対し，車椅子の利用など，移動の自由の確保をまず考えるであろう．ICFでは，歩行訓練を行うという考えには至りにくい．

　ICF は ICIDH の改訂版という位置づけであるが，リハビリテーション治療の観点の差は明らかである．障害のマイナス面（できないこと）をプラス面（したいこと）に置き換えればよいというものでもない．基本的な理念が異なると考えるべきであろう．

　ICIDH は急性期や亜急性期を扱う医療・リハビリテーション現場に馴染む．問題点を分析し治療方針を決定するのによいのではないだろうか．一方，ICF は在宅福祉の現場などで生活再建と QOL 向上などをプランするときに馴染む．

　これら2つの障害分類をよく理解する必要がある．

3）不可欠な社会資源の利用

　社会資源とは，住民（障害者を含む）と家族が健康な生活を送れるよう支援するサービスやその体系であり，各種の施設，制度，機関，知識・技術などの物的および人的資源の総称である．具体的には，行政サービスや社会保障，病院や福祉施設，民生委員活動からボランティア活動などを含む．障害へのアプローチには，社会資源抜きには考えられない．

　また，平成18年施行の障害者自立支援法により，支援のあり方が大きく変わった．これまでの保護から自立へ，サービス（身体障害，知的障害，精神障害）の一元化，および一定割合の自己負担という考え方である（**表7**）[4]．

　今後，地域社会での障害者の自立というリハビリテーション医療の長期ゴールの達成には，社会資源の有効利用を初期の段階から考えていく必要がある．

5　廃用症候群（生活不活発病*），誤用症候群　　過用症候群

1）廃用症候群（生活不活発病*）とは

　関節を数週間ギプス固定すると著明な筋萎縮が起こる．また，重症患者が長期間ベッドに寝たままでいると，全身の体力低下や内臓機能も含めた，広範囲かつ多彩な臨床的症状が起こる．これらの症候が廃用症候群（Disuse Syndrome）である（**表8**）．

　歴史的には，長期間の安静により，関節や骨に障害が起こることは古くから知られていた．しかし，その全身にわたる影響に注目した研究が行われるようになったのは，20世紀中頃からである．1964年 Hirschberg は廃用（disuse）や誤用（misuse）と

表7　自立支援と社会資源	
自立支援給付	
介護給付	居宅介護(ホームヘルプ)，重度訪問介護，行動援護，重度障害者等包括支援，児童デイサービス，短期入所(ショートステイ)，療養介護，生活介護，施設入所支援，共同生活介護(ケアホーム)
訓練等給付	自立支援 就労移行支援 就労継続支援 共同生活援助(グループホーム)
自立支援医療	(旧)更生医療 (旧)育成医療 (旧)精神通院公費(実施主体は都道府県)
補装具	補装具費(原則90％支援)，製作は障害者と補装具製作業者とが直接契約，医学的・技術的支援は身体障害者更生相談所
地域生活支援事業	
	相談支援，コミュニケーション支援，日常生活用具の給付または貸与，移動支援，地域活動支援センター(創作活動，生産活動の機会提供，社会との交流促進など)，福祉ホーム，居住支援，その他の日常生活または社会生活支援
	専門性の高い相談支援，広域的な対応が必要な事業，人材育成などは都道府県が援助

〔武智秀雄，2007[4]による〕

表8　安静不動による障害(Disability due to Immobilization)
1. 予防可能な10の健康障害の一つであると警告 　（1960年　アメリカ　Public Health Service ） 2. 脈拍数：1日　0.5上昇 3. 筋　力：1週　10〜15％低下 4. 骨の血流増加：カルシウム排泄増加，骨粗鬆症，尿路結石の発現 　（安静後数日で始まり，4〜5週で最大となる） 5. 窒素バランス：6〜10日で負となる(たんぱく質の崩壊) 6. 腱の毛細血管床の減少，膠原線維組織の短縮 7. 自然に元の状態に戻るとは限らない 8. 回復は発症よりはるかに長時間を要す

いう概念を示し，次第に広く知られるようになった．当時発表された多くの研究の成果の抜粋を示すが，廃用症候群は安静臥床後数日で起こり始め，進行し，長く続けば非可逆的な変化となる．回復にはその何倍もの長い時間を要する．

　近年では，運動などによる廃用症候群の予防は，健康日本21という国家的プロジェクトの重要項目の一つであり，また介護保険でも予防という観点から重点的に取り上げられている．

　また，宇宙飛行士が無重力状態の中で過ごすと，廃用症候群様の症状が急速に起こることから，新たなる解明や予防策が講じられつつある．

　しかし，臥床患者には程度の差はあれ，必ず起こると言ってもよく，まだまだ医療現場のみならず在宅高齢者にも廃用による機能障害は多く，その予防もそれほど簡単ではないことも事実である．

> ＊　廃用症候群は医学用語ではあるが，一般に廃用についての理解が不十分で誤解が多い．大川らは生活が不活発になると起こり，生活を活発化させることで予防・改善ができることから生活不活発病を用語とすることを勧めている．最近，厚労省や政府のパンフレットや新聞などでも頻繁に使われている．

2）廃用症候群の症候

臨床的には以下のような症候をチェックする（**表9**）．

（1）骨格筋の萎縮

　不動（ギプス固定など）により，とくに急速に進む．1日5％の喪失と考えられている．

（2）関 節 拘 縮

　関節包，靱帯が弾性を失い，短縮するために起こる．高度になると強直となる．

（3）骨 粗 鬆 症

　骨吸収が骨形成を上まわるために起こる．骨は弱くなり，骨折を容易に起こすようになる．生理的にも老人，女性（閉経後）に見られる．老人に大腿骨頸部骨折が多いのはそのためである．

（4）尿 路 結 石

　骨粗鬆症の進行とともに尿中のCa排泄が起こり，尿路結石が起こりやすくなる．

（5）循 環 障 害

　血管運動神経の反応低下，血流のうっ滞により起立性低血圧，静脈血栓症，沈下性肺炎などを起こす．

（6）褥　　　瘡

　皮膚の持続的圧迫による栄養障害である．びらん，潰瘍となる．

表9　廃用症候群の臨床像	
(1)骨格筋の萎縮	(2)関節拘縮
(3)骨粗鬆症	(4)尿路結石
(5)循環障害	(6)褥　　瘡
(7)括約筋障害	(8)心理的荒廃

（7）括約筋障害

失禁，頻尿，便秘などを示す．

（8）心理的荒廃

意欲の低下，不眠，感情失禁などを示す．老人では一過性に認知症症状を示すこともある．

3）誤用症候群（Misuse Syndrome）

麻痺や障害があると，日常的な通常の使用でも関節などの損傷が容易に起こる．この場合，関節を保護するための正しい使い方ができないために損傷や変形が起こり，誤用症候群と呼ばれている[5]．

具体的な例を挙げると，脳卒中片麻痺に起こる肩痛，反張膝，関節炎による動揺関節などである．

（1）肩の痛み

脳卒中や頸髄損傷による四肢麻痺など，肩関節周囲の筋に麻痺があり，通常の筋トーヌスが失われると，上肢の重みによるストレスは肩の亜脱臼，痛み，進行すれば肩手症候群を併発する．また，寝返りや更衣介助時に損傷することもある．感覚麻痺や鈍麻を伴っていれば，関節可動域訓練時に損傷する可能性もある．肩を愛護的に動かすことや，座位や立位時にアームスリングを装着し保護することが必要である．

（2）反張膝（膝の過伸展変形）

膝関節は麻痺があっても，伸展するとロックされ体重を支えることが可能である．しかし，筋の緩衝作用がないと関節にかかるストレスが大きく，靱帯の弛緩と不定性膝に作用する筋（大腿四頭筋，ハムストリングス，腓腹筋など）の麻痺，または屈筋と伸筋のバランスが不良の場合に起こる．脳卒中や脊髄損傷の麻痺肢によく見られる．膝装具の装着が有効であるが，短下肢装具でも効果の認められる場合がある．

（3）関節変形と動揺関節

関節に骨破壊を伴うような炎症があると，日常の負荷程度でも骨破壊が進行し変形や異常可動性を生じる．

関節リウマチでは，膝の外反変形（X脚）や不安定性（動揺）がよく見られるが，体重負荷が原因である．また手指の関節は，日常の使用でも容易に関節破壊が進行する．MP関節の尺側変形や掌側脱臼がよく起こる．進行すると指が短くなり動揺関節とな

り, どの方向にも動くようになる(ムチランス変形). 膝では杖や装具による保護を行う. 手指では, 鍋を持ったり瓶の蓋を開けるなどの指を強く使う動作に対し, 自助具を使用したり, 保護的な日常動作(関節保護法)の指導を行う.

また, 関節炎症がなくても, 下肢関節の感覚障害があると, 膝に骨破壊を伴う変形や動揺関節を起こすことがある(シャルコー関節). 疼痛が荷重時の関節破壊の防御機能を担っていることがわかる.

4) 過用症候群(Overuse Syndrome)

筋や腱, 骨・関節への過度の負荷, または同じ部位への限度を超えた頻回の負荷による損傷の結果起こる. 負荷の大きさや頻度は個人差や年齢差がある. 子供では骨が弱く, 成人では筋, 中高年では腱の付着部が傷害されやすい. しかし, 健常者への適切な負荷でも, 筋力の弱い人, 骨粗鬆症のある人は, 一般には問題ない程度の負荷でも傷害を受ける. たとえば, 縄跳びを皆で行って, アキレス腱断裂を起こしたような場合などである. このような場合, 誤用との区別は困難である.

症状は身体の多くの部位に起こり得る. スポーツや職業上のもの, 姿勢や習慣によるものがある. ランニングや歩行による中足骨疲労骨折, 子供の野球肘やオスグッド病(膝), テニス肘, ゴルファーの肋骨骨折, ウェイターの脛骨疲労骨折, 重量物扱い者の腰痛, 中高年者の腱鞘炎, 円背による背部痛など, 例を挙げれば大変多い. 年齢に応じた適切な負荷量調整, 技術の向上, 道具の使用, ストレッチや準備体操などで予防する.

●参 考 文 献●
1) 中村隆一(編):入門リハビリテーション概論. pp18‐19, 医歯薬出版, 2007.
2) 土肥信之:リハビリテーションの臨床とケア. p6, ライフサイエンスセンター, 1998.
3) 土肥信之:リハビリテーション医学. 第3版, p8‐p11, 医歯薬出版, 2008.
4) 武智秀雄:リハビリテーション医療入門. 増補版, p72, 医学書院, 2007.
5) Hirschberg GG(三好正堂, 訳):リハビリテーション医学の実際. 第3章, pp32‐45, 日本アビリティーズ協会, 1964.

【土肥信之, 上好昭孝, 田島文博】

第**3**章

障害の心理的・社会的視点

はじめに

　リハビリテーションは長い間，障害モデルとして ICIDH(International Classification of Impairments, Disabilities, and Handicaps；国際障害分類，1980)を使用してきた．ただ，ICIDH はどちらかと言えば医学モデルが残されており，したがって治療目標も身体，運動機能の改善に重きがおかれてきたのである．2001年に，このICIDH に替わって，ICF(International Classification of Functioning, Disability and Health；国際生活機能分類，WHO，2001)が提唱された．このモデルは，生物的次元のみならず心理社会的次元までを包含した健康モデルである．このことはリハビリテーションの実施にあたって大きな変化である．以下で述べることは，その心理社会的次元についてである．だが，この分野は広いので，ここでは次の数点にとどめる．

　次に，本論に先立ち概要を示す．初めは，人が病や障害によって，生命が脅かされたとき，また価値あるものの喪失に直面したとき，どのような心理状態におかれるかである．次に，人はその際にどのような対処をするのか，そのときに重要な役割を果たす因子には多くがあるが，ここでは「防衛機制」と「コーピング」を中心に解説する．

　第三に，リハビリテーション治療では，治療関係をつくり維持することが重要で，そのモデルとなるのは心理療法である．その基本となるところを紹介する．主なものは，心理療法の目標，治療者の態度，治療者－患者関係，治療過程で生じる問題(とくに「転移」について)や，家族心理療法などであり，さらに障害受容にも触れる．と

くに障害受容は今でも議論されているテーマである．ただ，ここでは代表的な2～3の見解を紹介するにとどめる．最期に，リハビリテーションの対象は幅広い年代にわたっている．治療にも有意義と思われるので，各年代の心理的特徴，そして各年代と障害との関係を述べる．

① 病（障害）の心理[1]-[3]

　突然，人が病や外傷によって生命の脅威に曝され入院したとき，原因となる疾患や症状，経過などによって違いはあるものの，大抵の人は目の前が真っ暗となり，将来は不透明となる．これから自分はどうなってしまうのか，良くなるのだろうか，または悪くなってしまうのか．良くなるとすればどのくらい時間がかかるのだろうか．数日か，数カ月先か．その間に家族はどう暮らしていけるのか，経済的な心配もでてくる．また，回復したときに今まで通り今の仕事を続けられるのかなど，ベッドの中で不安と混乱の日々を過ごす．この自分の病は，これまでの日常生活の仕方が悪かったことを反省して自責の念に駆られたり，こんな病に自分が罹るのは不当だと苛立ち，その感情を医療者にぶつけてしまう人もいるであろう．また，これらと別に，辛い日頃の生活から逃れられてホットする人がいるかもしれない．いずれにしても，病は患者から慣れ親しんだ人や環境，仕事や友人などの関係を引き離してしまう．もし病が長期にでもなれば，病院環境に馴染んでしまい，いつしか社会生活から遠のいてしまう可能性もでてくる．いずれにせよ，病はこれまで安定していた生活を一変させ，自己の揺らぎを招く．

　以上，病の状況は人により，また病の性状によって多様であるが，キャッセルはこうした患者のおかれる状況を3つに整理する．それは病や障害によって自立性が失われ，自信喪失をきたし，もはや自分にはこれまでできていた生活をコントロールする能力が喪失してしまったと感じること（全能感の喪失），療養のために社会から脱落してしまったという孤立感（繋がりの喪失），そして病となって自信喪失をきたし，今までは自信をもって判断していた事柄や些細な身辺の出来事に対しても適切な判断を下すことが困難になる（全知という感覚の喪失），などである．

　以上，病は人生の危機（crisis）であり，大きな苦悩をもたらす．人は，この破局的な状況から自己崩壊を守らねばならない．このとき発動されるのが防衛機制であり，コーピング（coping）である．以下，防衛機制から解説をする．

防衛機制（Defence Mechanism）

　防衛機制は，精神科領域では重要かもしれないが，身体障害にはほとんど関係がないと考える人がいるかもしれない．だが，身体疾患や障害を受けた場合では自己破滅の危機に曝され，何らかの方法で自己防衛に迫られることは同じであり，ここに防衛機制を学ぶことの意味がある．以下のところでは多くの防衛機制を挙げたが，留意しておきたいのは精神障害であれ身体障害であれ，一人の患者がこれらの防衛機制すべてを採用するわけではないこと，防衛機制はパーソナリティや生活史，家族関係，社会的背景等々によっても影響されること，病初期のみならず療養過程や退院後に採用される機制もある，ことなどである．

1）防衛機制の各種[4)-8)]

（1）抑　圧　Repression

　不愉快なこと，恥ずかしいと感じることを意識しないでいることである．注意すべきは，文字通りに感情を支配したり，抑えつけたりすることと受け取ってはならない．抑圧の本意は，そういう感情を自我の目の届かないところに置いておくと言う意味である．すなわち，自我が弱い場合，その自我を保護しようとするものである．

（2）否　認　Denial

　病気という不安を引き起こす状況や，自分では認めたくないと感じている欲求，体験，現実などは，実際にはなかったのだ，と考えて行動することである．これは危機的状態から自己の健康を守るためで，不安を起こすものを無意識の中にとどめておこうとする．抑圧と同様，最もよく用いられることでは知られている．

　土居は抑圧と否認の違いを，否認は現実を拒絶すること，抑圧のほうは現実の危険には応じている，と説明している．否認は，一時的には不安を和らげ，心身の安定は得られる（ここはコーピングとかかわっている）．だが，これが長期化すれば受診や回復の機会を逃す危険性もある．

（3）取り入れ（摂取）　Introjection

　自分が好ましいと思う人，理想とする人の特性を自己に取り入れること．すなわち，真似ることで自我を強化することである．親身になって治療してくれる好ましい医師の言動を知らず知らずに真似ている，などはこの例である．

(4) 同一化(同一視)　Identification

　好きな人や理想と感じている人の話し方や動作を無意識に取り入れることである．これは「取り入れ」とは密接な関係にあるので，この両者を明確に区別することは困難である．土居は同一化と「取り入れ」の違いについて，「取り入れ」はその対象が個体に向かって運動して行って個体に取り入れられること，同一化の方は個体が対象の方に向かって行って対象と一体化すること，と説明している．

(5) 投　射　Projection

　「取り入れ」の逆の心理である．「取り入れ」とは受け入れることだが，投射は自分の感情や欲求を外に出すこと．すなわち，自分の感情や欲求を他人や物の方に向き替えることである．たとえば，自分の弱点と思っているところを他人の中に見いだし，その人を非難・攻撃する．自分がある人に敵意を感じているとき，その人が逆に自分に敵意を持っていると感じてしまい，警戒する．これが投射である．これは乳児が自他の区別がつくようになってから働きだす心理機制と言われている．

(6) 退　行　Regression

　個人が欲求不満に直面した際に，過去の発達段階に戻り，その段階で満足(安定)を得ようとする．精神的に未熟な状態へ到ることである．この退行は，一般的には価値の低いものと考えられがちだが，正常な精神生活でも現れてくることがあり，これなくしては健康を保つことが困難になるものである．

(7) 置き換え　Displacement

　情緒的つながりのある他者に，自分の葛藤の感情，思考，衝動を向けて，あたかもそれが他者の持っている特性だと感じられる[6]．たとえば，治療者によって心理的に傷つけられたと感じた患者が，それを直接には治療者にぶつけることがためらわれるため，看護者に傷つけられたと感じ，看護者を非難してしまう[7]．言い換えれば，自分自身にも他者にもどうしても正当とは承認されない自分の感情を別な人に移して，自分の複雑な感情を解消することである．

(8) 反動形成　Reaction Formation

　抑圧をしているには莫大な心的エネルギーが必要である．やがて，そのエネルギーは発散する必要がある．反動形成では，そのエネルギーを衝動として発散するのではなく，反対の方にエネルギーを向ける．本人自身は，この心理を反動とは気がつかない．たとえば，治療者に憎しみを抱いている患者が，その治療者に対しては極度なほどに治療に協力的な態度を示すことなどがある．こうした「馬鹿ていねい」とか「慇懃

無礼」といった態度の中には反動形成が存在する可能性がある.

(9) 分　離　Isolation

　本能的衝動や他の欲求は, 通常はその表象と情動とを伴っているものであるが, 分離では両者の関係が断たれている. たとえば, 日頃はあまり好きではない人とすれ違ったときには, 笑顔で挨拶を交わしたり, 災害に遭った当事者が, その悲惨な状況であるのに何の感情も交えないで, まるでニュースでも読むかのように語ることなどは分離の機制にあたる. 分離は, 思考や注意などの自我機能の基盤となっており, 早期の自我防衛である否認, 置き換え, 投射などに次いで発達してくるもので, やがて発達してくる知性化の土台になる.

(10) 打ち消し（復元）　Undoing

　分離された情動をさらに打ち消すためには復元の機制が働く. これは, 反動と比較すればさらに特徴が明らかである. たとえば, 治療者が患者の治療を誤ってしまったと思ったとき, 必要以上にあれこれと患者のことを心配し, 過剰と思われるほどの親切な言動で対応することなどはこの機制である. これは分離の機制とともに働くのが常である.

(11) 観念化　Intellectualization

　重篤な病いに陥っている人が, 自分の病に関する専門的知識を得ようとして懸命に雑誌や書物を読みあさる. また, 病にどのような態度で暮らせばよいのかを学ぶために哲学書を読むなどである. さらに例を治療者にみれば, 専門的知識が豊富となれば, 患者の苦悩や死に瀕している患者に対しても, 治療者は心情的に耐えることができる. すなわち, 観念化は不安を起こす状況を克服するための知的過程であり, 合理化とは密接なかかわりがある.

(12) 合理化　Rationalization

　よく出される例だが, 大学入試に失敗したとき, あの大学はつまらない大学だから合格しなくて良かった, などと言って自分の失敗を正当化することである. これは本能的衝動や欲求などが満たされないときに, それに理屈をつけ, 自己を正当化（防衛）する. 観念化では, 衝動や欲求に直面することを拒否（克服）することにあったが, 合理化では何らかの観念的理由をつけては正当化する.

(13) 補　償　Compensation

　病弱な人が学問で成果を挙げることで, 自分の弱点を克服するなど, 自分の劣等意

識を克服するために，それとは反対方向の価値を実現したり，弱点を克服したりすることである.

(14) 昇　華　Sublimation

成功した，適応的な防衛である．これは本能的衝動が抑圧されることなく，知的活動，造形，演劇嗜好などに向けられる.

2) コーピング(Coping；対処)[1][9]

上に述べた防衛機制は，生命不安を呼び起こす危機的状況において発動されるが，この中にはコーピングの役割を果たしているものもあることが知られた．この二者については種々の意見があるが，大略のところ，防衛機制は意識せずに発動される心理機制であることに対し，コーピングは意識的により積極的な対応をするということである．すなわち，コーピングが防衛機制と異なるところは，戦略的行動によって心理的安定を得ることにある．そして，コーピングには情動的，認知的，行動的の三領域によってなされるとされている．これらを簡単に述べると，情動的コーピングでは，危機状況を乗り切るために，自分の苦しい心情を他者と話し合って不安や恐怖感を和らげること，認知的コーピングでは，病気の本質，経過，予後についての詳細な情報を集めて，病気にどのように対応すればよいのかを考えること，第三の行動的コーピングでは，収集した知識をもとに適切な治療を求めること，である.

③ リハビリテーションと心理療法(Psychotherapy)

リハビリテーション・チームの多くのメンバーは，心理療法は臨床心理士や精神科医の行うもので，自分とはかかわりのないものと考える人がいるかもしれない．だが，リハビリテーションの治療過程は，言語を介した伝統的な心理療法とは異なるが，お互い密な治療関係のもとで進められていくわけであって，その点では心理療法と基本的には同じ構造が存在する.

以下，本題の心理療法に入る前に「カウンセリング」，「心理療法」，「精神療法」の用語の検討から始める.

1）カウンセリング（Counseling），心理療法，精神療法[10]の用語について

　カウンセリングという用語は，アメリカで，心理学をもとに発達したものであり，なかでもロジャーズのパーソンセンタード・アプローチがその始まりであることは広く知られている．カウンセリングの構造としては，治療者自身をカウンセラー（counselor），医学的慣習用語である患者（patient）のことをカウンセリングではクライエント（来談者；client）と呼んでおり，カウンセリングはカウンセラーとクライエントの一対一の二者関係で進められる．治療目標はクライエントが自分自身を理解し，立て直すことにある．

　次に，カウンセリング，心理療法，精神療法という各用語の違いを挙げると，カウンセリングは心理学領域から，精神療法は精神医学から出ていることである．精神療法は，もっぱら精神科領域で使用され，その底に問題を抱えた患者の深層心理に触れる治療を行うという考えがある．また，必要に応じて薬物の使用もする．一方，カウンセリングでは治療者は医師ではなく，臨床心理士が行うので薬物の使用はしない，という違いはあるだろう．したがって，以前では心理療法という用語は，心理士が行うものを指していた．だが，最近では精神科医も心理療法という言葉を使うことがあり，これらの間は判然とした区別ができなくなった．また，カウンセリングや心理療法も，実際には心の深い次元に入る治療を行う場合もあって，今日ではこの両者の判然とした区別はできなくなっている．それに，最近ではカウンセリング，心理療法，精神療法を区別なく使用される傾向もある．

　このような状況であるから，ここではカウンセリング，心理療法，精神療法を区別せずに心理療法という用語を使用していく

2）心理療法の基本的事項

（1）治療者の基本姿勢と治療目標[11]

　心理療法の開始にあたって最も基本的なことは，心理療法は治療者が困難な状況にいる患者に関心を寄せるところから始まるということである．すなわち，治療者が患者の心境（不安，葛藤）や生活史にまでも関心を持たざるを得ないという治療者の構えが前提にある，ということである．そして，その治療目標とするところは，患者の問題となる症状や行動様式の改善し，心の平衡状態の獲得，さらには患者の可能性の促進にあって，治療者はそれに向けて援助をする．次に，心理療法の開始にあたって初回面接をする．この面接時における重要な治療者の姿勢を二点示す．

（2）ラポール（Rapport）と共感（Empathy）

初回面接では，「ラポール」[12]と「共感」[13][14]の態度がなによりも大切である．

「ラポール」とは，問題を抱えている患者に対して，治療者がゆったりと暖かな受容的態度で接し，患者の課題に真剣に取り組もうとする治療姿勢が患者に感じられたとき，そこに治療者に対する信頼感が生まれてくる．これが「ラポール」である．

すなわち，「ラポール」は治療者に対する患者の信頼感であり，この信頼感こそが治療関係を継続させる力となり，この力が治療を成功に導くことにつながるのである．

次に，「共感」であるが，これについては多くが論じているが，ここではロロ・メイと藤田の意見を紹介する．ロロ・メイは，自分の面接体験から次のように語っている．彼は，カウンセリングのために彼の面接室を訪れた学生の体験を聴いているうちに，その体験がまるで自分自身に起こったことのように感じてしまったというのである．そして，このとき，彼は学生と〈部分的同一化；Partial Identification〉をしてしまっていたのだと考え，共感とは「人格のより強い同一化の状態を意味し，その状態では一時的に自己の同一性を失うほど他者に感情移入していること」とした．そして，さらに共感こそは「カウンセリングの中心的な過程」であって，あらゆる人間関係の基礎である，と考えた．

また，藤田は，「自己が，他者の言葉や行動を介して，あたかも他者の内部に移り住んだかのように，いわば他者の体験は自己によって生きられた，自己の体験となり，したがって他者は自己にとって無関係で無意味な，いわば生命を欠いた存在とは異なり，自己と同じく生きた共同存在として生気化され，同様にして自己にも他者にとっての生きた共同存在となる」ものと説明している．いずれの両者も同じ内容を述べている．

以上，ラポールと共感の概略を紹介したが，実際，この二つは治療関係の構築と継続に欠くことができないものであり，心理療法の基本であるとともに，あらゆる治療の基本でもある．まとめると，治療者の共感的態度は，患者の抱える問題を共同で解決していこうとする治療者の意欲を患者に示したことになる．これが意味ある両者の世界をつくりあげ，患者にとって治療者が「意味ある他者」となる第一歩でもある．

3）心理療法の過程で起こること[7]

リハビリテーションの初期では，患者は自分の状態がどのような問題を抱えているのか，どのような経過をたどるのか，皆目見当がつかず混沌とした状況にある．そこには不安や抑うつ，拒絶，怒りなど，さまざまな心理的反応が混在している．この時期では，治療者のなすべきことは患者が安心できる環境（人的，物理的）を整え，受容的な態度で接することが最も基本的なことである．そして，患者の状態が安定し，会

```
┌─────────────────────────────────────────┐
│   表10　心理療法が必要と考えられる諸問題   │
├─────────────────────────────────────────┤
│ 1．重度の不安，抑うつ                      │
│ 2．自殺念慮，自殺企図のあるとき            │
│ 3．重度の引きこもり                        │
│ 4．精神科的症状の存在                      │
│ 5．物質関連性障害（アルコールの乱用など）  │
│ 6．家族間の結合が乱れた場合                │
│ 7．生活スタイルが危険な状態のとき          │
│ 8．理解できない疼痛が続くとき              │
│ 9．そ　の　他                              │
└─────────────────────────────────────────┘
```

話が少しでも可能になれば患者の話を傾聴（これは深い内容を持つ言葉である）し，簡単なアドヴァイスや，支持的態度（注：参照）で接することで，多くは心理的安定が得られるであろう．やがてリハビリテーションの効果（日常生活への活動性が上がるなど）が現れ，わずかながらでも将来への可能性が見えてくれば不安定感は軽減されるかもしれない．だが，退院日が迫ってくると，また新たな課題が浮かび，不安が生じるかもしれない．このように患者の心は絶えず揺れ動いているのであって，治療者は全治療過程を通して，先の基本的態度を保持しつつ進めることが大切である．以上は，一般的な慢性病を持つ患者に対しての簡易な心理的アプローチを述べたが，本格的な心理治療が求められるとすれば，どのような場合であろうか．

その一例を**表10**に示す．それぞれの治療についての詳細は他書にゆずる．

注）支持的療法（Supportive Therapy）：この治療は，長期間にわたる治療ではなく，転移の解釈や深い洞察を得ることを指向する心理療法でもない．したがって，治療者は患者の内面にあまり深く立ち入ることはしない．この治療の基本は，治療者は患者に対して受容的態度で接し，患者の話をよく聴き，不安や緊張を和らげること，ときには患者を励まして，患者が孤立や孤独に陥ることを防ぎ，心の平衡状態（ホメオスターシス；homeostasis）を回復することができるように支持するのである．ただ，本療法は患者の内面にはあまり深く立ち入らないとはいうが，そこには厳然とした治療関係が存在する．本療法はすべての治療の基本であるとともに，リハビリテーションでは最も有効であると考えられている．

治療過程では，患者との治療的相互関係が深まっていくにつれて転移（transference）現象が生じる．転移というのは患者が患者の過去の重要な人物に向けるべきものを治療者に向ける言動をいうのである．これには陽性転移と陰性転移があり，前者は治療者に対して信頼・愛情・服従など，好意的な態度を示す場合を指し，陰性転移はこれと反対に不信・憎悪・反抗・敵意などを向ける場合を指す．一般的なこととして，治療者は陽性転移を好ましいもの，陰性転移は不愉快なものと受け取る傾向がある．だが，この両者は元来一つのものである．次に，患者が表す言動に対して，治療者が反応する感情を逆転移（countertransference）と言う．すなわち，陰性

転移を示している患者の言動に対しては，治療者はやっかいな患者だと否定的にみたり憤怒したりすることや，逆に患者に対して過大な期待を示したり好意的な感情で反応するなどは逆転移である．治療者がこうした感情を抱いて患者に対応すれば，問題の本質を見誤ることとなり，治療の妨げになる可能性がある．そこで，治療者はお互いの関係を冷静に見つめること，転移について深い洞察をもって治療にあたることが求められる．この転移を如何に乗り越えるか，これが治療を成功に導くか否かが問われることになる．フロイトが，治療者自身が自己分析を受けることを重視したのはこの点からである．

4 患者・家族心理教育[1)2)15)]

　苦悩するのは患者だけではない，家族もまた同様である（入院時から退院時までの患者の心理と似ていると受け取ってもよい）．病初期では，患者と同様の不安，抑うつを経験することは知られている事実である．その危険性があれば家族診断が必要である．この一方で，家族は将来のケアを担う可能性のある人であるとともに，リハビリテーション・チームのメンバーの中で重要な役割を担っている一人でもある．ケアする家族という観点でみると，ケアの中心人物は誰になるか，これはリハビリテーションにおいての大きな課題である．リハビリテーション治療の対象者の年齢は小児から老年者までと広く，患者が小児であれば両親が，また患者が夫であればケアは妻になることが多いが，その逆もある．ケアを担うと思われる人がケアに耐えられない病を持っていたり，あるいは高齢の人かもしれないし，患者が単身者の場合もある．子供が病や障害を持つ親のケアの担い手となる場合もある．それに患者の治療過程という時間の中で，家族の役割変化も起こってくるであろう．こうした変化はリハビリテーション過程で行われる家族心理教育にも反映してくる．したがって，リハビリテーションでは治療早期から家族面接を行い，その際，患者の障害の特性や状態，治療方法，予後予測などを理解しやすい用語で話し理解してもらう必要がある．そして，治療過程では先述したように家族の役割変化も起こりうるから，その都度，家族面接を行う．とくに退院間近では，患者も家族も不安に陥りやすいことはよく知られている．すなわち，退院時は第二の危機的状況でもある．患者，家族とも安心して退院を迎えられるためには，将来起こりうる課題に対しては可能な限り，話しは具体的な方法を示しながら将来への不安軽減に努める．

5 障害受容 (Acceptance of Disability)[9)16)]

　病や障害のように，以前に持っていた自分の能力を失ったときに体験する心理的状態を喪失体験と言う．このときに受けた大きな打撃を，人はどう受けとめ，そこからどのように立ち直っていくのか，それが障害受容の意味するものである．受容の過程にある役割を果たしている因子として，すでにいくつかを述べてきた．ただ，障害受容については，リハビリテーションでは長い間これを巡って多くの人が論じてきた単独テーマでもある．そこで，いくつかの代表的な考えを次に紹介する．最初に障害受容を論じたのは Grayson と言われる．Grayson は，受容 acceptance という用語の吟味から始める．この「受容」には，「個人が自発的に同意する」という内容が含まれていると指摘する．さらに障害受容の内部には，患者が障害の性状，原因，合併症や予後について承知していること，また職業や家屋構造，家族，他者との関係など社会的変化も理解しなくてはならないという．そして，スタッフは，受容がなされている人を"リハビリテーションを喜んで受け入れる""治療に協調的である"と表現するが，これは受容の本当の姿ではなく，受容というのは患者の"全人間性の王国"の中にあるものであって，その世界は広大な複合物(a Greater Complex)から構成されているものだ，と述べる．Grayson は，人の心の奥は他者が容易に知ることのできない心の世界がある，とでも言っているかのようである．

　次に，Wright に移る．Wright は受容の最終段階として次の4項目，①「価値の範囲の拡大」，②「障害の与える影響の制限」，③「身体の外観を従属的なものとする」，④「比較価値から資産価値への転換」を挙げた．身体に障害を持つ人は，障害前の身体に最高の価値を置いてきたところから目を転じて，障害を受けた身体の価値を従属的なものと見なすこと(乗り超えること)により，自分の中に存在している(埋もれている)新たな価値を発見し，それを拡大していくことを重視する．ここで「価値」概念が導入されてきた．ただ，価値観は個人差があること，精神障害や頭部外傷，知的障害などを持つ人では，価値への気づきや新たな価値に向けた態度で治療に臨むには困難が伴うのではないかとの意見も出されている．

　第三は，広く知られている段階理論(Stage Theory)である．喪失体験をした人は，次の段階を経てその喪失から立ち直っていくという．有名なのはキューブラ・ロスの臨死患者から得られた，(1)否認，(2)怒り，(3)取引，(4)抑うつ，(5)受容の死の受容段階である．この過程は論者により多少表現は異なり，(1)ショック，(2)不安，(3)否認，(4)取引，(5)抑うつ，(6)受容，または(1)ショック，(2)否認(引きこもり)，(3)悲嘆，喪，抑うつ，(4)怒り，(5)受容などとも記されている．この基本に

あるのは，人が価値あるものを喪失したとき，どのような感情的な過程を踏んで立ち直りをしていくのか，その変化の過程を示そうとしているところにある．あるセラピストは，患者はこの段階を直線的に進むものと誤解し，自分の治療が巧くいかない理由として，患者は自分の障害が受容できていないと説明した．これに関して北西[16]は，森田正馬（森田療法の創始者）の喪失体験の回復過程の研究を通して，①悪循環過程（自分には「あってはならないもの」と否認することで，かえって苦悩が増す過程），②行き詰まり（苦悩は行き詰まる段階），③あきらめ（起こった事実を認めること，執着から離れること），④固有の生を生きる（新しい生き方の発見）という段階を認めた．この構造は，アルコール依存，頸髄損傷などの回復過程とも共通性があると，段階理論を肯定している．ただ，この過程は直線形ではなく螺旋形に進行し，これを繰り返しながら受容へと深化していくと述べている．また，この過程では「回復を必要とする人を信じ，その傍にいる人の存在」が重要である，との指摘をした．すなわち，障害受容への過程は各段階が互いに重なったり，進んだり，戻ったりするものである．そして，この過程は単独作業で進むものではなく，意味ある他者（Significant Others）との深い関係性のもとに受容へと向かうのだと述べる．このところは，先の心理療法とも関係している重要な指摘である．

　最後に，受容の各段階は患者の感情変化を示していると述べたが，この段階理論に追加すると，この各感情には生物学的，心理的，社会的次元が大きく影響しているのを見逃してはならない．すなわち，どんな病（障害）か，その程度といった生物学的次元や，その人の障害に関する感じ方といった情緒傾向，そして認知機能，また病への対処行動などの心理的次元，さらに年齢や性差，家族関係，これまでの職業や社会的立場などの社会的次元などの多数の因子が複雑に絡んでおり，これらを軽視して患者だけに重点をおいた障害受容論は意味が乏しい．

⑥ 発達段階と障害[17)-19)]

　治療を進めるに際して，各年代の特徴をわきまえたうえでかかわる必要がある．以下，それについて概観してみる．

1）誕生から児童期へ

　乳幼児期は，愛着，基本的信頼感の確立の時期である．何らかの障害を持って誕生

した乳児や幼児を持つ親は，わが児の養育方法に戸惑ったり，将来に不安を抱いたりと混乱の中で過ごしている．この親の心理状態や養育態度は，基本的信頼関係や児童が自分自身の障害を理解し，将来の社会生活にも大きな影響を与える可能性がある．したがって，この期では親と児童を含め，さまざまな方面からの支援が必要である．

　次に児童期である．児童期は5〜6歳から12〜13歳頃までの学校教育が行われる時期に該当する．手足は伸び，丸顔から顔も細くなってくる．幼児型から児童型への変化である．行動も落ち着き始め，人の話を聞くことができるようになる．この時期では，言語によるコミュニケーション能力も向上し，ルールの理解が可能になってくる．また，身辺の自立性も増し，活動も家庭中心から家庭外の友人との対人関係が活発になる．とくに同年齢による家庭や大人が介入しない集団が形成（ギャングエイジ）され，ここでの体験で他者とコミュニケーション技術の学習，行動の仕方など，社会行動の練習をする．しかしまた，行動も自由にできるわけでないこと，さまざまな制約のあることも学ぶ．この時期に，病や障害によって入院を反復したり，入院が長期にでもなれば，親との信頼関係が薄れたり，友人との交流の機会も少なくなり，社会技能の獲得に遅れが出るかもしれない．一方，親の養育態度も児童の発達に影響する．たとえば，児童への過保護が児童の自由な活動を抑制したり，依存性を助長したりする危険性もある．また，児童の自由な感情表現を抑えれば，他児童とのコミュニケーション技法を学ぶ機会が損なわれるであろう．さらに，親があまり児童に共感的な態度で接しすぎれば，児童の不適切行動の矯正の機会を逸するかもしれない．

2）青年期から成人期へ[14)20)-23)]

　青年期の範囲は，① プレ青年期（10歳前後から14歳前後），② 青年前期（14歳前後から17歳前後，中学後半から高校前半），③ 青年後期（17歳前後から22歳前後，高校後半から大学時代），④ プレ成人期（22歳前後から30歳前後）とされている．

　思春期はプレ青年期に該当し，学齢では中学時代で，第二次性徴が特徴である．これは，女子と男子とでは数年の差があり，女子は男子より2年ほど早い．ただ身体面では個人差が大きく，自己の身体の変化に戸惑い，不安，罪悪感などを招来しやすく精神的動揺の激しい時期でもある．女子ではボディイメージが変化するなど，男子に比して身体への意味合いは深い．したがって，この時期は，自分の体の受け入れと他者（異性）への気づきの時代と言える．発達課題は性，そして親からの離脱の第一歩を踏み出し，他者（異性）との新たな関係を創り出していくことである．

　次いで青年前期から後期では，エリクソンの自我同一性（Ego Identity － 自分が他の誰かではなく，自分自身であるという体験，自己の役割の気づき－）を確立するときである．自我同一性は，幼児期からの体験とこれまでの他者との出会いの体験を

統合して，一貫した自己をつくり上げることである．ただ，青年期は児童期からの移行期でもあるから，まだ自己は弱く不安定であり，確実な自己を見いだすまでには，何らかの責任も伴うことなしにいくつかの役割を試行錯誤する余裕期間が必要である．エリクソンは，これを猶予期間(モラトリアム；moratrium)[23]と名づけた．

　そして，青年後期から成人期に入っての発達課題は，職業選択，配偶者選択，社会的責任を発展させていくことであるが，慢性疾患や障害は，社会的責任の遂行，職業選択，配偶者選択(親密な関係)などに影響するであろう．すでに幼い子供を持つ人では，誰が子供の世話をするのか，経済問題や生活上の問題も出るだろう．以前から障害があるために家族に保護されてきた人は，さらに自立の機会が減るかもしれない．逆に，初めてこの時期に障害を持った人では，自立に向けてリハビリテーションに意欲的に取り組む人も多いだろう．

3）老　年　期[24)25)]

　老年期は，一般的には50歳から65歳までを初老期と言われ，65歳から74歳までを老年前期，75歳以降は老年後期と言われている．エリクソンは，老年期を「統合」と「絶望」，「嫌悪」の時期と捉えた．これは，これまでの自分の人生をまとめ上げる時期であるとともに，これまでの自分の人生を振り返って忸怩たる思いを持つ人もいるだろう．それに多様な喪失を体験する時期でもある．すなわち，老年期は人生の総決算として収穫の時期であるとともに，喪失の時期でもある．以下，喪失の諸相を順不同に列記する．

　まず，身体面では，人によって差はあるものの，視力，聴力，味覚，触覚などの感覚低下が始まる．視覚低下は読書や社会活動の制限を招くし，聴覚障害は会話や好きな音楽を楽しむことを狭め孤立や孤独に導く．次いで運動機能面では，筋力低下やバランスの障害も生じやすくなる．これに骨粗鬆症が加われば転倒などで骨折につながる．内臓諸器官(腎臓，肝臓，呼吸循環器)の機能低下も活動制限をもたらす．精神面では，学習，記憶障害が多少にかかわらず低下し，新たな課題に取り組もうとする意欲や問題解決能力の低下として現れる．社会面から見ると，老年期は第一線の職業生活から引退する時期である．結果として，対人関係も少なくなり経済力も乏しくなり，孤独になりやすい状況が生まれる．以上，老年期では多様な因子が複合して，いつしか家庭内での活動が多くなる．自分の子供もすでに独立しており，配偶者との二人で過ごすことになる．自立困難な障害や病を持つ高齢者では，介護に配偶者に頼らざるを得なくなる．だが，その配偶者も高齢化していることが多く，介護面でも危機に曝されがちになる．さらに配偶者を亡くした人では，家屋改造をして介護を依頼するか，施設に移るか選択に迫られてくる．ただ注目したいのは，老年者では身体機能

低下はあるものの，身体状態よりも自己価値や自己実現のほうを重視するようになるとの報告がある．これはエリクソンの「統合」の次元に関係すると思われる．

　以上，各発達段階における病や障害の影響を概観してみた．本項では，少し障害のマイナス面を強調し過ぎたかもしれない．これとは別に，積極的で活動的な生活している人の存在を忘れてはならない．

ま　と　め

　以上，病の心理，防衛機制とコーピング，心理療法，家族心理教育，障害受容，発達段階と障害を述べてきた．最後にいくつかの留意点を挙げる．一つは，防衛機制については，ともすると特有な患者の心理反応と理解されがちであったが，治療者も患者と同様に心理的防衛（とくに逆転移に注目）をするので詳述した．次に，心理療法では，治療関係を維持・発展させる基本としてのラポール，共感の重要性を，続く治療関係では，治療停滞や治療中止に追い込まれる要因としての転移に触れた．心理療法の詳細な過程や他の治療技法は各専門書に譲った．第三に，障害受容ではよく知られている段階理論を中心に述べたが，最近では「受容」よりも「コーピング」や「適応」（adaptation）に重点をおいた論述が多くなっている．最後の発達段階で留意しなくてはならないことは，現在でも研究者により多様な見解があること，そして各年代の発達課題も時代の影響を受け変化すること，などである．

●文　　献●
1）水島繁美：序論－精神評価と治療のために．精神心理的アプローチによるリハビリテーション医学（水島繁美，土肥信之/編），医歯薬出版，1992.
2）水島繁美：心理的リハビリテーション．リハビリテーション医学　32(9)：599－605，1995.
3）エリックJキャッセル：癒し人のわざ．土居健郎，大橋秀夫(訳)，新曜社，1991.
4）Aフロイト：自我と防衛．外林大作(訳)，誠信書房，1985.
5）Sフロイト：不安の問題．井村恒郎，加藤正明(訳)，日本教文社，1959.
6）土居健郎：精神分析と精神病理．医学書院，1965.
7）土居健郎：精神療法と精神分析．金子書房，1997.
8）Leigh H, Reiser MF：The Patient；Biological, Psychological, and Social. Dimensions of Medical Practice；Third Edition, Plenum Medical Book Company, 1992.
9）水島繁美：障害受容再考．リハビリテーション医学　40(2)：116－120，2003.
10）平木典子：カウンセリングの話．増補，朝日新聞社，1995.
11）水島繁美：精神療法．精神心理的アプローチによるリハビリテーション医学（水島繁美，土肥信之/編），医歯薬出版，1992.
12）ベンジャミンJサドック，バージニアJサドック：カプラン臨床精神医学テキスト．第2版，井上令一，四宮滋子(監訳)，メディカル・サイエンス，2004.
13）ロロ・メイ：カウンセリングの技術．黒川昭登(訳)，岩崎学術出版，1966.

14) 藤田早苗：前思春期の心性－その危機と成長－．岩波講座，精神の科学，6．ライフサイクル(飯田　真，笠原　嘉，河合隼雄ほか/編)，岩波書店，1984.

15) Falvo RD：Effective Patient Education；A Guide to Increased. Compliance, Third Edition, Jones and Bartlett Publisher, 2004.

16) 北西憲二：知の体系としての森田療法－回復という視点から－．精神療法　30(3)：319－326，2004.

17) 杉山登志郎：児童期の心とからだ．心の健康大百科　メンタルヘルス事典(増補新訂版)，上里一郎，末松弘行，田畑　治ほか(編)，同朋舎メディアプラン，2005.

18) Culbertson JL, Newman JE, Willis DJ：Childhood and adolescent psychologic development. Pediatr Clin N Am　50：741－764，2003.

19) Henderson G, Bryan WV：Psychological Aspects of Disability. Third Edition, Charles C Thomas, 2004.

20) 村瀬孝雄：思春期の諸相．岩波講座，精神の科学，6．ライフサイクル(飯田　真，笠原　嘉，河合隼雄ほか/編)，岩波書店，1984.

21) 西村州衛男：青年期の心とからだ．心の健康大百科　メンタルヘルス事典(増補新訂版)，上里一郎，末松弘行，田畑　治ほか(編)，同朋舎メディアプラン，2005.

22) 鈴木乙史：成人前期．心の健康大百科　メンタルヘルス事典(増補新訂版)，上里一郎，末松弘行，田畑　治ほか(編)，同朋舎メディアプラン，2005.

23) EHエリクソン，JMエリクソン：ライフサイクル，その完結(増補版)．みすず書房，2002.

24) David Bienefeld：Late Life, Psychiatry. Third Edition(Tasman Kay, Liebaeman First MAJ, ed), Volume(1), Wiley‐Blackwell, 2008.

25) E Majercsik：Hierachy of Needs of Geriatric Patients. Gerontology　51：170－173，2005.

【水 島　繁 美】

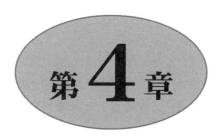

ヒトの発達と評価－とくに小児－

❶ ヒトの発達とは

1）発達と成長

　発達とは，単に未熟な状態で出生した新生児が，成熟した成人になる間の変化だけではない．受胎から成人となり老いを迎えて死に至るまでの生涯にわたる心身の獲得的・衰退的変化と捉えることが必要である[1]．その中でも小児期は著しく成長し，基礎的な機能を獲得していく重要な時期である．

　成長と発達はあまり明確に区別されずに使用されているが，厳密には成長は身長や体重のような量的な増加を言い，発達は歩行や言語の獲得のような質的な変化を言う．成長は単一の尺度で測定されるが，発達は形態的・機能的に分化し，複雑化・統合化する過程であり，より詳細な視点からの評価が必要である．

2）発達の法則と特徴

　それぞれの個体は，受精卵の遺伝子によって制御されながら，以下の一定の法則と特徴のもとに発達する．

（1）方向性と順序性

　小児の発達には，頭部から尾側へ（頸定→座位→立位），体幹から末梢へ（腕→手→指），粗大から微細へ（手掌でつかむ→指先でつまむ），未分化から分化・統合へ（未熟な動き→眼と手の協応動作・目的を持った精密な動き）など，一定の方向性がある．また，移動の発達の過程のように，寝たきりの姿勢→頸を持ち上げる→寝返りをうつ→四つ這い→つかまり立ち→つたい歩き→歩行という順序性をたどる．

（2）連続性と不連続性

　小児の発達は，言葉の数が増える，走るスピードが増すなどの連続性の変化と，歩行を開始する，尿意を知らせるなどの，あるきっかけがあって急に階段状に発達する不連続な変化がある．

（3）感受性と臨界期

　発達が急速な時期ほど，環境の影響に対する感受性が高く，プラスへもマイナスの方向へも変化を受けやすい．身体器官や精神機能において外的な条件によって正常な発達が妨げられると，不可逆的な変化が起こる個体発生上の特定の時期を臨界期と言う．妊娠初期（胚子期）に，風疹ウイルスや特定の薬剤の影響を受けると脳障害や大奇形が起こり，その後の発達に悪影響を及ぼす．また，先天的な聴力障害や視力障害があった場合，治療が遅れると，感覚器の障害が改善されても言葉の聞き取りや視力認知は正常には機能しにくい．

（4）安定性と多様性

　発達時期に有害因子や不適切な経験の影響があったとしても，すべてが障害となって悪影響を残すとは限らない．ヒトには，多少の悪影響に耐える力（強靱性）や，傷害を受けても適応する力（可塑性）など安定性が備えられている．とくに小児では，脳の一部が傷害により欠損しても，ほかの神経の代償により機能を回復する例が見られる．また，個人差という多様性があり，運動発達や知的発達は必ずしも均等ではない．環境の影響を受けやすい例もあれば，逆境に動じにくい例もある．発達に支援が必要な場合も，それぞれに多様なニーズと適した方法がある．小児の発達は，多角的な視点から総合的に評価していくことが重要である．

3）発達に影響を与える因子

　小児の発達の状態は，遺伝的生物医学的要因と環境の双方の多数の因子の総合的結果として表現される．米国知的・発達障害学会[2]は，知的障害の危険因子を表11の

表11　小児の発達に影響を及ぼす因子			
	生物学的	社会的	行動的	教育的
出生前	染色体異常 遺伝子疾患 脳の発生異常 　症候群 母親の疾患	貧　困 母親の栄養不良 ＤＶ 出生前ケアの 　未実施	親の薬物使用 親の飲酒 親の喫煙 未成年の親	支援ができない環 　境下の親の認知 　能力障害 親になる準備欠如
周産期	未熟性 分娩外傷 新生児疾患	出生前ケアの 　未実施	親の養育拒否 親による子ども 　放棄	退院後の福祉施設 　への紹介欠如
出生後	外傷性脳損傷 栄養不良 脳髄膜炎	家庭の貧困 適切な養育刺激 　の欠如 家族の慢性疾患	子ども虐待 ネグレクト ＤＶ 社会的剥奪 安全に無頓着	不適切な育児 診断の遅れ 早期介入支援が不 　十分 家族支援が不十分

ように4つのカテゴリーで示し，個人の生涯と親から子の世代を含めた時期を超えて相互に作用すると概念化している．

　先天性の生物学的要因として，染色体異常や特定の遺伝子の異常による障害が知られている．近年の分子生物学の発展により，今まで原因不明であった疾患の多くの原因遺伝子が発見されてきている．また，複数の遺伝子による多因子性の表現型の変異や薬物に対する感受性の違いなどのメカニズムも明らかになってきている．さらに，近年，遺伝子の情報を発現するメカニズムであるエピジェネティクスが注目されている．

　発達は社会的，行動的，教育的に多様な影響を受ける．出生前は，母体の健康状態・胎盤の機能や感染症・薬剤などによる影響がある．周産期は，出生という出来事自体が非常なストレスであり，さまざまな合併症も起こりやすい．出生後は，栄養・教育・経験など日々の影響を受けるだけでなく，時代・地域・季節・文化の背景からの影響も大きい．偶発的な事故やてんかんや感染症などの生物医学的な影響により，中途障害をきたすことがある．また，子ども虐待や適切な教育の欠如により，本来の力が十分に発達しない場合もある．

発達の時期と特徴

1）発達時期の分類と発達課題

　一般的に発達時期は，心身機能の発達と社会のかかわりの中で，**表12**のように分類されている．胎児期から新生児期は，主に生物として生きる機能を獲得する時期である．乳児期から幼児期前半は，人間として生活する機能を発達させるとともに，家庭という少人数でのかかわりの中で，人との安心感や信頼感を高める時期になる．幼児期後半以降は，保育園や幼稚園という遊びを中心とした集団生活から，学校という学習を目的とした集団生活を通して社会の一員としての役割を担うための能力や社会性を身につけることが課題となる．同時期は，自立のための自己の理解や自発性を高める時期でもある．これらの基本的な発達課題を念頭に置き，そのときどきの状況の中で課題の優先順位を決め，発達を支援していくことになる．

表12　小児期の分類と各期の発達課題		
		発達課題
胎　生　期	受精〜出生	生命の誕生と生きる機能の確立
新生児期	出生〜4週	母胎外で独立して生存できる機能への変換 （胎盤依存から，肺呼吸・経口摂取へ）
乳　児　期	4週〜1歳	身体の発育・粗大運動の発達・離乳の完成 身体リズム（睡眠・覚醒）の確立 対人意識の確立（身近な人への安心感）
幼　児　期	1〜3歳	身辺の自立・生活習慣の確立 言語の獲得 親子関係の安定
	4〜6歳	集団生活の開始（家族以外の人との関係を理解する） 限られた集団・遊びのルールの理解，指示を聞く
学　童　期	7〜9歳	学校生活の開始　学習をする喜びを知る 一般社会の一員としてルールを守る，指示を聞く
	9〜12歳	意欲を持って課題をこなす 自分を理解する（自己表現・自己選択）
思　春　期	13〜18歳	自発性・意欲を持つ 男女の性的特徴が明らかになる 自分の居場所を作る（仕事・交友・趣味）

2）発達の目安と鑑別診断

（1）運動機能の発達[2]

運動機能の発達は，粗大運動発達（**表13**）と微細運動発達（**表14**）に大別される．乳児期から幼児期早期の健診では，体重増加と粗大運動が主にチェックされる．4ヵ月健診の頸部の安定，7ヵ月健診の独り座り，1歳のつかまり立ち，1歳6ヵ月の一人歩きはマイルストーンと呼ばれ，粗大運動発達の大まかな目安となる．粗大運動発達の遅れの原因は，脳や脊髄などの中枢神経系の異常，末梢神経の異常，筋肉や関節などの運動器の異常，全身性の疾患がある（**表15**）．知的発達，奇形や他の合併症の有無，反射の異常，医学的検査（CT，MRI，脳波，生化学検査など）により鑑別し，ま

表13　粗大運動の発達	
頸の座り/頭の持ち上げ	生後3～4ヵ月
寝返り	生後6～7ヵ月
支えなしで座る	生後7ヵ月
つかまり立ち	生後10ヵ月
つたい歩き	生後10～11ヵ月
独り立ち	生後12～13ヵ月
歩く	生後13～14ヵ月
ジャンプ	生後2歳6ヵ月
片足跳び	生後4歳3ヵ月
片足立ち（5秒）	生後4歳6～9ヵ月

表14　微細運動の発達	
ガラガラを握る	生後4ヵ月
積木を持ち替える	生後7～8ヵ月
親指と人差し指でつまむ	生後12ヵ月
コップから飲む	生後14～15ヵ月
スプーンを使用	生後2歳6～9ヵ月
靴をはく	生後2歳6ヵ月
ボタンをかける	生後3歳9ヵ月
まるを模写	生後4歳4～6ヵ月
6部分の人物画	生後5歳6ヵ月

表15　運動機能の障害を示す疾患		
障害部位	主な疾患名	病　態　像
脳 （中枢神経）	脳性麻痺 脳変性疾患 発達性協調運動障害 知的障害	筋緊張異常，姿勢・反射の異常 上記症状が進行 不器用，失行，視覚認知障害 筋緊張の低下，知的な遅れ
脊　髄	二分脊椎 脊髄性進行性筋萎縮症	下肢の筋力低下，膀胱・直腸障害 主に下肢の進行性の筋力低下
末梢神経	末梢神経炎	主に遠位筋の筋力低下，知覚障害
神経筋接合部	重症筋無力症	眼瞼下垂，筋力低下，易疲労感
筋	先天性筋ジストロフィー 筋強直性ジストロフィー 先天性ミオパチー 多発性筋炎	進行性の筋力低下，拘縮 乳児期は全身性の筋力低下，母が筋強直の症状 主に顔面，近位筋の筋力低下 筋痛，筋力低下
関　節	先天性多発性関節拘縮症	出生時から四肢末梢優位の多発性の関節拘縮や脱臼
電解質	周期性四肢麻痺	カリウムなどの異常による筋力の低下

ず原因疾患の治療を行う.

　微細運動の発達は，運動障害に加えて，人や物への興味や模倣の力などの精神発達
とも関連が深い．物の操作や身辺自立動作は，まず意識させてから練習することが大
切である.

(2) 言語機能の発達[3]

　言語の発達(**表16**)は，聴覚や精神発達ととくに関連が深い．1歳6ヵ月時に意味
のある言葉が数語みられるか，2歳で2語文が言えるかが大まかな目安となる．言葉
の遅れがあるときは，運動発達，音への反応やコミュニケーションのとり方などから
鑑別し，その原因に応じた治療やリハビリテーションを行う必要がある(**表17**).

表16　言語の発達	
ベルの音に反応	生後1ヵ月
声を出して笑う	生後3ヵ月
意味のある言葉を1語言う	生後14ヵ月
身体部位を指示する	生後1歳10ヵ月
2語文を言う	生後2歳3ヵ月
姓名を言う	生後3歳6ヵ月
色がわかる	生後4歳3ヵ月
ジャンケンがわかる	生後5歳

表17　言葉の遅れの鑑別診断						
	知的障害	自閉症	脳性麻痺	難聴	発達性言語遅滞	環境因子
粗大運動の発達	軽度遅滞(低緊張)	正常	遅滞，神経学的所見あり	正常	正常	ほぼ正常
微細運動の発達	軽度遅滞	正常〜軽度遅滞	遅滞	正常	正常〜軽度遅滞	ほぼ正常
音への反応	鈍感なことが多い	適切な反応ができない	鈍感〜敏感とさまざま	欠如	正常	正常
人に対する関心	無関心なことが多い	適切な反応ができない	無関心〜敏感とさまざま	正常〜敏感	正常	正常人見知り
遊び	未熟	偏り	麻痺による制限	正常	正常	ほぼ正常
言語理解	遅滞	遅滞	正常〜遅滞	遅滞	正常	ほぼ正常
身ぶりによる表現	遅滞	困難	麻痺による制限	良好	良好	正常

発達の評価・検査

1）小児期の発達に関する行政システム

わが国の母子保健対策は，母子保健法が基本となって，妊娠・分娩から乳幼児期における保健指導，健康診査，医療その他による行政システムが整備され，発達の遅れや原因の早期発見，疾病予防，早期治療や療育による障害の軽減と発達の保障が行われている．

(1) 母子健康手帳の発行と妊婦健康診査

妊娠の届け出をすると，市町村から母子健康手帳（母子手帳）（図7，8）が交付される．母子健康手帳は，妊娠，出産，乳幼児から6歳になるまでの育児や成長，予防接種の記録帳であり，この記録を参考にして健康指導や健康診査が行われる．妊婦健康診査（妊婦健診）は，以前は自己負担であったが，少子化対策の一環として多くの自治体が助成するようになってきている．

(2) 新生児マススクリーニングと新生児聴覚スクリーニング

新生児に対して，早期に発見し早期に適切な治療を行うことにより心身障害を予防することが可能な疾患に対するスクリーニングが公費で全国的に行われている．現在は，従来の6疾患（フェニールケトン尿症，メープルシロップ尿症，ホモシスチン尿症，ガラクトース血症，先天性甲状腺機能低下症，先天性副腎過形成症）に加えて，タンデムマス法により20疾患に拡大している．難聴児を早期に発見するための新生児聴覚スクリーニングも普及が進んでいる．

(3) 乳幼児健康診査システム

乳幼児健康診査（乳児健診）は，身体の障害の発見や離乳指導を目的に生後3〜6ヵ月に1回，心身の障害の発見や育児指導に適した生後9〜11ヵ月に1回，公費で健康診査が受けられる．それ以外にも地域の実情に応じて，訪問による保健指導や集団健康診査が実施されている．

幼児期では，歩行や言語などの発達の問題を発見するために，1歳6ヵ月と3歳に集団での健康診査が行われる．健康診査で問題が考えられた場合は，専門医や心理士による二次検診が行われ，必要に応じて医療機関での精密検査や療育施設へ紹介される．また，親子教室や定期的な相談にてフォローを受ける場合もある．

近年，注意欠如・多動症，自閉スペクトラム症，発達性協調運動症など，明らかな

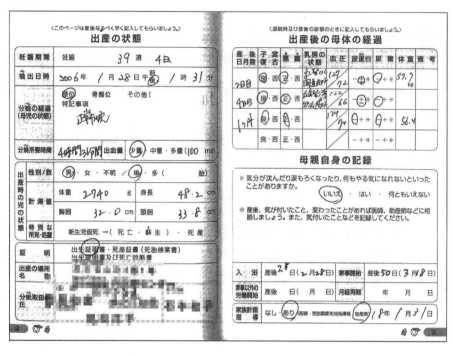

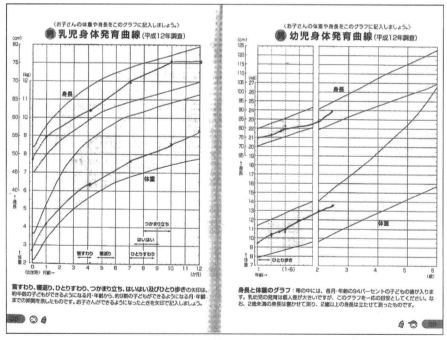

図7　母子手帳(例)－1－

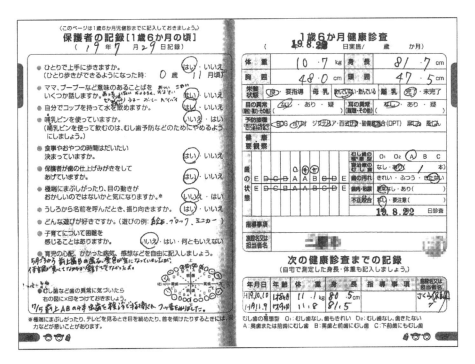

図8　母子手帳(例)－2－

知的発達の遅れはないが集団生活や学習面で困難がある発達障害への適切な対応の必
要性が強調されるようになり，個別の教育的配慮や環境整備を義務づけた特別支援教
育が法制化された．就学前に支援が必要な子どもたちを見つけるために，5歳頃に健
康診査を実施する自治体が増えている[5]．

（4）学校保健安全法

学校保健安全法では，就学前年の秋から中学校（進学者は高等学校，大学なども含
む）卒業までの定期的な健康診断が義務づけられている．

2）発達の評価[6]

（1）主な発達検査（表18）

発達の特徴を正確に評価することは，子どもへの理解を深め適切な対応を検討する
ために重要である．発達検査の目的は，主に健診の二次スクリーニングと，発達の臨
床診断がある．言葉でのやりとりができなくても日常の観察から評価できるものと，
専門的にトレーニングを受けた人が一定の器具を用いて評価するものがある．

表18　主な発達検査と特徴			
検 査 名	適 応 年 齢	測 定 内 容	目 　 的
遠城寺式乳幼児分析的発達検査法	0ヵ月〜4歳8ヵ月	乳幼児の発達を運動，社会性，言語の分野ごとに評価し，発達上の特徴を明らかにする	発達の二次スクリーニングまたは発達の臨床診断
乳幼児精神運動発達診断法（津守稲毛式）	0歳〜7歳	子どもの日常生活の行動を運動，探索・操作，社会，食事・生活習慣，言語の各領域から理解する	発達の二次スクリーニング
日本版デンバー式発達スクリーニング検査	0歳〜6歳	粗大運動，言語，微細運動−適応，個人−社会の4領域を正常な子どもの通過％と比較する	発達の二次スクリーニング
新版K式発達検査	3ヵ月〜13歳	全体的発達水準および姿勢運動，認知適応，言語社会の3領域について評価する	発達の臨床診断
MCCベビーテスト	2ヵ月〜30ヵ月	全体的に発達水準を評価する	発達の臨床診断
新訂版自閉症児・発達障害児教育診断検査（PEP‐R）	6ヵ月〜7歳	自閉症児およびコミュニケーション障害を持つ児に発達プロフィールと行動プロフィールにより解釈を行う	発達の臨床診断
日本版ミラー幼児発達スクリーニング検査	2歳9ヵ月〜6歳2ヵ月	幼児の感覚統合，運動協応性，言語，非言語および複合能力に関する軽度の前学業的問題を明らかにする	発達の臨床診断
S‐M社会生活能力検査	乳幼児〜中学生	身辺自立・移動・作業・意志交換・集団参加・自己統制など，6領域の生活行動項目別に社会生活年齢が算出される	社会生活能力の発達の臨床診断

(2) 主な知能検査(表19)

　知能検査の結果は知能指数(IQ)で表される．IQ は，検査時の精神年齢を実年齢(暦どおりの年齢)で割ったものに100を掛けて算出する．発達が年齢相当(平均値)であれば IQ は100で，IQ 80〜120の範囲が正常域，おおむね IQ 70〜80が境界域，IQ 70以下が精神遅滞域である．IQ は，療育手帳などの福祉支援や特別支援教育などの利用の評価に用いられる．ただし，IQ は，検査の種類によって値が異なることがあり，成長や教育環境よっても変化することを知ったうえで使用する必要がある．

表19　主な知能検査と特徴			
検　査　名	適応年齢	測定内容	目　　　的
田中ビネー知能検査法	2歳〜成人	多様な項目により知能を総合的に捉え，知能指数(IQ)により知能レベルを評価する	一般知能の測定
ウェスクラー式　WPPSI　WISC - IV　WAIS - III	3歳10ヵ月〜7歳1ヵ月　6歳〜16歳　16歳〜成人	全検査IQ，言語性IQ，動作性IQ，各下位検査評価を算出し，同年代集団からの隔たりや各評価点を比較しばらつきを評価する(WISC - IVでは，4領域に分けて評価する方法に変わった)	知能指数だけでなく個人のプロファイルを解釈して知的発達の特徴や問題を把握する
グッドイナフ人物画検査	3歳〜10歳	人物画を描かせておよその認知レベルを評価する	言語表出の未熟な児などの発達レベルの評価
IPTA言語学習能力診断検査	3歳〜9歳11ヵ月	言語学習能力の観点から種々の能力の発達レベルを分析することにより発達のバランスや特徴，神経心理学的観点から障害の機構を明らかにする	知的発達の診断と治療教育プログラム作成の資料
ベンダーゲシュタルトテスト児童用	5歳〜成人	幾何学的な図形を写させ一定の基準に従って処理し分析する	視覚運動機能の評価
フロスティッグ視知覚発達検査	4歳〜7歳	図形の描画，弁別などの課題から視知覚能力を評価する	視知覚発達を評価し学習能力を診断する

4 小児のリハビリテーション

1）小児のリハビリテーションの基本的な考え方

（1）小児のリハビリテーション（療育）

　小児のリハビリテーションと療育（医療と育成の合成語）は同義で用いられることが多い．

　　最初に高木が，『療育とは，時代の科学を総動員して，肢体不自由をできるだけ克服し，回復力と残存能力と代償能力との総和（復活能力）をできるだけ有効に活用させ，自活の途の立つように育成することである．』と，主に肢体不自由に対して定義した．

　現在は，肢体不自由に限らず，知的発達障害や視聴覚障害，さらに発達障害（神経発達症）など，すべての発達期の支援に対して使用されている．また，目的も自活や障害の克服だけでなく，困難なところがあっても一人ひとりが理解されることにより地域で充実した生活が送れることへと発展している．

　　北原は『子どもの潜在能力を最大限発揮させ，可能な限り自己選択・自己決定できるようにする，地域社会が障害児・者のライフステージに応じて充実して送れるように環境づくりをする』と定義し，医療的な狭いリハビリテーションから，権利や名誉の回復を意味する本来のリハビリテーションの考え方を強調している[7]．

　小児のリハビリテーションでは，障害に対する専門技術とともに子どもの生活や将来を視野に入れた子ども中心の総合的視点が重要である[8]．かつては，訓練室内でリハビリテーションの専門家と子どもの1対1の関係の中で，障害に焦点をあてて正常化に向けて治療することが中心の医学モデルであった．最近は，毎日の家庭や社会生活の中で，子どもがやりたいことを自分の力を十分に生かして達成することを目標とした生活モデルが重要視されてきている．

治す	→	子どもが力を発揮できる
特定の技法をあてはめる	→	子どものニーズ・家族のニーズに応え工夫する
訓練室で子どもを変える	→	子どもの力を家庭・集団生活に生かす
ハンドリング	→	子ども自身が課題遂行し達成感・自信を持つ
随時の課題設定	→	将来を考えた課題設定

（2）二次障害の予防

　リハビリテーションでは，二次障害を予防する対応も重要である．身体障害では，本来の麻痺や筋緊張のコントロールの異常が長期に続くことにより，側彎や関節の変

形・拘縮が起こる可能性がある．進行すると痛みや運動機能の低下が起こり，さらに内臓を圧迫し呼吸循環機能や消化管の動きを悪化させ，命にかかわることもある．

　知的障害や自閉症では，障害を理解されずに不適切な強制や叱責が繰り返されることにより，情緒的に不安定になりやすく，暴力・自傷などの問題行動や無気力・食欲不振などの体の不調となって表れる．それらは SOS のサインにもかかわらず，問題行動として否定的に捉えられ，不適切な対応が続くことにより悪循環に陥る．場合によっては，思春期になって反社会的行動や精神障害をきたすことがある．

　子どもの発達には，安心や安全が保障された精神的安定が前提であり，まず成功体験を積み重ね自己肯定感や達成感を持たせることと，毎日の生活が楽しく満足できることが優先される．そのうえで，成人以降の将来も視野に入れて，その時点の年齢や発達レベルに応じた課題を選択して実施する．

　医師や他のコメディカルスタッフ，地域の福祉・教育機関と連携し，情報交換や支援会議により，支援方針の統一と役割分担を行っていくことも大切である．

2）主な小児疾患とリハビリテーション[9]

(1) 脳 性 麻 痺

　脳性麻痺は，受胎から新生児(生後4週以内)までに生じた非進行性病変に基づく永続的な，しかし変化しうる運動および姿勢の異常であると定義されている．脳病変の状況により姿勢・運動の障害はさまざまであり，麻痺の性状の分類として，痙直型，アテトーゼ型，失調型，混合型と，部位別の分類として，四肢麻痺，両麻痺，片麻痺，単麻痺などがある．

　近年の新生児に対する医療技術の進歩により，低出生体重や重度仮死の救命率が向上した．一方，生存できても障害が残る場合があり，軽症の痙直型両麻痺と重症の痙直型四肢麻痺の二極に分かれた発生状況にある．痙直型両麻痺は歩行可能で知的に遅れがない場合も多いが，多動や学習障害の合併に配慮する必要がある．痙直型四肢麻痺では，重度の知的障害を合併し，移動も困難なことが多い．中枢神経系の異常として，視聴覚障害，嚥下障害，てんかん，行動障害の合併があり，二次的に呼吸障害，消化器障害，関節の変形・拘縮などの障害をきたす．痙性をコントロールするために，筋弛緩剤の経口投与，ボツリヌス療法，バクロフェン髄注や整形外科手術が行われる．

　リハビリテーションでは，異常な筋緊張を抑制し，運動発達，日常生活動作の獲得，構音の改善，摂食機能の向上などを進める．必要に応じて装具や車椅子を作成する．重度の場合は，呼吸障害，嚥下障害，四肢の関節や脊柱の変形・拘縮に対する対応も必要になってくる．

(2) 二 分 脊 椎

二分脊椎は，脊椎骨が先天的に形成不全となり，脊椎の管の中にあるべき脊髄が脊椎の外に出て癒着や損傷しているために起こるさまざまな神経障害の状態を言う．主に仙椎，腰椎に発生する．皮膚が欠損して脊髄や神経組織が露出している場合は，出生直後に閉鎖手術が行われる．その発生部位から下の運動機能と知覚が麻痺し，とくに下肢の麻痺や変形，膀胱・直腸障害による排泄障害が見られる．二分脊椎の半数以上に水頭症が合併する．

リハビリテーションでは下肢機能の発達促進と排泄訓練および装具の作成を行う．

(3) 筋ジストロフィー

筋ジストロフィーとは，筋線維の変性・壊死を主病変とし，進行性の筋力低下をみる遺伝子の疾患であると定義されている．デュシェンヌ型が代表的で，3～5歳頃，走れない，転びやすい，階段の昇降困難で気づかれる．筋力が進行性に低下し，登はん性起立をみるようになり，10歳前後で歩行不能となり車椅子生活となる．かつては20歳前後で呼吸筋の力が弱くなり死亡していたが，ステロイド治療や人工呼吸器の使用により長期生存が可能になってきている．また，遺伝子治療，分子治療，再生医療など新しい治療が開発されてきている．

リハビリテーションでは，機能の維持や変形・拘縮予防に加えて，進行を予測した対応が必要となる．呼吸理学療法による呼吸機能の維持，筋力低下に対応したワープロや電動車椅子などの機器導入を積極的に行う．

(4) 知的能力障害

知的能力障害(知的発達症)は，発達期に発症し，知的機能と適応機能両面の欠陥を含む障害と定義されている[10]．平均以下の知能とは，個別施行による知能検査でおよそ70またはそれ以下のIQで，幼児においては臨床判断による．適応機能の欠陥とは，継続的な支援がなければ，コミュニケーション，社会参加，自立した生活などの日常生活活動における機能が限定される状態である．

療育手帳では，IQ 50～70が軽度精神遅滞域，IQ 35～50が中度精神遅滞域，IQ 20～35が重度精神遅滞域，IQ 20未満が最重度精神遅滞域と分類され，福祉制度の利用が規定される．

原因には，遺伝性と胎児期・周産期から出生後までさまざまな要因が関与している．染色体異常症ではダウン症候群が代表的で，心臓や消化管などの奇形や視覚・聴覚障害，甲状腺機能低下などの合併症を伴いやすい．学童期以降は肥満や生活習慣病の合併も多い．早期老化やアルツハイマー型認知症への注意も必要である．

リハビリテーションでは，乳幼児期の運動発達や日常生活動作に対する発達支援，

コミュニケーションや言語能力の向上を行っていく．環軸椎亜脱臼の予防の指導も重要である．

(5) 自閉症(自閉スペクトラム症)

自閉スペクトラム症は，発達早期からの社会的コミュニケーションおよび対人相互反応における持続的な欠陥と，行動，興味または活動の限局された反復的な様式の両方による社会生活などにおける機能の障害と定義されている[10]．言語やアイコンタクトなどの非言語的意志伝達によりコミュニケーションがとりにくく，態度や行動が周囲の人々や状況から遊離し孤立している状態があり，強迫的・常同的行動(活動や興味が著しく限局し，固執性，常同行動，同一性保持などのこだわり行動)がある．しばしば感覚，知覚反応の異常，不器用，脳波異常・てんかん発作などの他の中枢神経系の症状も合わせ持つ．半数以上に中度から重度の知的能力障害がある．かつては心因性の情緒障害と言われていたが，現在は神経生理学的研究から中枢神経系の機能障害と考えられている．

近年，典型的なカナー型自閉症に加えて，言葉に遅れはなく知的能力は高いが，社会生活に困難がある人たちの存在が明らかになり，現在はスペクトラムという連続した概念で広く捉えられるようになってきている．

リハビリテーションでは，社会に良好に適応できることを目標に子どもの認知を向上させる発達支援とともに，わかりやすく安心できるように，家庭や教育環境を整えていく支援が重要視されている．不適応行動に対しては，その要因を改善し適切な行動を教えることで軽減を図る．薬物療法(リスペリドン，アリピプラゾール)も行われている．

(6) 注意欠如・多動症(AD/HD：Attention Deficit/Hyperactivity Disorder)

注意欠如・多動症は，12歳以前から多動性(落ち着きがなく動き回る，自分の席でじっとしていられない，しゃべりすぎる)および衝動性(些細なことで急に大声を出したり暴力的な行動をしたりする，遊びの順番が待てない，質問が終わる前に答える)と，不注意(注意力が散漫で，遊びが次々に目移りする，忘れ物や物の紛失が多い，人の話を聞いていない)が一方または双方あり，家庭，学校，職場などでの機能や発達の妨げになっていると定義されている[10]．友達のじゃまをして仲良く遊べない，順序よくものごとを進めることが難しい，学校で学習することが難しいなどにより，周囲や本人自身に不利益が生じることが問題となる．

失敗や叱責が繰り返されると自尊感情が低下し，反抗挑戦性障害や不安障害，気分障害などの二次障害が起こることがある．現在，メチルフェニデート，アトモキセチ

ン，グアンファシンの３種類の治療薬がある．覚醒を高めて行動を抑制するだけでなく，頭の中が落ち着いて整理されることにより，状況を理解し優先順位を判断する力がつき自己肯定感が向上する効果がある．

　リハビリテーションでは，感覚統合療法やソーシャルスキルトレーニングなどにより自己コントロールの向上を図る．周囲の理解による適切な対応や刺激の制限などの環境整備の支援がさらに有用である．

(7) 学習障害(LD：Learning Disabilities)

　特別支援教育における学習障害は，「基本的には全般的な知的発達には遅れはないが，聞く，話す，読む，書く，計算する，または推論する能力のうち，特定のものの修得と使用に著しい困難を示すさまざまな状態を指すものである．その原因として，中枢神経系に何らかの機能障害があると推定されるが，視覚障害，聴覚障害，知的障害，情緒障害などの障害や，環境的な要因が直接の原因となるものではない」と定義されている．

　医学では限局性学習症が使われている．その中核は，読み書き障害(ディスレクシア)で文字を音や意味に流暢に変換することが困難なために学習の習得が遅れる．その周辺には，視覚聴覚認知の課題，ワーキングメモリの弱さ，不器用など様々な要因により，学習に困難をきたす病態がある．

　リハビリテーションでは，まず正確な評価を行う．その上で，適正な課題設定と学習支援方法を情報提供し，認知の向上や代替手段の利用などの支援に繋げていく．

●文　　　献●
1）上田礼子：生涯人間発達学．改訂第2版，三輪書店，1996.
2）太田俊己ほか：知的障害－定義・分類および支援体系．日本発達障害福祉連盟，2012.
3）前川喜平：小児の神経と発達の診かた．改訂第３版，新興医学出版社，2003.
4）上田礼子：子どもの発達のみかたと支援．中外医学社，2006.
5）写真でみる乳幼児健診の神経学的チェック法．改訂７版，南山堂，2007.
6）小児内科編集委員会：特集　小児神経・心理学的検査の実際．小児内科，東京医学社，1994.
7）日本知的障害福祉協会：障害福祉の基礎用語．改訂版，日本知的障害福祉協会，2004.
8）北原　佶：小児リハビリテーションの変遷．特集；最近の小児リハビリテーション．小児外科，東京医学社，2008.
9）伊藤利之ほか：発達障害児のリハビリテーション．永井書店，2008.
10）高橋三郎ほか：ＤＳＭ－５精神疾患の診断・統計マニュアル，医学書院，2014.

【林　優子】

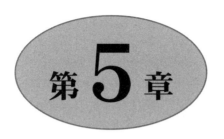

リハビリテーション過程

リハビリテーション過程とは，各専門職が行う評価を基にして訓練プログラムを作成し，ゴール(目標)を設定することであり，そのゴールの達成に向けてチームでアプローチしていくことである(**図9**)．リハビリテーションを実施するのに必要な期間は，疾患の種類や障害の程度により異なるが，この期間を設定することもリハビリテーション過程の一つである．近年盛んになったクリニカルパスも，リハビリテーション過程と同じ意味合いを持っており，その期間にポイントを置いていると言える．

リハビリテーション過程は，各専門職が自分の専門領域を評価することからスタートする．その後，評価会議(ケース・カンファレンス，ケース会議，担当者会議など

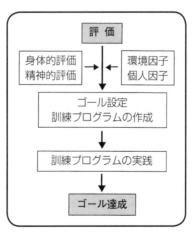

図9 リハビリテーション過程

とも呼ばれる)でゴールを決め，そのゴール達成のために必要な訓練プログラムを決める．さらに評価を繰り返すことにより，訓練効果の判定やプログラムの変更をしながら，最終ゴールの達成へと進めていく．したがって，リハビリテーション過程は「評価に始まり，評価に終わる」と言っても過言ではない．評価を行うにあたっては，その目的を明確にし，最適な評価方法を選ぶことが必要である．この章では，この評価→プログラム作成→ゴール設定を解説する．

①　評価とは

　一般医療における検査・診断と同じ意味を持つのがリハビリテーションにおける評価である．評価ができれば自ずと，その障害に対する訓練プログラムも判明する．では，なぜリハビリテーションにおいては診断ではなく評価であるのか．それは，リハビリテーションの目的は「再び人間らしい生活を送る」という生活の目線で対応していくからである．そして，一般医療のゴールは治療による治癒であるが，リハビリテーションにおける最終目標は「障害のある人々や高齢者およびその家族が住み慣れたところで，そこに住む人々とともに，一生，安全に，生き生きとした生活が送れるようにする」という地域リハビリテーションであると言える[1]（**表20**）．

　評価を大別すると，身体的評価と精神的評価に分けられる．そして，身体的評価と精神的評価は密接に関連している．たとえば「寝たきり」となるのは，身体的障害と精神的障害の2つが重ならなければ起きない．身体的障害がいくら重度であっても，精神的にしっかりしていれば寝たきりとはならない．もちろん，身体的障害が軽度で精神的障害が重度であっても「閉じこもり」になっても「寝たきり」とはならない．また，リハビリテーション過程における評価は，患者・障害者の身体的・精神的評価だけではなく，家族・社会を含めた環境の評価もゴール設定のためには必要である．

　評価の持つ意味は，障害原因の判定，障害程度の判定，ゴール設定の基準，プログラム作成の基準，治療効果の判定などである．そして，評価は ① 検者内信頼性(同じ検者が時期を変えて検査しても再現性がある)，② 検者間信頼性(複数の検者が検査しても同じ結果である)，③ 妥当性(別の種類の検査とも整合性がある)が原則である．

表20　一般医療とリハビリテーションとの関係	
一般医療	検査 → 診断 → 治療 → 治癒
リハビリテーション	評価 → 処方 → 訓練 → ゴール達成

評価の捉え方

1）障害別評価

評価の内容を障害別に見てみると，機能障害に対する評価，能力障害に対する評価，環境因子に対する評価に分けられる（**表21**）．もちろん，障害別評価は，ICF (International Classification of Functioning, Disability and Health；国際生活機能分類）の概念からお互いが関連しあっていることは言うまでもない（**図6**，24頁参照）．

機能障害に対する評価としては，筋力検査，関節可動域検査，知覚検査，協調性検査，運動発達検査，言語機能検査，高次脳機能検査，排泄機能検査，摂食・嚥下機能検査などが挙げられる．能力障害に対する評価としては，日常生活活動（ADL：Activities of Daily Living），家事や買い物などの手段的ADL（IADL：Instrumental ADL），歩行機能，コミュニケーションなどの検査が挙げられる．環境因子に対する評価としては，家族構成，経済面，家屋環境，職場環境などICFの環境因子を中心に評価するが[2]，評価結果は客観的な数値などでは表しにくく，聞き取り内容で評価することになる．

2）リハビリテーションの時期別評価

時期別の評価では，急性期，回復期，維持期（生活期）に分けられる（**表21**）．急性期における評価はクリニカルパスの評価内容がその代表例であり，また各専門職でスクリーニングテスト（選別テスト）と呼ばれているものが該当する．

急性期では評価した内容が日々変化していくために，簡便で，またその変化の過程が分かりやすいことがポイントである．

回復期における評価では，身体的評価，精神的評価に加え，環境の評価が重要となってくる．回復期の評価会議での目標設定の変更などは，環境が原因のことが多い．

表21　評価の捉え方			
障害別評価	時期別評価	疾患別評価	分野別評価
機能障害に対する評価 能力障害に対する評価 環境因子に対する評価	急性期における評価 回復期における評価 維持期（生活期）における評価	表22参照	医学的リハビリテーション 職業的リハビリテーション 教育的リハビリテーション 社会的リハビリテーション

　維持期(生活期)における評価では，身体的評価のウエイトは下がり，回復期以上に環境の評価が重要となり，目標も生活の質(QOL：Quality of Life)の向上となる．ただし，QOL の持つ多様性のために定義がしっかりと確立されておらず，年齢，社会状況による変動性を持っているため，QOL の客観的評価法はまだ確立されていないのが現状である．しかし，近年はリハビリテーションの最終ゴールが QOL の向上であることは周知となり，種々の評価法が提唱されている(第9章参照)．

3）疾患別評価

　身体的評価，精神的評価，環境の評価の“基本3評価”に加え，各疾患に特徴的な評価法がある．
　たとえば，脳卒中の Wernicke‐Mann 肢位での歩行と言えば，容易にその歩容をイメージすることができる．もし，この場合 Wernicke‐Mann 肢位という言葉を使わなければ，上肢では肩関節屈曲○度，外転○度，外旋○度，肘関節は屈曲○度‥‥と非常に煩雑であり，またイメージしづらい．これに Brunnstrom stage の評価を加えれば患者・障害者のイメージは容易であり，評価会議でのプログラム作成，ゴール設定がスムーズになる．疾患別評価では，病期分類，重症度分類などが効果判定や予後予測などに有用である．代表的な疾患別評価法を表22に示す．

4）分野別評価

　リハビリテーションは，障害過程や対応する専門分野別に医学的・職業的・教育的・社会的リハビリテーションに分けられる(表21参照)．評価は，主に医学的リハビリテーションの中で使用されることが多いため，種々の評価法は医学的なものが中心である．しかし，医学的リハビリテーションの終了時期となれば，職業的リハビリテーション，社会的リハビリテーションの評価も必要となる．社会的リハビリテーションは環境に対する取り組み，働きかけが中心となる(図10)．
　職業的リハビリテーションの評価は，作業療法士による前職業的評価が医学的リハビリテーションの中で行われ，その後は職業指導員などにより専門的な職業評価が行われる．その目標である就労は，ICF の概念では参加として明確な位置づけがなされている(図6，24頁参照)．現実には専門的な職業評価ができる施設，地域は限られており，リハビリテーション過程の中で流れが停止したり，置き去りにされてしまう危険性が高いので注意を要する．復職を目指す場合，職場との調整を誰が，どの時期に，どのように行っていくかは評価会議の中で決めていく．医療ソーシャルワーカーに任せきりとなる場合も多いが，就労に関しては多くの専門職がかかわる必要性

表22　主な疾患別評価法	
脳血管障害	Brunnstrom stage SIAS（Stroke Impairment Assessment Set） 12段階片麻痺グレード
脳 性 麻 痺	GMFM（Gross Motor Function Measure）
パーキンソン病	Hoehn‐Yahrの重症度分類
脊 髄 損 傷	Frankel の分類 Zancolli の分類 ASIA機能障害分類
進行性筋ジストロフィー	厚生労働省研究班による分類
関節リウマチ	Steinbrockerの分類

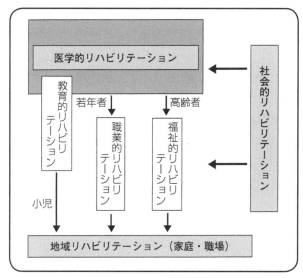

図10　リハビリテーションの分野別の流れ

は高い.

　復職には, 原職復帰（同じ職場）, 職場内転職（職種の変更）, 転職（職場の変更）などのゴールがある. 転職には一般就労と福祉的就労（就労継続支援A型, B型, 就労移行支援など）があり, その見極めも必要である. 2002年からは障害者と雇用者・同僚者の橋渡し役としてのジョブコーチ制度[3]がスタートした.

　教育的リハビリテーションは小児が対象となるが, 医学的リハビリテーションと教育的リハビリテーションはほぼ同時進行する. これは療育という考え方で, 「治療と教育」を意味する. したがって, 主に身体的評価をリハビリテーション関係者が行い, 保育士, 教師などが集団生活における精神面の評価を行う. 各専門職の評価結果をお

互いにフィードバックし，目標を同じに定めて協働で対応していく．

　職業的リハビリテーション，教育的リハビリテーションの分野では，2006年の障害者自立支援法の発足により身体障害・知的障害・精神障害の3障害が一本化されたため，新たな対応が必要となった．具体的には，今までの専門分野以外の障害も認識し，外見上は異なった障害ではあっても概念や対応は同じであることの再認識が必要となった．

③ 評価の時期

　入院時，初診時に行うのが初期評価である．この時期での評価会議は各専門職の初期評価が提示されるが，医学的評価が中心となり，疾患の重症度，合併症，リハビリテーション施行上での禁忌事項，阻害因子，リスク管理などが話し合われ，これらを考慮に入れての訓練プログラムが作成される．また，長期ゴールや予後予測も決めるが，長期ゴール設定が困難な場合は，中期ゴールや短期ゴールの設定となる．

　初期評価後の訓練プログラム実施中に行うのが中間評価であるが，短期目標や長期目標が変更になったときも必要に応じて再評価を行い，評価会議にてゴールの見直しをする．中間評価の内容は初期評価後の変化や改善などの再評価であり，この時期に訓練効果の判定を行い，訓練プログラムの見直しなどを行う．

　退院時，またリハビリテーションの終了時には最終評価を行い，退院後を念頭においた維持期の生活を検討する．小児であれば，すでに療育は始まっている．若年者であれば最終ゴールは復職となるため，医学的リハビリテーションの過程がほぼ終われば就労の可能性を検討し，復職が困難であれば職業的リハビリテーションの過程に進む．高齢者であれば福祉的リハビリテーションが主となり，生活の質(QOL)を念頭において，地域リハビリテーションへとつなげていく．この分野別の流れの中では，環境因子である社会的リハビリテーションを絶えず念頭に入れて進めていく(**図10**，**図15**；第6章参照)．

　最終評価内容は，在宅復帰であれば在宅サービス関連職種へ，職業復帰であれば職場へ，転院などであれば次の施設への情報提供の資料として使用される．

評価の内容

1）身体的評価

　リハビリテーション過程においては身体的評価を必ず行うが，その中でも運動機能評価が中心となる．運動機能評価は関節可動域検査，筋力検査，ADL 検査がリハビリテーションにおける"三大評価"と言われている．このほかにも，知覚検査，協調性検査，運動発達検査，心肺機能検査，膀胱機能検査，摂食・嚥下機能検査などが身体的評価として挙げられる（**表23**）．

　ADL 検査では，まずは訓練室や病棟での「できるADL」を評価し，次に実際に行っている「しているADL」を評価する．最終的には家庭や社会の中で自発的に「するADL」にもっていくことがリハビリテーションにおける ADL の最終ゴールでもある．

　ADL の評価法は種々のものがあるが，最近は Barthel Index や FIM（Functional Independence Measure）などが主流となっている．また，介護保険の要介護認定と同じ視点の日常生活機能評価（看護必要度）がクリニカルパスの導入とともに利用され始めているが，Barthel Index や FIM とは視点が異なるため，将来見直される可能性もある[4]．要はその施設，評価時期などで適切な ADL 評価法を使用するのがポイントである（第9章参照）．

2）精神的評価

　リハビリテーション過程では障害受容を念頭に置かねばならない．身体的障害が時間の経過とともに心理的な問題に変化していくこともある．患者・障害者の障害受容の段階を把握していなければ，リハビリテーション・スタッフの意向が伝わらず空回りしてしまう．また，本人の障害受容のみでなく家族の障害受容もリハビリテーション過程では考慮する必要がある．

　障害の受容の過程に関しては種々の説があるが，その一つを**図11**に示す．

表23　身体的評価法	
運動機能評価	関節可動域検査/徒手筋力検査/ADL検査/知覚検査/反射検査/協調性検査
生理機能検査	循環機能検査/呼吸機能検査/膀胱機能検査/摂食・嚥下機能検査/電気生理学検査
そ　の　他	形態計測/運動発達検査/脳神経検査

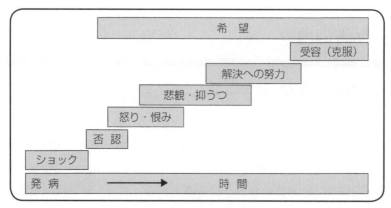

図11　障害受容の諸段階
〔上田　敏，1994 [5]）による〕

表24　精神的評価法	
知 能 検 査	ウェクスラー成人知能検査/長谷川式簡易知能検査/ Mini‐Mental State 検査/コース立方体検査
高次脳機能検査 （神経心理学的検査）	失行・失認検査/記憶検査（WMS‐R・RBMT・三宅式記銘力検査）/ 注意検査（PASAT・TMT・AMM）/遂行機能検査（BADS）
う つ 検 査	SDS/日本版GHQ精神健康調査表
性 格 検 査	YG性格検査/ロールシャッハ検査/TEG/MMPI

WMS‐R：Wechsler Memory Scale，RBMT：The Rivermead Behabioral Memory
Test，PASAT：Paced Aduditory Serial Addition Task，AMM：Audio Motor Method,
BADS：Behavioral Assessment of the Dysexecutive Syndrome，SDS：Self-rating
Depression Scale，GHQ：General Health Questionnaire，YG：矢田部・ギルフォード,
TEG：東大式エゴグラム，MMPI：Minnesota Multiphasic Personality Inventory

　また，精神的評価では患者・障害者の協力がなければ正確な評価ができない．とくに高齢者では入院直後など環境の変化による影響が大きいため，評価時期を考慮する必要があるが，ゴール設定のためには早期にできるだけ正確な評価を必要とする．一般的には，精神的評価は臨床心理士が行うが，わが国においては資格制度の遅れで，臨床心理士以外の職種も評価せざるを得ないのが現状である．評価後の訓練プログラムにおいても同様の問題点が存在する．

　精神的評価には**表24**に示すような種々の検査がある．障害レベル別の精神的評価では，機能障害に関しては知能検査，高次脳機能検査(失行，失認，記憶障害，注意障害，遂行機能障害など)がある．能力障害に関しては，うつ，不安，意欲低下などに対する検査がある．環境面においては，家族の障害受容，社会的支援，経済面などに関する精神的評価を行うが，客観的評価が困難であり，医療ソーシャルワーカーなどによる背景因子の聞き取りが中心となる場合が多い．

5 ゴール設定

ゴール設定の流れを**図12**に示す．初期評価後の初回評価会議では，医学的評価や機能障害評価が中心に話し合われる．これに収集できた環境因子，個人因子を加味してゴールを設定する．このときに長期ゴールを設定するが，情報不十分などで長期ゴールの設定が困難な場合は，中期ゴールまたは短期ゴールの設定となる．

中間評価後(再評価後)の評価会議では，処方内容・訓練内容が適切であったか否かを検討し，ゴールやプログラムの変更や修正の必要性を検討する．このときに訓練・治療効果が判明する．

最終評価では，今後利用したり活用したりする社会資源の内容や，家屋改造など環境因子の最終チェックを行い，退院・退所後の生活をイメージする．このリハビリテーションのゴール設定においては，リハビリテーション・スタッフの設定したゴールを患者・家族に提示し，説明し，決定してもらうインフォームド・コンセントを忘れてはならない(第7章参照)．

理論的にはリハビリテーション過程は評価→プログラム作成→ゴール設定であるが，実際には評価→ゴール設定→プログラム作成となる．ゴール設定では患者・障害者の身体的・精神的評価から問題点を抽出し，これに環境因子と個人因子の評価も含めて検討する(**図9**参照)．ゴールは，原疾患，障害の種類によって異なるが，年齢，

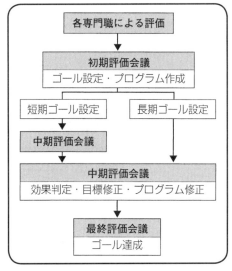

図12　ゴール設定の流れ

　生活歴，家族構成，経済面などの環境因子の占めるウエイトも大きい．環境因子の中でも家族の希望・考え方はゴール設定の大きな要素となるが，ゴール設定が困難な場合は本人・家族に優先順位を決めてもらう．

　リハビリテーション過程における問題点が少なく，かつ各専門職，本人，家族の考えに隔たりがなければ，長期ゴールの設定は容易である．しかし，考え方に隔たりがある場合や，情報が不十分であった場合は，まず短期ゴールを設定する．また，長期ゴールに変更が生じた場合も短期ゴールを新たに設定する必要が生じる．長期ゴールは最終評価の帰結であり，短期ゴールは中間評価の帰結と言える．

⑥　プログラムの作成

　長期ゴール，短期ゴールおのおののゴールが設定されれば，その達成のために訓練プログラム作成が必要となる．プログラムは各専門職のプログラムとチーム全体のプログラムとがあるが，あくまでもチーム全体のプログラムが基本となる．

　たとえば，家庭復帰したときの室内移動手段は，杖歩行または伝い歩きである場合，訓練室では歩行訓練中心で進めていくが，認知症や注意障害などの高次脳機能障害を合併している場合は，病棟では車椅子移動となる．しかし，最終ゴールに向けては，どこかの時点で病棟でも杖歩行または伝い歩きの訓練をしなければならない．このときは評価会議でプログラム内容も話し合う．

　また，ゴールが変更になればプログラムの変更も当然必要である．プログラム作成は「協働を原則としての役割分担」が原則である．

⑦　リハビリテーション過程とクリニカルパス

　医療の標準化・効率化が目的であるクリニカルパスは，日本では病院の機能分化や入院期間の短縮化を背景に急速に広まっている．クリニカルパスはチーム医療により可能であることより，チームアプローチが前提であるリハビリテーションにおいては導入がスムーズであった．共通の目標ゴールを設定し，それを最短期間に達成するというクリニカルパスの目的は，リハビリテーション過程そのものといっても過言では

表25　SOAP形式による記録		
	記　録　内　容	実　　例
S（Subjective）	主観的情報（患者・家族などの訴え）	右手が動かない，歩けない，食べるとむせる
O（Objective）	客観的事実（評価結果など）	Brunnstrom stage，筋力検査，摂食・嚥下機能検査
A（Assessment）	S，Oから導き出される評価	ADLの自立が必要，移動方法の検討，摂食姿勢・食物形態の検討
P（Plan）	問題点を解決するための方法	利手交換訓練，下肢装具の作成，摂食・嚥下訓練

ない．

　リハビリテーション過程におけるプログラム作成も院内パス作成も，職種間のコミュニケーションが必要で，「協働を原則としての役割分担」という意味で同じである．また，クリニカルパスにおける連携パスの最終目標は地域連携の充実であるという点も，リハビリテーション過程の最終目標が地域リハビリテーションであることと同じである．

　一方，リハビリテーション過程に関する系統的な記録方法に関しては，SOAP 形式[6]（主観的 Subjective － 客観的 Objective － 評価 Assessment － 計画 Plan）などが看護サイド中心で使用されてはいたが，一般化されているとは言えなかった（表25）．クリニカルパスにおける院内パス・地域連携パスは，大腿骨頸部骨折は2006年より，脳卒中は2008年より診療報酬制度がスタートし，それぞれの施設が検討を重ね，自分の施設・地域にあったパスを作成している[7]．そのため，院内パスは各職種の内容が同一の表に記載されるため，リハビリテーション過程の記録として理に適っていると言える．リハビリテーション過程においては，地域リハビリテーションまでも含めた記録方法は不十分であったことから，今後は地域連携パスを活用するメリットは大きい．また，クリニカルパスの患者用パスは，本人・家族に対するインフォームド・コンセントの記録手段として利用できるが，あくまでも対話での説明が重要である．

　リハビリテーション過程における効果判定や最終ゴールをきちんと記録することは，対象となる症例のみでなく，ほかの症例の参考にもなる．もちろん，一貫した治療の研究開発にも役に立つし，診療報酬制度上も必ず必要である場合もある．記録は，公開を念頭に置いた記録，本人・家族に十分説明できる記録でなければならないことは言うまでもない．

　クリニカルパスは，日本においてはまだスタートして間がないが，今後その目的，内容，活用などが検討，周知されることにより，リハビリテーション過程を客観的に

考えるうえでの手法となると思われる.

●文　　献●

1）澤村誠志ほか：地域リハビリテーションシステムの構築について．日本リハビリテーショ
　ン病院協会報　10：7 - 9，1991（2001年改訂）.
2）万歳登茂子ほか：介護保険とリハビリテーション．リハビリテーションMOOK 3，pp105
　- 110，金原出版，2001.
3）高齢・障害者雇用支援機構：職場適応援助者（ジョブコーチ）による支援事業，2002.
4）岩沢和子：看護必要度・看護サービスの新たな評価基準．第3版，日本看護協会出版会，
　2008.
5）上田　敏：目で見るリハビリテーション医学．第2版，pp 5，東京大学出版会，1994.
6）日野原重明ほか：POSの基礎と実践，医学書院，1980.
7）日本リハビリテーション医学会：脳卒中リハビリテーション連携パスー基礎と実践のポイ
　ントー．医学書院，2007.

【万歳　登茂子】

第**6**章

リハビリテーションの諸段階

はじめに

　リハビリテーションの目的は，何らかの疾病，外傷にて障害を負った人々(障害者)が，障害とともにできるだけの自立度をもって一般社会で暮らし，かつ人生を享受でき，できうれば Tax　Payer(納税者)として社会で暮らしていけるように支援することである．

　この考えは，すべての医療分野において大切な考え方であるが，とくにリハビリテーション分野においては，単に疾病，それによる障害の治療，改善を目指すのみでなく，障害者の生活全般に関与し心くばりする必要がある．

　このように障害者に広い範囲でかかわるためには，単に医学分野の介入だけでなく，必要に応じてさまざまな分野での介入が必要となってくる．

　このことについて，従来の成書[1)2)]ではリハビリテーションの構成を医学的・教育的・職業的・社会的リハビリテーションの4諸相に分け，階層性(あるいはピラミッド構造的)をもって説明している．

　リハビリテーションの現場では，医学的リハビリテーションが終了し，その後に教育的，職業的あるいは社会的リハビリテーションが始まるわけではない．これら目的の異なる介入は多くの場合，同時進行的に行われ，状況に応じその比重が変化すると考えられる．

　このことを踏まえリハビリテーションにおいて，内容の異なるこの4つの諸相は臨床の場でどのように介入し，役割を果たしているかを考える．

医学的リハビリテーション

1）目　　的

医学的リハビリテーション（Medical Rehabilitation）の目的を端的に表現すると，「障害の原因となる疾病，外傷の改善に努め，障害が残るにしても最小限にとどめる」ということである．

医学的リハビリテーションの役割は，予防的リハビリテーション（原疾患，外傷が原因での二次的合併症の予防），機能回復的リハビリテーション（傷害された機能の回復あるいは失われた機能の代償），維持的リハビリテーション（回復した機能の維持）に分けて考えられる[3)4)]．

医学的リハビリテーションが行われるのは原則として医療施設である．ここでは，重度外傷（たとえば脊髄損傷）あるいは脳卒中の患者を想定してリハビリテーションの流れを追ってみる．

リハビリテーション医療の経時的流れの分類として"急性期リハビリテーション"，"回復期リハビリテーション"，"維持期リハビリテーション"という分け方もあるが[5)]，ここでは医療全般の中でのリハビリテーションの流れを考える（図13）．

2）救急医療（受傷，発症から医療施設への搬入を含む）

受傷，発症現場からの搬入は，一般に消防署管轄の救急車にて行われることが多い．この時点でのキー・パースンは救急救命士である．

搬入先は，一般に患者が受傷，あるいは発症した地域の地域中核病院である．ここ

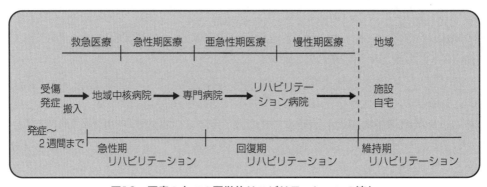

図13　医療の中での医学的リハビリテーションの流れ

での役割は，救命と障害の拡大(たとえば，脊髄損傷であれば二次的脊髄損傷の拡大など－受傷時の損傷より損傷程度がひどくなる)の予防である.

　同時に病状の的確な初期評価と明確な記録作成である. これは救命後，各々の疾病，外傷に対する専門病院へ患者を委託する際に必須のものである. この場では救命が最たる使命なので，リハビリテーション・スタッフの出番は少ない.

　医学的リハビリテーションは，患者が医療施設に搬入されて以後施行される. 図13に示すごとく，急性期リハビリテーションは急性期医療の時期に行われ，この期間は通常2～3週間であるが，状況によればさらに伸びる場合もある. 以後，患者の病態が変化(回復)するにつれ回復期リハビリテーション，維持期リハビリテーションへと移行する.

3) 急性期医療
(発症後2～3週間－急性期リハビリテーション)

　急性期医療の担当は，その外傷，疾病の専門医療機関である. ここでは外傷，疾病の治癒を目指し，障害が残るにしても最小限にとどめるように患者を治療することである.

　リハビリテーション・スタッフは，二次的合併症(原疾患がもとで派生する合併症)の予防に努め，原疾患の回復の助けとなるようにリハビリテーションを開始する(急性期リハビリテーション). リハビリテーション対象患者の状態は，手術直後であったり，さまざまな医療器具に囲まれ，複数の管が身体に繋がれていたりで，ベッドに臥床している時間が長い.

　二次的合併症の重要なものとして廃用性萎縮がある. このための深部静脈血栓症，肺塞栓は，いったん発症すれば重篤であり，リハビリテーション・スタッフとして予防に力を注ぐべきである(General Conditioning[6]，定期的体位転換，四肢関節運動など).

　その他の二次的合併症としての褥瘡，感染症(とくに肺，尿路)は，原疾患の治癒にも重大な影響を及ぼすだけでなく，リハビリテーションの障害にもなる. 精神・心理的退行も二次的合併症として重要である. この状態に患者が陥ると，患者自身が原疾患，あるいは二次的合併症に対して理性的・論理的に対処できなくなるため，患者の精神面についても配慮が必要である.

　この時期における実際のリハビリテーションの流れは，情報収集→評価→目標設定→治療計画(リハビリテーション計画を含む)→治療(リハビリテーション)→再評価→目標再設定→治療(リハビリテーション)である. この流れの過程では，さまざまな医療専門職が共同してチーム医療を行う. チーム医療では患者情報を共有する必要があ

り，そのためには共通の記録様式で記録を行うのが望ましい.

多くの施設では，問題志向型診療記録(Problem Oriented Medical Records；POMR)[7][8]が用いられている. また，記録にあたり略語，特異な専門用語は用いるべきでない.

4）亜急性期医療
（発症後約3ヵ月－急性期・回復期リハビリテーション）

本来，急性期に含まれる時期かとも考えられるが，近年の医療環境においては急性期病棟での在院は非常に短く限られてきている. したがって，病状の安定が得られると，病棟あるいは施設を移らねばならない事態となる.

この時期は原疾患の病状こそ安定していても，障害の程度は不安定であり，また障害を伴っての ADL(Activities of Daily Living；日常生活活動)も十分とは言えない. この時期，リハビリテーションの重点は廃用性萎縮など二次的合併症の予防に努めること，障害の程度を最小限にする努力も必要だが，慢性期医療における回復期リハビリテーションに繋がるように目標を再設定する必要がある.

また，心理・精神面の問題も重要である. 今後の本格的なリハビリテーション(回復期リハビリテーション)に備え，患者の障害の受容[9]に心がけることが必要である.

5）慢性期医療
（発症後3～6ヵ月－回復期リハビリテーション）

この時期，患者の原疾患は安定した状態になるが，障害はいまだ固定した状態でなく(障害が固定するには原疾患の種類，程度によるが，8～12ヵ月を要す)，リハビリテーションによる機能回復の効果は大きい. したがって，原疾患の治療よりもリハビリテーションの比重が大きくなってくる. この時期の医療は，リハビリテーション施設(リハビリテーション病棟，リハビリテーションセンター，リハビリテーション専門医療施設など)で施行される.

ここでの医療の目的は，主として機能の回復と社会復帰(自宅，介護施設，学校，職業訓練施設など)への準備の二つである. 回復期リハビリテーションは後遺障害の程度を予測しつつ最大限の機能回復を目指す. これにはさまざまな医療専門職(リハビリテーション科医師，原疾患担当医師，理学療法士，作業療法士，言語聴覚士，看護師，義肢装具士，社会福祉士，臨床心理士，臨床工学士など)がチームとしてリハビリテーションに参加する. したがって，リハビリテーション目標，リハビリテーション計画の設定あるいは再評価の際にはリハビリテーション・カンファレンス(リ

ハビリテーション会議)が持たれ，情報の共有，各専門職の意見の調整と統一，新規
の意見の検討などを行い，患者への最良のリハビリテーション提供に努める．カン
ファレンスで必要なことは，チームの一員として必要に応じて患者自身，その家族に
参加してもらい，その意見，要望を尊重することである．カンファレンスは定期的に
開催されるものであるが，入院時，中間期，退院時はその節目となる重要なものであ
る．

　機能改善のためのリハビリテーションと平行して，カンファレンスにおいて社会復
帰への準備も進めていかなければならない．この際のキー・パースンは社会福祉士，
Medical Social Worker(MSW)，場合によっては医療施設の病診・地域連携室のス
タッフである．社会復帰への手続きは，患者の状況，要望，社会復帰先(自宅，施設，
職場，職業訓練施設など)とさまざまであるが，復帰先でのリハビリテーション続行
(維持期リハビリテーション)が可能であることが重要である．

　維持期リハビリテーションは，障害が固定し，機能回復がプラトー(頂点)に達した
後，その機能を維持するためのリハビリテーションである．多くは復帰先の施設，あ
るいは自宅，通院，通所で行われ，診療所，地域の病院，老人保健施設などの施設が
担当する[10]．

2 職業的リハビリテーション

1）目　　的

　障害者が働き，報酬を得て社会に役立ち，地域社会と一体感を得ることは，障害者
が尊厳を保つために必要である．また，多少のストレスがあっても就業し労働(作業)
に従事することは，QOL の向上にも繋がると言われている[11)12)]．これらを通じて障
害者があらゆる面で，その障害に応じて最大限の経済的自立を得るように支援するの
が職業的リハビリテーション(Vocational Rehabilitation)である．

　国際労働機関(ILO：International Labor Organization)では，職業的リハビリ
テーションとは「すべて障害を持つ人々が適当な雇用に就き，それを継続し，かつ，
それにおいて向上することができるようにすること，ならびにそれにより障害を持つ
人々の社会への統合または再統合を促進すること」と定義している[13)]．

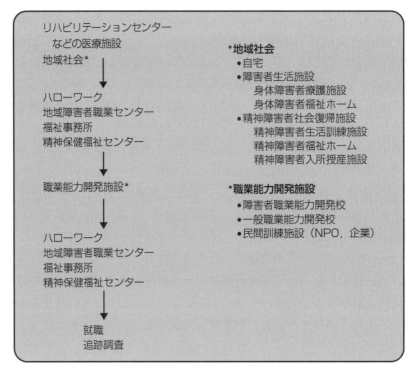

リハビリテーションセンター
　などの医療施設
地域社会*

ハローワーク
地域障害者職業センター
福祉事務所
精神保健福祉センター

職業能力開発施設*

ハローワーク
地域障害者職業センター
福祉事務所
精神保健福祉センター

就職
追跡調査

*地域社会
- 自宅
- 障害者生活施設
　　身体障害者療護施設
　　身体障害者福祉ホーム
- 精神障害者社会復帰施設
　　精神障害者生活訓練施設
　　精神障害者福祉ホーム
　　精神障害者入所授産施設

*職業能力開発施設
- 障害者職業能力開発校
- 一般職業能力開発校
- 民間訓練施設（NPO，企業）

図14　職業的リハビリテーションの流れ

2）職業的リハビリテーションのサービス提供について

　この項では職業的リハビリテーションの役割と関連する施設，これを支える専門職について述べる．これら職業的リハビリテーションに関する法制は，1945年以来節目節目に定められてきたが[14]，障害者雇用促進法（1960年制定，1987年改正）が中心になっている．

　職業的リハビリテーションの流れは**図14**に示すが，障害者が職業訓練を受けて社会に出るまでには多くの機関，施設がかかわっていることがわかる．**図14**と重複するところがあるが，**表26**に職業的リハビリテーションに関与する機関・施設とそれを担う専門職員をまとめた．以下，**表26**（85頁）を参考に説明する．

（1）リハビリテーション施設（慢性期リハビリテーションを担った施設）

　医学的見地より原疾患の症状の安定度，障害の程度，あるいは残存能力の程度の判定を行う．この判定を踏まえたうえで就業する職業の適性を明確にする．

　この過程は，医学的リハビリテーションと職業的リハビリテーションの重複する，あるいは橋渡しの部分である．

	施　設	スタッフ
障害者	・リハビリテーション施設	OT, Ns, MSW, MD, PT
難病患者	・保健，福祉施設 　保健所，福祉事務所，市町村役場 　（保健福祉担当），市町村保健セン 　ター，地域生活センター，地域活 　動支援センター，難病相談支援セ 　ンター	保健師，社会福祉士，PT，OT， 義肢装具士，担当職員
	・就業支援施設 　ハローワーク，障害者職業セン 　ター，障害者雇用支援センター， 　障害者就業・生活支援センター	障害者職業カウンセラー， 就労支援コーディネーター， 社会福祉士，相談員，職場適応 援助者(ジョブコーチ)， 雇用専門家(ES)
	・職業訓練を行う施設 　職業能力開発施設，ハローワーク， 　障害者職業センター，障害者就業・ 　生活支援センター，民間訓練施設 　（福祉法人，NPO，企業）	上記に加え，おのおのの実務訓 練における専門家
知的・精神障害者	・保健・福祉施設 　保健所，精神保健福祉センター ・就業・生活支援施設 　ハローワーク，地域生活・活動セン 　ター，障害者就業・生活支援セン 　ター	保健師，社会福祉士， 臨床心理士 指導員・精神保健福祉士
	・職業訓練施設 　更生援護施設・授産施設，地域作 　業所(地域活動支援センター) ・患者・家族会	指導員，生活支援ワーカー， ジョブコーチ

表26　職業的リハビリテーションに関与する施設とスタッフ

OT：作業療法士，Ns：看護師，MSW：医療ソーシャルワーカー，MD：医師，PT：理学療法士

　携わる専門職は，主治医，疾病，障害に関する専門医，理学療法士，作業療法士，看護師，ソーシャルワーカー(社会福祉士；Certified Social Worker)，保健師などである．

(2) 保健・福祉施設

　保健所，市町村保健センター，福祉事務所，生活支援センター，地域活動支援センター，福祉施設，市町村役場(福祉担当課)などがある．

　これらの施設の役割は，医療機関から職場への移行を支援することである．したがって，就労に必要な社会資源，福祉機器の利用，環境整備のみならず障害者の就労先の開拓，職場との調整などを行う．

携わる専門職は，保健師，社会福祉士，理学療法士，作業療法士，義肢装具士，担当課員などである．

(3) 就業支援に関連する施設

公共職業安定所(ハローワーク；Hellow Work)，障害者職業センター，障害者雇用支援センター，障害者就業・生活支援センターなどである．

これらの施設では，障害者の職業相談，職業評価，職業訓練，職業カウンセリング，職域の開発，職場環境の整備(雇用主との契約，労働条件，障害者が働くハード面での環境の整備－トイレ，作業場のレイアウト，段差解消，車椅子での出入り・移動など)である．

業務に携わる職員は，障害者職業カウンセラー，就労支援コーディネーター(調整者)，社会福祉士，職場適応援助者(ジョブコーチ)などである．

(4) 職業訓練を行う施設(職業能力開発施設)

実際に職業訓練を担う公的施設には，職業能力開発施設(職業能力開発校，障害者職業能力開発校，職業能力開発促進センターなど)があり，ほかに公共職業安定所，障害者職業センター，障害者就業・生活支援センターなどにおいても同様のことが行われる．

これらの施設で行われる職業訓練は下記のごとくである．

a．職 業 評 価

障害の様態に応じ残存機能を考慮して職業の適正を判断し，就業様態(職種，就業時間など)を決定する．

b．職 業 指 導

障害者に適当な職業を紹介し，就業にあたり適切な助言をすることである．

1960年に制定された身体障害者雇用促進法には，職業指導として「公共職業安定所は，その障害者が能力に適合する職業に就くことができるようにするため，適性検査を実施し，雇用情報を提供し，障害者に適応した職業指導を行うなど必要な措置を講ずる」と述べている．

c．職 業 訓 練

障害者の原疾患が安定し元の職場へ復帰する場合は，雇用先の企業にて障害を踏まえた再訓練が行われる．

元の職場への復帰がかなわない場合は，障害者職業能力開発校などに入所のうえ，新たな職能訓練を受ける．

手順として準備訓練(適性の吟味)，基本訓練(就業に必要な基本的知識および技術)，実務訓練(当該職種に必要な技術習得)である．ちなみに，障害者職業能力開発

校の一つである国立吉備高原職業リハビリテーションセンターにおける実務訓練には
メカトロニクス系(メカトロニクス科, 機械製図科, 電気・電子機器科, システム設
計科), ビジネス情報処理系(経理事務科, OA 事務科, 職業事務科, 地域開発科)が
あり, おのおの1~2年のコースである[15].

　d. 職業斡旋

　障害者は, 実務訓練終了後できれば習得した技量を基に企業に就職し, 社会に復帰
していく必要がある. この支援のために, これらの施設では就職指導として職業相
談, 求人情報提供, 障害者就職先開拓, 就職先担当者との就業調整, フォローアップ
(追跡指導)などが行われる. この時点では, 公共職業安定所(ハローワーク), 地域障
害者職業センターとの連携が必要である.

　知的発達障害者, 高次脳機能障害者もハローワーク経由で職業訓練施設へ入所し,
職業的リハビリテーションを受ける場合がある. しかし, 知的発達障害あるいは精神
障害者の職業的リハビリテーションは, 保健所, 精神保健福祉センター経由にて地域
生活・活動支援センター, 授産施設, 地域作業所などで行われているのが現状であり,
これらは地域リハビリテーション(後述)の一環とも言える.

　個々の施設における専門職には, 先に述べてきた専門職のほかに, 各実務訓練にお
ける専門家, 知的障害の分野では精神保健福祉士, 臨床心理士, 生活支援ワーカー,
ジョブコーチなども必要である(**表26**参照).

3) 職業的リハビリテーションにおける問題点

　すでに述べたごとく, これまで障害者のリハビリテーションにおいては, 職業的リ
ハビリテーションもリハビリテーション過程においてはピラミッド構造の中の一つと
して想定され, 段階的図式の中で適応されがちであった. しかし, 持続した医療あ
るいは維持的リハビリテーションが欠かせない重度障害者(脊髄損傷, 脳血管障害な
ど), 難病患者, 高次脳機能障害者, 知的・精神障害者に対しては, 実際に就業支援,
職能訓練を担当する障害者職業能力開発校, ハローワーク, 地域障害者職業センター
など以外に, 医療, 保健, 福祉機関の支援が必要である.

　したがって, 行政を含めこれら機能の異なる複数の施設の緊密な連携が必要である
ことは当然である. 現状では, 行政(各施設間の調整機能担当), 医療・福祉施設(原
疾患の治療, 維持期リハビリテーション担当), 職業訓練施設(職業的リハビリテー
ション担当)の間で十分な連携を得るよう努力はされているが, 今後の課題でもある.

社会的リハビリテーション

1）概　　念

　社会的リハビリテーション（Social Rehabilitation）の概念は広く，明確にその分野は規定できず，医学的・職業的・教育的リハビリテーションすべてに関連する施策が含まれると考えられる．すなわち，障害者が社会的不利を被らないように社会的条件（障害者にやさしい施設，所得保障，教育の機会均等，環境－街造り，障害者に関する法整備など－）を整備，発展させることである．

　同時に，障害者に対してはこれら社会資源を十分に活用し，地域社会に同化できる能力を身につけることができるように支援することである．一方，障害者はこの支援に対応して，自らも社会生活力[16]を向上させるよう努力すべきである．

　この項では，社会的リハビリテーションを社会の側（障害者に対する社会自体の変革）と障害者の側（社会で生きてゆくための社会生活力の向上）という2つの面より考える．

2）障害者に対する社会の変革

　20世紀になり各国，各国際機関などにおいて障害者に対する権利，社会環境改善，経済的自立などの宣言，策定が行われてきた（**表27**）．わが国においても1993年に障害者基本法として発展する．身体障害者福祉法が1949年に，1970年には心身障害者対策基本法が策定されている．精神障害者領域では，1995年に精神保健および精神障害者福祉に関する法律に統合される精神衛生法が1950年に策定されている．

　世界保健機関（WHO：World Health Organization）は，1968年の報告[17]で社会的リハビリテーションについて「障害者が家庭，地域社会，職業上の要求に適応できるように援助したり，全体的なリハビリテーションプロセスを妨げる経済的社会的な負担を軽減し，障害者を社会に統合または再統合することを目的としたリハビリテーションプロセスの部分である」と定義している．

　障害者に対する社会の意識，法整備の経過については，小島[17)18)]によると20世紀初頭に障害者政策が出現し，1950年代には第二次世界大戦後にて中途障害者が社会に増え，これら障害者が最終的に職業に就き，経済的自立を得て障害者自身が社会での役割と尊厳を主張できることがリハビリテーションの成功であり，このように導くことが社会的リハビリテーションであるという考えが欧米では主流の考えであったと述べている．

表27　社会的リハビリテーションの歴史的背景
1913年　：　精神薄弱者法(英)
1920年　：　市民障害者(職業)リハビリテーション法(米)
1942年　：　全米リハビリテーション評議会 　　　　　　医学的リハビリテーションの成果を就労に結びつけることがリハビリテーション成功の証
1949年　：　身体障害者福祉法(日本)
1950年代：　国際労働機関(ILO)・・・身体障害者の職業構成に関する勧告 　　　　　　精神衛生法(日本)
1960年代：　施設中心主義　→　地域社会での自立，IL(Indipendent Living)， 　　　　　　ノーマライゼーションの思想，知的障害者福祉法(日本)
1963年　：　老人福祉法(日本)
1968年　：　シーボーム報告(施設内援助　→　地域ケア)(英)
1969年　：　国際リハビリテーション協会(RI) 　　　　　　「リハビリテーションへの地域社会の責任」 　　　　　　→　障害者に対する一般社会の物理的障壁の撤去とアクセスの普及
1970年　：　慢性病者及び障害者法(英)　心身障害者対策基本法(日本)
1971年　：　精神薄弱者権利宣言
1972年　：　第12回世界リハビリテーション会議(オーストラリア) 　　　　　　「社会的リハビリテーションの将来のための指針」 　　　　　　経済的環境，法的環境，社会文化的環境，心理的情緒的環境の整備
1973年　：　リハビリテーション法(米)　→　重度障害者の社会リハビリテーション
1974年　：　重度障害者法(独)　→　重度障害者の社会的権利
1975年　：　国際連合　→　障害者権利宣言
1978年　：　世界保健機関(WHO)；CBR(Community Based Rehabilitation) 　　　　　　第三世界の地域社会の障害者に手をさしのべる戦略 　　　　　　(お金をかけない，地域住民の啓発とキーパースンの育成，地域資源の活用)
1981年　：　国際連合　→　国際障害者年　「完全参加と平等」 　　　　　　WHO　→　CBR(Community Based Rehabilitation)の提唱
1987年　：　精神保健法(日本)
1989年　：　国際リハビリテーション協会(RI)，世界リハビリテーション基金(WRF) 　　　　　　世界障害者研究所(WID) 　　　　　　→　「障害とリハビリテーションにおける倫理問題」
1993年　：　障害者基本法(日本)
1995年　：　ハートビル法(日本)　→　後にバリアフリー法に統一 　　　　　　精神保健及び精神障害者福祉に関する法律(日本)
2000年　：　バリアフリー法(日本)
2005年　：　障害者自立支援法(日本)
2006年　：　バリアフリー新法(日本)
2013年　：　障害者総合支援法(日本)

　一方，1960年代は先進工業国では高度成長期を迎え，一般社会での障害者の権利の平等性が主張された時代であり，1970年代は障害者の高齢化および重度障害者対

策，1980年代は障害者の生活の質の追求，1990年代は障害者の心の豊かさと倫理の追求を主題として，日本を含め国際社会は障害者に対する理念として発展させてきたとも述べている．

3）障害者の能力（社会生活力）向上

　障害者あるいは難病患者は，医学的リハビリテーション終了後に職業訓練所を経る，経ないにかかわらず地域に帰りそこで生活を立てていかなければならない．これらの人々を支援することが地域リハビリテーションの役割の一つである．わが国では，この地域リハビリテーションの考えに基づく活動の始まりは1960年代からの寝たきり，あるいは社会的孤立予防のための僻地での保健師活動であると言われている[19]．

　この「地域リハビリテーション」という言葉は，Community Based Rehabilitation（CBR）として世界的にも用いられ，本来，発展途上国の医療過疎地域にリハビリテーション・チームの拠点を創り，医学的リハビリテーションを提供するという意味で用いられていた．1994年の ILO（国際労働機関），UNESCO（国際連合教育科学文化機構；United Nations Educational, Scientific and Cultural Organization），WHO（世界保健機関）の共同発表[20]では，この概念は発展途上国のみならず，全世界において地域におけるリハビリテーションの発展，障害者の機会均等，社会的統合を目指すものと定義されている．

　地域リハビリテーションの構図を突き詰めると，これは地域社会と障害者との関係であるとも考えられる．すなわち，地域社会は障害者に対して優しく，暮らしやすい地域になる努力をし，障害者はその地域の社会資本を上手に活用し，社会生活力を高めて地域社会に同化する努力をすることである．したがって，地域リハビリテーションのサービスの具体的なあり方は，障害が固定し，機能が維持期にある障害者をどのように支援していくかが要点であろう．ここでは進行性疾患，難病疾患ではなく，発症の時期が明確で医学的リハビリテーションにおいて急性期，回復期，維持期とステージおよび障害の固定が比較的明確である脳血管障害，重度外傷（脊髄損傷など）を想定して地域リハビリテーションの流れ，障害者と地域の関係を考えてみる（**図15**）．

　障害者が地域に定着するためのサービスの種類は，大きく分けると保健，医療，福祉であり，おのおのの提供機関，提供サービスの種類は**表28**に示すごとくである．

　保健の分野の多くを地域の行政が担当し，行政は実際にサービスも提供するが，むしろ，その地域の障害者支援の現状とニーズを分析し支援体制を構築し，サービスに関与する関連機関の連携を調整，支援することが役割である．

　医療では通院，訪問いずれの形であれ，維持期リハビリテーションが主体となるが，同時に看護，介護の役目も担わなければならない．

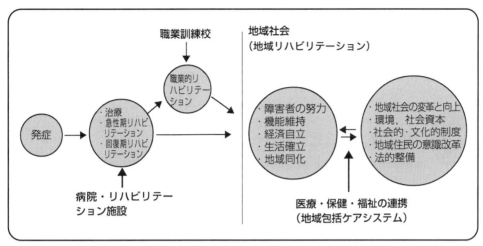

図15 社会的リハビリテーションに至る過程と，障害者と地域の関係

表28　地域リハビリテーションに関与する施設とスタッフ		
サービス提供機関	サービスの種類と内容	専　門　職
保健（行政） 　市町村福祉課 　福祉センター 　保健所 　地域ボランティア 　NPO	地域リハビリテーション体制構築・推進 地域リハビリテーション現状分析 ニーズ分析 健康教育・相談 訪問活動 地域リハビリテーション関係機関調整 地域住民意識育成	MD，保健師，PT，OT，介護士，社会福祉士 MD，保健師，PT，OT，介護士，社会福祉士 MD，保健師，PT，OT，介護士，社会福祉士 MD，保健師，PT，OT MD，保健師，PT，OT，介護士 社会福祉士，担当事務員 担当者
医　療 　診療所 　地域中核病院	維持期リハビリテーション（通院・訪問） デイケア 訪問看護・リハビリテーション 健康管理 日常生活指導（自助具・自宅環境）	MD，PT，OT Ns，介護士 Ns，PT，OT MD，Ns，PT，OT，栄養士ほか MD，Ns，PT，OT，医学工学士ほか
福　祉 　福祉施設 　老人保健施設 　特別養護老人ホーム 　ケアハウス 　市町村福祉課	デイサービス 短期入所生活介護 訪問・入所介護 給食，移送サービス 入浴サービス	介護士，社会福祉士 介護士，社会福祉士 介護士，社会福祉士，Ns 担当事務員 Ns，介護士

MD：医師，PT：理学療法士，OT：作業療法士，Ns：看護師

　福祉の分野では，障害者の日々の生活が順調に営まれ，QOL（Quality of Life；生活の質）の向上を支援することが役割であり，行政と民間，NPO（Nonprofit Organization；非営利団体）とさまざまな機関が担っている．

　これらサービスが効率よく提供されるには，保健，医療，福祉の連携，すなわち包

括的地域リハビリテーションの理念が重要となる．この理念の達成は障害者のみなら
ず，むしろ高齢化が顕著な地域社会において高齢者が長年暮らしてきた地域で安心し
て暮らし，生涯が終えられるような地域であろうとするならば必須のことであろう．

4　教育的リハビリテーション

はじめに

　ここで述べる教育的リハビリテーションの対象となる障害者とは，主に義務教育段
階の生まれながらに障害を持つ障害児である．これら障害児に対する教育は特殊教育
(障害児教育)と言われている．特殊教育と言われているが，何も特殊な事柄を教える
わけではなく，健常児が通常の義務教育で受ける教育内容を，ときには障害の治療，
身体的リハビリテーションを受けながら，それぞれの障害に応じて教育を受けること
である．

　学校教育法第71条には「盲学校，聾学校または養護学校は，それぞれ盲者(強度の
弱視者を含む)，聾者(強度の難聴者を含む)または知的障害者，肢体不自由者もしく
は病弱者(身体虚弱者を含む)に対して，幼稚園，小学校，中学校または高等学校に準
ずる教育を施し，あわせてその欠陥を補うために，必要な知識・技能を授けることを
目的とする」と述べられている．この特殊教育の対象となる障害児とは，学校教育法
施行令で「心身の故障の程度」により盲者，聾者，知的障害者，肢体不自由者，病弱者
と定められている．

　現在では，学習障害児(LD：Learning Disabilities)，注意欠如・多動症児(AD/
HD：Atention Dificit/Hyperactivity Disorder)，知的機能は保たれているがコミュ
ニケーション障害などのある高機能自閉症児も特殊教育の対象と考えられている．

1）歴史的背景

　障害児教育の歴史を見ると，ヨーロッパではまず18世紀に盲・聾学校が設立され，
やや遅れて知的障害，肢体不自由児の教育施設が設立されたそうだが[21]，わが国で
も同様の傾向にあり，障害児教育は1878年，京都府立盲唖院の設立に始まると言わ
れている[22]．

　表29にみるごとく，明治時代にまず盲・聾教育の施設が，大正時代に入り肢体不
自由児の施設(養護学校)が設置された．

表29　障害児教育の歴史
明治時代　（盲・聾教育，知的障害児教育）
1878年 ：京都府立盲唖院
1891年 ：知的障害児施設(滝乃川学園)
1907年 ：徳島　－　師範学校に盲唖学級設置
大正時代　（肢体不自由児，病弱児教育）
1921年 ：肢体不自由児施設(柏学園)
1923年 ：盲学校および聾唖学校令
1942年 ：整肢療護園(現在の心身障害児総合医療療育センター)
1947年 ：盲・聾・養護学校が義務教育学校になる － 学校教育法
1947年 ：養護学校の設置
1948年
↓　　：盲・聾学校教育義務化
1956年
1956年 ：公立養護学校整備特別措置法
1979年 ：養護学校教育の義務化
2006年 ：学校教育法一部改正(特別支援教育の対象拡大，盲・聾・養護学校を特別支援学校に一本化)

　盲・聾学校教育の義務化は1948年から順次期間が延長され，1956年には小・中学校の9年間の教育が義務化されたが，養護学校教育の義務化は1979年まで待たねばならなかった．養護学校教育の義務化と同時に訪問学級制度が発足し，寝たきりで通学ができない重度障害児も学校教育を受ける機会が提供されることとなった．

2）特殊教育（特別支援教育：Special Support Education, Special Needs Education）の現状

　現在，わが国において障害児教育を担っている施設には下記のものがある．

（1）特別支援学校
　特別支援学校には，盲学校，聾学校，養護学校がある．また，養護学校には肢体不自由養護学校，知的発達障害養護学校，病弱虚弱養護学校がある．

（2）特別支援学級
　この学級は，障害の比較的軽い児童のために，地域の通常の小・中学校に障害の種別ごとに置かれる少人数の学級のことである．この学級は，その地域の自治体の裁量により設置される．
　図16[23]は障害児教育の概念図であるが，この中で示されている「通級による指導」とは1993年に制度化されたもので，小・中学校の通常の学級在籍の言語障害，情緒

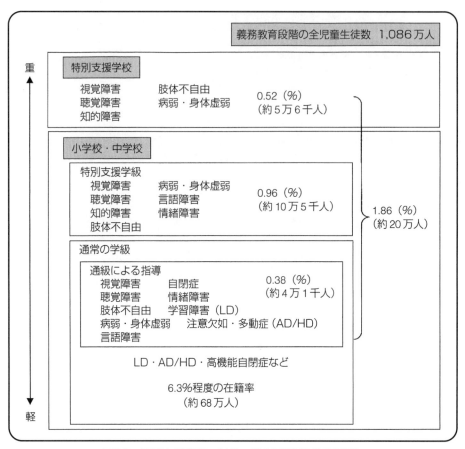

義務教育段階の全児童生徒数　1,086万人

特別支援学校

視覚障害　　　肢体不自由　　　0.52（%）
聴覚障害　　　病弱・身体虚弱　（約5万6千人）
知的障害

小学校・中学校

特別支援学級

視覚障害　　病弱・身体虚弱　0.96（%）
聴覚障害　　言語障害　　　　（約10万5千人）
知的障害　　情緒障害
肢体不自由

1.86（%）
（約20万人）

通常の学級

通級による指導
視覚障害　　　自閉症　　　　　0.38（%）
聴覚障害　　　情緒障害　　　　（約4万1千人）
肢体不自由　　学習障害（LD）
病弱・身体虚弱　注意欠如・多動症（AD/HD）
言語障害

LD・AD/HD・高機能自閉症など

6.3%程度の在籍率
（約68万人）

重　↑　　　軽　↓

図16　特別支援教育の対象の概念図（義務教育段階）
〔国民衛生動向，2007[23)]より引用〕

障害など軽度の障害を持つ児童に対する教育形態である．

　通常の学級で授業を受ける傍ら，障害の改善のために特定の専門教師が担当する「通級指導教室」に通って（週に1〜2日）指導を受けるものである．これら支援学校・学級への就学措置は，市町村教育委員会より都道府県教育委員会を通じて行われる．

3）統合教育と交流教育

　国際連合は1981年を国際障害者年とし，障害者の「完全参加と平等」という目標を掲げた．

　この1980年代には，欧米先進国では障害の程度が軽度で出現頻度の高い障害児の教育を普通教育と統合する障害児教育の主流化（Mainstreaming），そして障害児が通常は普通学級で学習し，必要に応じて特別な指導を受ける統合教育（Integrated Education）という教育形態が，障害児教育において行われ始めた．1994年に国際連

合教育科学文化機関(UNESCO；ユネスコ)は，通常教育と障害児教育を統一した一つのものとして学校システムを構想して，このシステムの中で「特別なニーズ」を持つ障害児などに対応するという障害児教育と通常教育の inclusion(統合教育)を打ち出している．わが国では，この理念による統合教育を原則にはしていないが，先に述べた特別支援学級，通常の学級による指導などがこの理念を具象していると考えられる．

　障害児一人ひとりのニーズに応じて適切な教育支援を提供しようとした場合，多様な障害を持った障害児のそれぞれの教育目標は障害の程度，能力により異なる．したがって，わが国においては基本的には障害児と健常児は別々に教育し，一部の教科，学校行事，学校での日常生活(給食，掃除，遊び，登下校など)は合同で教育を行う．さらには障害児と健常児の学校間交流，あるいは障害児と地域社会の人々との交流を行う教育方法を交流教育と言い，障害児教育の重要な部分としている．

　この統合教育，交流教育は障害児教育におけるまさに「完全参加と平等」あるいは「ノーマライゼーション」の理念を実現するものであるが，これは障害児の教育のためだけでなく，地域社会が障害者にいかに「やさしい」社会になれるか，健常児，地域の人々にとっての啓発の場でもある．

4）現状と課題

　養護学校教育が1979年に制度化されたが，それと時を同じくして「訪問教育」が制度化された．この制度はそれまで重度障害あるいは重複障害で通学のかなわない就学猶予・免除の障害児にも教育権を保障するものである．

　この措置により通学のできない障害児には，学校より自宅，児童福祉施設，医療施設などに教師を派遣して教育を行うことができるようになった．通常の学校教育課程より指導日数・時間が少ない，指導教員の研修，指導環境の改善，また乳幼児の障害児に対する教育の充実などが今後の課題と言われている[24]．

　現在では，学校教育法施行令に定められている障害児以外に LD，AD/HD，高機能自閉症の障害を持つ児童の教育も担保されるようになったが，近年増加傾向にある通常学校の就学義務年限の不登校児童に対する公的な教育担保は現在なされていない．

　これら不登校児童あるいはその保護者に登校するように強制するだけでは問題の解決にはならない．保護者に課している「就学義務」を教育行政側の「教育義務」に改め，重度障害児に対して訪問教育の制度をつくり教育を受ける権利を担保したように，不登校児に対しても学校外で教育を受けることができる選択肢を彼らに与えるべきだという意見がある[25]．

●参考文献●
1）砂原茂一（編）：リハビリテーション全書1　リハビリテーション概論. pp139‐256, 医歯薬出版, 東京, 1984.
2）中村隆一（編）：入門　リハビリテーション概論. pp114‐150, 医歯薬出版, 東京, 2007.
3）伊藤欣士：「障害者雇用の制度と実務」. 社団法人雇用問題研究会, 1993.
4）Hirschberg GC, Levis L, Vaughan P：Rehabilitation. A Manual for the Care of the Disabled and Elderly, 2nd ed, Lippincott, Philadelphia, 1976.
5）Perry J：Rehabilitation of the neurological disabled patient. Principle, practice, and scientific basis. J Neurosurg 58：799‐816, 1983.
6）石川　誠（編）：高齢者ケアとリハビリテーション. 厚生科学研究所, 東京, 2000.
7）Weed LL：Medical Records, Medical Education and Patient Care. Year Book Medical Publ, Chicago, 1986.
8）千野直一：リハビリテーション医療とPOMR. 総合リハビリ　5：517‐522, 1997.
9）本田哲三：障害適応へのアプローチの概説. リハビリ医学　32：648‐650, 1995.
10）畑野栄治（編）：Monthly book Medical Rehabilitation. 介護保険と地域リハビリテーション, 全日本出版協会, 東京, 2003.
11）Christiansen CH：Defining lives；Occupation as identity. An essay on competence, coherence, and the creation of meaning. American Journal of Occupational Therapy 53(6)：547‐558, 1999.
12）Minato M：Healthy active participation for people with schizophrenia living in the community. 日本社会精神医学会雑誌　13：241, 2004.
13）国際労働機関(ILO)：職業リハビリテーション及び雇用（障害者）に関する条約. 159号条約, 168号勧告, ILO総会, 1983.
14）松為信雄・菊池恵美子（編）：職業リハビリテーション学. pp97‐98, 共同医書出版, 東京, 2008.
15）国立吉備高原リハビリテーションセンター　平成19年度　訓練生募集の案内.
16）小島蓉子：用語の解説－社会性活力, リハビリテーション研究　No63：34, 1990.
17）小島蓉子：社会リハビリテーションの国際動向. 総合リハビリ　18(7)：501‐505, 1990.
18）小島蓉子：社会リハビリテーションの発達史. 総合リハビリ　15(4)：263‐268, 1987.
19）大田仁史（編著）：地域リハビリテーション学. pp1‐5, 三輪書店, 東京, 2000.
20）久野研二：海外における地域リハビリテーションの取り組み, 2）発展途上国におけるCBR. 地域リハビリテーション白書2（澤村誠志, 監修・編集）, pp31‐34, 三輪書店, 東京, 1998.
21）中村隆一（編）：入門　リハビリテーション概論. pp3‐4, 医歯薬出版, 東京, 2007.
22）姉崎　弘：特別支援教育. pp2, 大学教育出版, 岡山, 2006.
23）厚生統計協会編：障害児のための教育. 国民衛生の動向, pp370, 東京, 2007.
24）鶴田一郎：知的発達障害の心理・教育・福祉. pp41‐43, ふくろう出版, 岡山, 2004.
25）亀田　徹：不登校対策. 異見・新言, 朝日新聞, 2008年8月2日.

【島田　公雄】

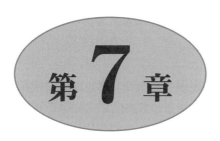

医療とリハビリテーション 専門職種と役割

 医療職種にかかわる諸問題

1981年に世界保健機関(WHO：World Health Organization)が，

> 『リハビリテーションは，能力障害や社会的不利の状態の影響を減らすことと，能力障害や社会的不利を被っている人たちの，社会的統合を実現することを目的とするあらゆる手段を含む．リハビリテーションは，能力障害や社会的不利を持った人たちを，環境に適合するように訓練するばかりではなく，障害を持った人たちの社会的統合を促すために，身近な環境や社会において間をとりもつことをも含んでいる．』

とリハビリテーションを定義した．

この後，生活の質(QOL：Quality of Life)やノーマライゼーションなどの考えが取り入れられ，

> 『リハビリテーションとは，個人の生理的，解剖的あるいは心理的な機能障害，環境の制約，個人の希望および寿命と一致した，身体的，心理的，社会的，職業的，余暇的および教育的可能性が最大に達するまで，個人を手助けする過程である．患者と家族，関与するリハビリテーション・チームは，たとえ機能障害をもたらした病理学的過程が不可逆であっても，現実的な目標を設定して，残存障害(機

能的制限)があっても最適な生活機能を獲得するための計画を，成し遂げるように
協力する.』

という定義が出されている.

　この新しい定義と以前の定義との大きな違いは，後者の定義では必ずしも障害者の
みをリハビリテーションの対象としておらず，障害を有しないヒトも対象としている
点である．したがって，新しい定義に基づくリハビリテーションは，医療の範囲を超
え社会生活全般の活動におけるリハビリテーション・チームの関与を想定しているこ
とになる．そのような広範囲にわたる活動を考慮すると，リハビリテーション・チー
ムに参加する専門職種は,

　　① 個人の希望を正しく把握する(インフォームド・コンセント)
　　② 安全なリハビリテーションを行う(医療安全)
　　③ 個人に不利をもたらせないために個人情報が保護される(個人情報の保護)
　　④ チームによるリハビリテーションが行われる(チーム医療)
　　⑤ 根拠に基づいたリハビリテーションが行われる(EBM：Evidence‐Based
　　　 Medicine)

などがリハビリテーションを達成するためには必要である[1)～3)].

1) インフォームド・コンセント

　インフォームド・コンセント(Informed Consent)は，「正しい情報を得た(伝えら
れた)うえでの合意」を意味する概念とされている．元来の意味は，契約に関するすべ
て事項においての合意を意味するが，最近，医療行為においての合意の意味で使われ
ることが多い.

　医療行為におけるインフォームド・コンセントには，① 医療従事者側からの十分
な説明と，② 患者側の理解，納得，同意，選択がある.

　医療従事者側からの十分な説明は，医学的な判断に基づく治療方針などの提示を行
うことが求められるが，一方的に説明を行うだけでなく，患者の意思や考え方に耳を
傾け，それぞれの患者に応じたより適切な説明とメニューの提示がなされるべきであ
る[3)4)]．しかし，医療行為による最悪の事態(死亡など)を含めて多くの情報を含んだ
説明がなされることにより，患者は，"人ごとのように聞く"，一種の離人状態になる
危険性も中井により指摘されている[5)].

　患者側の理解，納得，同意，選択では，患者本人の意思が最大限尊重されるのが狙
いであ って，患者に医療内容などについての選択を迫ることが本来の趣旨ではない.
また，文書で患者の意思を確認することは，1つの手段として重要である．しかし，
文書で患者の意思を確認することそのものが目的ではないことを理解していない場合

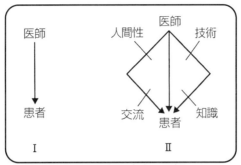

図17　医師と患者の関係

Ⅰ：“パターナリズム”による医師と患者関係
Ⅱ：“インフォームド・コンセント”を介した医師と患者関係
〔水野　肇：インフォームド・コンセント．中公新書，1990[4]より改変〕

には，患者の権利の主張と医療従事者の責任回避という対立的側面で捉える型式での
インフォームド・コンセントになる危険性があり，インフォームド・コンセントを最
初に取り入れた米国でも反省点が指摘されている．

　医療従事者は，検査内容，診断結果，治療方針，見通し，投薬内容などについての
十分な説明を行う．この説明には，検査や治療行為に伴って生じる生活上の変化，療
養のために利用可能な各種の保健・福祉サービスについての情報，費用などについて
も含まれる必要がある．説明する際には，患者の年齢，理解度，心理状態，家族的社
会的背景に配慮し，説明の時期については，患者の要望，信頼関係の構築，患者の受
容にかかる期間，患者の不安除去の観点を考慮して，できるだけ早い時期に行われる
ことが重要である．さらに，必要に応じて説明の文書や疾患別のガイドブックを用い
ることや，繰り返し説明することが必要である．したがって，従来の“パターナリズ
ム（paternalism）”による医師と患者関係（**図17のⅠ**）ではなく，**図17のⅡ** のように
幅広い関連を持った医師と患者関係を構築することが求められている[4]．

　インフォームド・コンセントを成立させるためには，医療現場における患者と医療
従事者の関係を上下関係や対立の構図で考えるのではなく，相互の立場を尊重し，相
互の理解を深める努力が必要である．

　また，患者の QOL（生活と人生の質）を向上させることはもちろんであるが，患者
だけではなく医療者自身の QOL の確保と向上も達成しようという考えが必要であ
る．この観点からは，これまでのインフォームド・コンセントが強調してきた医療従
事者側だけの努力だけではなく，患者側にも努力をすることが求められる．

　問題であるのは，インフォームド・コンセントが常に成立するとは限らない可能
性である．Garrison[6]は，インフォームド・コンセントの成立に不可欠な“自己決定
権”には，① 患者が受け取った情報をすべて理解できているとは限らない，② 患者
は，自身が落胆する情報，多すぎる情報を得ることを欲しない，③ 時間的な制約な

どから必要な情報のすべてを得られるとは限らない，④ 患者は，治療上の利点やリスクをはかりにかけて決定するのではなく，際立った事実のみをもとにして決定する傾向がある，⑤ 認知症やうつなどの存在により影響を受ける，などの特徴があることを指摘している．

　たとえば，宗教的な理由などから輸血などの"処置"を拒否した場合，医師側は"処置"を行わない場合の危険を考えて患者を説得しようとするであろう．患者の自己決定権にもかかわらず，処置を行うことが患者のためになると考えるからである．医師は，患者に仁恵（善行）をなそうとするわけである．しかし，あくまで患者の自己決定権を尊重して処置を行わない場合もありえる．その際には，患者とほかの方法がないかどうかを改めて考えることが必要になってくる．場合によっては患者の希望が叶えられそうな他の医療機関を紹介することもありうる．

　このように，インフォームド・コンセントは，医療安全など，ほかの問題ともかかわり合い，また患者の自己決定権を尊重しようとする原理と，患者にとって善となることをするという基準である仁恵の原理が対立する（折り合わない）可能性を持っている[7]．中川は，私も受講した「医学概論」の中で，『インフォームド・コンセントとは，患者一人ひとりが自分の生老病死の中にその病の体験を位置づけ，患者にその物語を描かせること』と述べ[8]，現在の「ナラティブ」に先駆ける概念を取り上げており，この場合には必ずしも米国流のインフォームド・コンセントの正否は問題とはならない．このように，インフォームド・コンセントについて明確な回答があるわけではない[9]．

2）医療安全

　医療行為は，身体にメスを入れたり，エックス線を照射したりするように，他者の身体を傷つけたり体内に接触したりするような行為が含まれており，これらは正当な理由がなければ違法性がある．したがって，どのような医療行為もある意味では危険な行為ではあるが，より安全に行う必要がある．そのために考えられたのが，医療安全の考え方である．この考え方は，遠くはヒポクラテス（Hippocrates）[10]の時代からあり，『私は能力と判断の限り患者に利益すると思う養生法をとり，悪くて有害と知る方法を決してとらない』としている（図18）．

　医療を安全に行うためには，インシデント（incident）を集積し分析することで，医療事故や医療過誤を防ぐことが必要である．また，どのように体制を整えても，医療事故や医療過誤が発生し得るという観点からの対応も大事であり，医療事故や医療過誤が発生した場合に火急に対応することのできる体制の構築も不可欠である．予防と発生時の対応のどちらにも配慮した体制を整えて，初めて医療安全を達成することが可能である[10]-[13]．

　　医神アポロン，アスクレピオス，ヒギエイア，パナケイアおよびすべての男神と女神に誓う，私の能力と判断に従ってこの誓いと約束を守ることを．

1. この術を私に教えた人をわが親のごとく敬い，わが財を分かって，その必要あるとき助ける．
2. その子孫を私自身の兄弟のごとくみて，彼らが学ぶことを欲すれば報酬なしにこの術を教える．
3. そして，書きものや講義その他あらゆる方法で私の持つ医術の知識をわが息子，わが師の息子，また医の規則に基づき約束と誓いで結ばれている弟子どもに分かち与え，それ以外の誰にも与えない．
4. 私の能力と判断の限り患者に利益すると思う養生法をとり，悪くて有害と知る方法を決してとらない．
5. 頼まれても死に導くような薬を与えない．それを覚らせることもしない．同様に婦人を流産に導く道具を与えない．
6. 純粋と神聖をもってわが生涯を貫き，わが術を行う．
7. 結石を切り出すことは神にかけてしない．それを業とするものに委せる．
8. いかなる患家を訪れるときも，それはただ病者を利益するためであり，あらゆる勝手な戯れや堕落の行いを避ける．女と男，自由人と奴隷のちがいを考慮しない．
9. 医に関すると否とにかかわらず他人の生活について秘密を守る．

　　この誓いを守りつづける限り，私は，いつも医術の実施を楽しみつつ生きて，すべての人から尊敬されるであろう．もしこの誓いを破るならば，その反対の運命をたまわりたい．

図18　ヒポクラテスの誓い（The Oath of Hippocrates）－小川 鼎三訳－
〔小川 鼎三：医学の歴史．中公新書，1964[10]より改変〕

ここで，用語を整理すると，

① インシデントとは，患者の診療において，本来のあるべき姿からはずれた行為や事態の発生であるが，傷害の発生した事例や傷害をもたらす可能性があったと関係者に知らせる必要があると考えられる状況も含んでいる．さらに，インシデントには，医療行為に関する問題だけでなく，患者および家族と医療従事者の間でのコミュニケーションや対人技術に関する問題，患者および家族からの苦情なども含まれている．

② 医療事故とは，疾病そのものではなく医療を通じて患者に発生した傷害を意味し，合併症，偶発症，不可抗力によるものも含まれている．医療事故は「過失によるもの」と「過失によらないもの」に大別され，前者が医療事故防止の対象となる．

③ 医療過誤とは，患者に傷害があること，医療行為に過失があること，患者の傷害と過失との間に因果関係があること，の3要件が揃った事態を意味する．

医療安全の観点からは，医療事故は「結果」を表す用語であり，インシデントは，医療事故防止の視点から，「結果」のみならず「過程」の問題点も含んでおり，インシデン

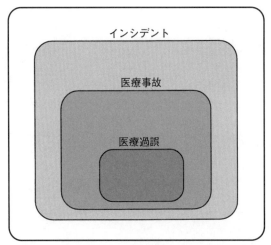

図19　インシデント，医療事故，医療過誤の関係
〔中島和江ほか：医療安全ことはじめ．医学書院，2010[11]より改変〕

ト，医療事故，医療過誤は**図19**のような関係にある[11].

　各医療組織では，医療安全のために，① インシデントなどの院内報告制度の確立とまとめ，② 安全管理体制の整備と指針作成，③ 職員研修の定期実施，④ 患者相談窓口の設置，⑤ 病院同士の情報交換，などを行っている.

　医療安全の観点から留意しなければならないことは，米国「医の倫理原則」[14]にもあるように『医業専門化集団は長い間にわたり，主として患者の利益のために展開されてきた倫理宣言の総体を承認してきた．この専門化集団の一員として，医師は患者に対する責任のみならず，また社会や他の保健職業専門家および自己への責任を認めなければならない．』であり，医師を含む医療関係者は，名誉ある行動にとって本質的なことを定めている「行動の基準」により縛られていることが医療行為の前提として存在することである.

3）個人情報保護

　ある人物が疾病である，あるいは疾病の程度についての情報は，その人物の将来を変える力を秘めた"個人情報"であり，ヒポクラテス[10]も"誓い"の中で，『医に関すると否とにかかわらず他人の生活について秘密を守る』と言っている（**図18**参照）．リハビリテーション専門職に限らず医療に携わる職業人は，免許資格などにより個人情報に対する守秘義務を負っている[15]ことを常に銘記すべきである.

　また，情報化社会の進展とともに，行政あるいは民間が保有する膨大な個人情報へのアクセスが容易になり，プライバシー侵害への危険性や不安の高まりから，個人情

報保護に関する法律が2003年に成立した[16]. この法律では，個人情報を，生存する個人の情報であって，特定の個人を識別できる情報(氏名，生年月日など)を指し，さらに，ほかの情報と容易に照合することができることによって特定の個人を識別することができる情報(学生名簿などと照合することで個人を特定できるような学籍番号など)も含まれる，としている.

　こうしたことを踏まえて，医療現場では，病室の案内を行わない，病室での名前の表示を行わない，待合室での名前による呼び出しを行わない，などの処置が取られた. しかし，医療安全との兼ね合いもあり極端な方策は行われないようになりつつある. しかし，学会発表や論文での症例報告などでは，対象とした患者の同意を得ることを求めるなど，個人情報保護に対する動きは活発である. さらに，電子媒体を通しての個人情報漏出の事例が多いことから，個人情報保護の対策は重要である.

　少なくとも医療専門職種を目指す学生や資格を取った職業人は，何気ない会話などから個人情報が漏出しないように注意すべきであるし，たとえ近親者に対しても個人が特定できるような情報を含んだ会話をなすべきではない[17)18)].

4）チーム医療

　"チーム医療とは，医師が中心となって医療業務を形成していた従来の形態とは異なり，医療従事者がお互い対等に連携することで，患者中心の医療を実現しようというものである."とチーム医療を定義することがある[1)3)]が，これはある意味正しく，またある意味間違いである.

　薬物治療に際して「薬の処方箋」が記載されるのと同様に，リハビリテーション医療の遂行においても，「リハビリテーション処方」を医師が提出することが義務づけられている. たとえば，理学療法士および作業療法士法第15条に，「理学療法士・作業療法士の業務は医師の具体的な指示を受けて行われること」が明記されている[19)]. また，1997年に制定された言語聴覚士法でも同様の記載がある[20)]. しかし，このことは，リハビリテーション医療は医師の考えだけで進められるということを意味していない. 医師はチームの代表者であり，理学療法士，作業療法士，言語聴覚士，看護師，あるいはケアマネジャーなどが専門家として高い水準で述べる意見を参考にし，自らの診察所見や各種の評価に基づいて治療の方針を決定し，書面として保存されうる「訓練処方」を記載して医療を進める[1)21)22)]. チーム医療は，チームアプローチ(Team Approach)というよりは多職種医療(Multidisciplinary Care)と呼ぶほうがふさわしいかもしれない. その場合でも要となる人材が必要であり，すべての職種が同じ立場で物事を決めようとしても,『船頭多くして船山に登る』となる可能性が高い. 医師，リハビリテーション・チームにおいては，リハビリテーション科専門医はリー

```
1．自分の進む方向を知っている
2．どのようにして到達するのかを知っている
3．勇気と忍耐がある
4．信頼される
5．裏切りはないと信用されている
6．職務は重要であり，全員の興味をかき立てることができ，しかも達成
　　可能であると納得させることができる
7．各人が職務において重要であると思わせることができる
8．各人が個々の役割を遂行可能であると思わせることができる
```

図20　リーダーとして求められる特質
〔中村隆一：入門　リハビリテーション概論. 医歯薬出版，2007[1]より改変〕

ダーとして診療方針をまとめ，結果については最も多くの責任を負うことになる（**図20**）.

　患者の治療にかかわる専門職種の意見をより多く取り入れるためには，カンファレンスを開くことが必要である．リハビリテーション・カンファレンス[1)3)21]では，リハビリテーション科医師，当該患者のリハビリテーションに関係する診療科の医師，看護師，理学療法士，作業療法士，言語聴覚士，ソーシャルワーカーなどが評価，予後予測，訓練内容などの確認を行う（**図21**）．最近はよく行われている栄養サポートチーム（NST：Nutrition Support Team）のカンファレンスでもリハビリテーション専門職種が活躍しており，リハビリテーション・カンファレンスと言える.

　入院中のことだけではなく，長期的な予後を踏まえて，退院あるいは転院（所）のことを考え，在宅あるいは入所での医療を考える場合には，施設の関係者，地域のケアマネジャー，保健師なども参加し，専門的立場からの意見を述べる．こうした医療は，地域でのチーム医療と呼ばれ，最近は多くの地域で行われている（**図22**）.

5）EBM（Evidence-Based Medicine；根拠に基づく医療）

　EBM は，19世紀半ばあるいはそれ以上に遡ることのできる旧いが新しく，また活発な議論がされている問題である．EBM を Sackett らは，『今日現在における最良の根拠を，誠実かつ綿密に，はっきりと賢明に使用しながら個々の患者についての診療方針を立てること』としている[23]．わが国では，里宇らがリハビリテーション医学と EBM について比較的早期から注目してきた[24]．里宇は，『EBM とは，意思決定の根拠となる経験や研究成績の科学的妥当性を吟味し，根拠に基づいた治療を行おうとする診療の実践方法であり，その過程は問題の発見，情報収集，情報の批判的評価，臨床への適用からなる（**図23**）』としている[25].

　EBM についての批判に，"最良の根拠"を集めて，評価（エビデンスレベルの分類

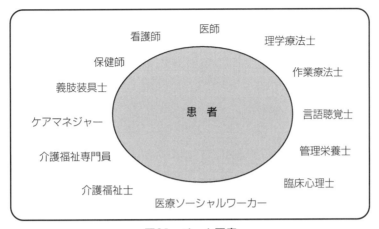

図21　チーム医療
　患者を多職種がおのおのの専門領域から診療する．診療内容についてカンファレンスで話し合い，方針を決定する．医師は，各診療科の医師とリハビリテーション科医師が関連するが，リハビリテーションについてはリハビリテーション科医師が主導する．

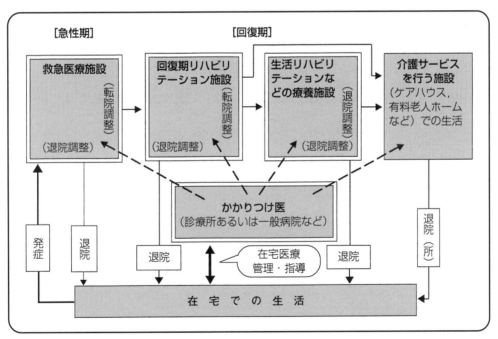

図22　地域でのチーム医療
　専門職種間でのチーム医療以外に地域の医療施設が連携を行う地域でのチーム医療もある．急性期，回復期，慢性期など時期に合わせて適切な診療体制が必要である疾病は多い．

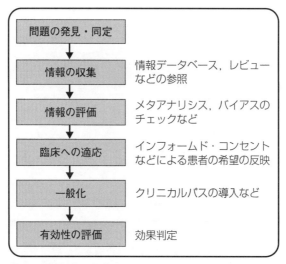

図23 EBM(Evidence - Based Medicine)のプロセス
〔里宇明元：リハビリテーション医学とEBM．医学のあゆみ，2002[25]より改変〕

Ia	システマティックレビュー，メタアナリシス
Ib	ランダム化比較試験
IIa	非ランダム化比較試験
IIb	その他の準実験的研究
III	非実験的記述的研究(比較研究，相関研究，症例対照研究など)
IV	専門家委員会や権威者の意見

図24 エビデンスレベル

　エビデンスレベルは，研究方法により決定される．米国保健政策研究局の基準
による各エビデンスのお勧め度は，以下のようになっている．
　A：エビデンスレベル　Ia, Ib　　　（行うよう強く勧められる）
　B：エビデンスレベル　IIa, IIb, III　（行うよう勧められる）
　C：エビデンスレベル　IV　　　　　（行うよう勧めるだけの根拠が明確でない）

（図24）を含む）し，診療ガイドライン（図25）を作成することのみが取り上げられ，
『"最良の根拠"を誠実に賢明に使う』ことへの配慮が欠けていることが挙げられてい
る．Benjamin も指摘しているように，『賢く使う(Use Wise)』であることを，もう
一度銘記すべきである[26]．

　EBM が急速に広まったのは，① 臨床研究の重要性への関心の高まり，② データ
ベースの進歩など情報アクセスの進歩，③ インフォームド・コンセントへの関心の
高まり，④ ガイドラインの必要性の増加，⑤ 医療経済への関心と要求の高まり，が
挙げられる．とくに米国では医療経済学的な観点から EBM を重視する傾向があり，
それをそのままわが国に取り入れることには違和感がある．

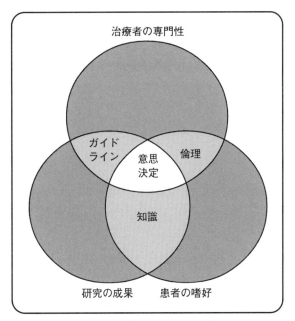

図25　臨床現場における意思決定
治療ガイドラインはあくまで診療を支援するためであり，
診療を拘束するものではない．これを実際に臨床の現場でど
のように患者に用いるかは，医師の専門的知識と経験を基に
患者の意向や価値観を考慮して判断すべきである．

　また，電子カルテの導入が進み，入力された患者データに基づいて推奨される治療
の選択肢が示される判断支援ソフトも開発されつつある．こうした情報やソフトをど
のように『賢く』使うかをリハビリテーションにかかわる専門職種は求められている．
　しかし，EBMではRCT（Randomized Controlled Trial；無作為化比較試験）に
よる臨床研究の情報が最も重視されている．これに対して，最近になりエクサバイ
ト（10^{18} Byte）からゼタバイト（10^{21} Byte）で量られる膨大な医療情報の集積である
「ビッグデータ」を用いて，医療の質の評価・向上につなげる動きがある．「ビッグデー
タ」については，集積方法，解析方法などが未成熟であり，また個人情報データの集
積・使用に関する倫理・社会的な問題も解決する必要があるが，今後の展開が注目さ
れる手法である[27]．

② リハビリテーション専門職種

　リハビリテーションは，基本的には多くの専門職によるチーム医療として行われる．以下に代表的なリハビリテーション専門職種を紹介する.

1）医　　師（MD：Medical Doctor）

　リハビリテーションは，臨床医学の複数領域の分野の患者に対して行われており，それぞれの領域の専門医がリハビリテーションを行っている場合が多い．しかし，包括的にリハビリテーションを行うためには，リハビリテーション科専門医が必要である．リハビリテーション科専門医は臨床医学の各領域の知識を持ち，リハビリテーション医学についての専門的知識と経験を持っている必要がある．チーム医療においては，リハビリテーション科専門医がリーダーとして，各臨床領域の医師，理学療法士，作業療法士などの専門職の間を調整し，患者のリハビリテーションの方向性を定めて，リハビリテーション治療における医学的管理についての責任を負う.

　リハビリテーション医療にかかわる主な診療科としては，神経内科，整形外科，内科，外科などがあり，それぞれの疾患における治療方針を立てる．また，リハビリテーションとの関係で注目されている栄養サポートチーム（NST：Nutrition Support Team）[28]は，リハビリテーション医学におけるチーム医療についてのわかりやすい事例である（図26）．この中で医師はリーダーとして全体の統括（マネジメント）を行う．統括を行ううえで，看護師，理学療法士などは専門職種として専門的立場から意見を述べる．この際に，各専門職種間の上下関係はもちろんないが，統括するのは医師であり，決断に対する最終的な責任も取る[29].

　また，精神医学の中でリエゾン精神医学（Liaison Psychiatry）と呼ばれる分野を専攻する医師がいる．リエゾン精神医学は，コンサルテーションリエゾン精神医学のことであり，他科の依頼を受けて精神医学的助言や介入を行う"コンサルテーション"と他科チームの診療に精神科医が加わる"リエゾン"の2つの意味を持っている[30].

　Lipowsky[31]は，リハビリテーションに従事する医師，理学療法士などは，診療の特性から社会心理学的観点を持っており，リハビリテーションこそリエゾン精神医学が理想的に実現できる診療部門であるとした．後で述べる臨床心理士も含めて，精神心理学的な要因はリハビリテーションを行ううえで無視できないことから，リエゾン精神科医との連携は重要である.

栄養サポートチーム
(NST：Nutrition Support Team)

1）医師：全身の医学的管理，嚥下障害評価(VF, VE)，リハビリテーション指示，病状・治療方針の説明と同意，全体のマネジメント，治療に必要な栄養摂取方法の選択と決定
2）看護師：嚥下障害患者の抽出，口腔ケア，摂食介助，精神的サポート，家族指導
3）ケアワーカー：口腔ケア，摂食介助，精神的サポート，食事前の口腔，嚥下体操の実施
4）言語聴覚士：嚥下障害患者の抽出，嚥下機能評価，直接・間接嚥下練習，高次脳機能障害や認知症へのアプローチ
5）理学療法士：呼吸理学療法，頸部・体幹運動，座位練習，食事時の姿勢の改善と評価，環境的アプローチ
6）作業療法士：上肢・手指機能練習，ADL 練習，食事用具の活用・考案，高次脳機能障害や認知症へのアプローチ，環境整備
7）管理栄養士：嚥下食の工夫と提供，嚥下造影検査食の提供，栄養管理，栄養・調理指導，嚥下食の紹介
8）薬剤師：経管栄養，嚥下障害患者に対し，錠剤の細粒化，簡易懸濁法などの提案，服薬指導
9）臨床検査技師：検査項目の改善，検査相談
10）歯科：口腔機能の評価，必要に応じた治療，不適合な義歯の調整や新しい義歯の作成による咬合支持の回復，口腔ケアの専門的な評価・指示，口腔衛生状態の改善

図26　栄養サポートチーム(NST：Nutrition Support Team)に関連する
　　　専門職種と役割
　　　VF：嚥下造影検査，VE：嚥下内視鏡検査，
　　　ADL：Activities of Daily Living；日常生活活動

2）理学療法士(PT：Physical Therapist)

　1966年に国家資格としての理学療法士が認定された[19]．医師の指示により，身体に障害のある患者の関節可動域(ROM：Range of Motion)や筋力，協調性などの検査を実施し，その評価に基づき機能回復訓練や ADL(Activities of Daily Living)訓練，あるいは運動器(骨・関節・筋)の疼痛軽減のための物理療法を実施する．主として，運動器の変形矯正や予防，筋力強化，心肺能力の向上などの基本的運動能力に対する訓練を行う．

　救命センターに入院している患者に対して合併症の予防や早期離床を目的とした理学療法の実施，あるいは在宅高齢者の機能維持あるいは改善のための理学療法も行われている．急性期から慢性期まで幅広い患者の訓練に理学療法士が関与している．

　最近は，養成校の増加に伴い，資格を持つ理学療法士あるいは作業療法士が飛躍的に増加している．このことは喜ばしいことではあるが，仕事の幅を広げることでかえって本来の役割をわかりにくくしているとの指摘もあり，専門職種としての自覚がより一層望まれる．

3）作業療法士（OT：Occupational Therapist）

　理学療法士と同様に，1966年に国家資格としての作業療法士が認定された．身障者の応用動作能力の向上を図る目的で，医師の指示による手芸，工作，その他の作業を治療手段としている．理学療法が，『身体に障害のある人に対して，・・・・・』とされているのに対して，作業療法は，『身体または精神に障害のある人に対して，・・・・・』となっており[19]，法令上は対象が異なっていることに注意が必要である．

　作業療法は，身体機能あるいは精神機能障害によりもたらされる能力低下および社会的不利など，その影響を最小限にするために機能評価と治療を行う．したがって，各種の心身活動を行わせる作業により，心身機能の早期回復を促し，廃用症候群を防ぎ，残存機能を最大限活かすことを促すことが作業療法士の役割である．

4）言語聴覚士（ST：Speech Therapist）

　1998年に国家資格としての言語聴覚士が認定された[20]．この法律では，『言語聴覚士とは，厚生労働大臣の免許を受けて，言語聴覚士の名称を用いて，音声機能，言語機能または聴覚に障害のある者についてその機能の維持向上を図るため，言語訓練その他の訓練，これに必要な検査および助言，指導その他の援助を行うことを業とする者をいう』となっている．摂食・嚥下機能については，言語聴覚士法では触れていないことには注意が必要であり，NST を運用するうえでも関連法令の整備が医療者と患者を保護するためにも必要である[17]．

　音声機能，言語機能または聴覚の維持向上を図るために，言語・音声・聴覚障害者に対する評価と訓練，必要な検査および助言，指導その他の援助を行うことが言語聴覚士の役割である．

5）義肢装具士（PO：Prosthetist Orthotist）

　1987年に国家資格としての義肢装具士が認定された[32]．義肢装具士は，医師の指示の下に，先天性・後天性の四肢切断者に対する義肢および装具の装着部位の採型ならびに義肢および装具の製作および身体への適合を行う．また，麻痺などによる四肢体幹の機能・形態障害に対し，装具作成を合わせて適合を図る．義肢装具士法で「義肢」とは，上肢または下肢の全部または一部に欠損のある者に装着して，その欠損を補てんし，その欠損により失われた機能を代替するための器具器械とされている．

　大学病院などの基幹病院では，義手，義足，整形靴，下肢装具，体幹装具，上肢装具など，多岐にわたる義肢装具が処方され作成される．市中病院や診療所では，軟性

コルセット，ネックカラーなどの簡便な装具が多く処方され，義肢装具士の中には福祉用具を扱う業務も存在する[22].

6）臨床心理士（CP：Clinical Psychologist）

臨床心理学を学問的基盤に，心の問題の援助・解決・研究に貢献する専門家が臨床心理士であるが，国家資格が存在せずに，心理療法家・カウンセラーを名乗る民間の認定資格が多数存在している．こうした状況は，臨床心理士の質を確保するうえで非常に問題となっていた．2015年に「公認心理師法」が制定され，公認心理師が国家資格として制定された．公認心理師は，臨床心理士と同じ職業的特性を有する一方で，養成期間が2年間（臨床心理士）から6年間（公認心理師）となるなど，いくつかの点で規定の相違が認められる．また，公認心理師が業務を行うにあたり，心理に関する支援を要する者に主治医がある場合に，その指示を受ける義務を規定している．ところが，『公認心理師の専門性や自立性を損なうことのないよう省令などを定めることにより運用基準を明らかにし，公認心理師の業務が円滑に行われるよう配慮すること』ともあり，実際の運用で問題が起きたときの対応があいまいなままである[33].

脳の損傷などにより，認知，記憶，判断，理解といった精神的機能がさまざまな程度に変化する．この脳機能と行動の関係を特別な検査で評価し，個別あるいはグループの認知訓練などを行い，さらに障害適応を援助するためのカウンセリングを行うのが臨床心理士であり，しっかりとした法的定義がなされるべきである．

7）リハビリテーション看護師（RN：Rehabilitation Nurse）

看護師の立場からリハビリテーションの看護を行う．他のリハビリテーション・スタッフと患者との橋渡しをする重要な役目であるが，わが国ではその必要性自体がいまだ十分に認識されていない．看護を手段として，能力低下の予防，心身機能の回復や維持に協力するとともに，ベッド上での正しい姿勢の指導，日常生活活動の指導など，病棟では最も身近に接している看護師としての利点を生かした活動が求められている．

8）医療ソーシャルワーカー（MSW：Medical Social Worker）

患者やその家族に対して，疾病によってもたらされる個人的・社会的な諸問題を明確化し，適切な援助方法を見つけ出す．医療の現場においては，患者やその家族とリハビリテーション・チームの間に入り，効率的なリハビリテーションプログラムが受

けられるように調整をする．また，家庭生活，職業，経済などの問題を解決するために，社会保障や社会福祉サービスなどの紹介，利用によって患者や家族が自立できるように調節するなど，社会復帰のための手助けを行う専門職である．患者を社会復帰させるうえで非常に大切な職種である．

9）介護福祉士（CW：Care Worker）

身体上または精神上の障害があることにより日常生活を営むのに支障がある者につき心身の状況に応じた介護を行い，並びに，その者およびその介護者に対して介護に関する指導を行う．

10）介護支援専門員（CM：Care Manager）

介護保険法によって定められた職種である[34]．居宅介護支援事業所，地域包括支援センター，介護老人福祉施設などに所属していることが多く，要介護者の状況の把握と分析を行い，必要な介護サービスを選択する．介護保険の利用者の増加により，この職種の有資格者は増加しているが，質の確保を行うための研修制度が整備されていないことが問題となっている．

リハビリテーション医療は変革しつつあり，今後はさらに多くの職種がリハビリテーション専門職種として取り上げられるようになることが予想される．

●参 考 文 献●
1）中村隆一（編）：入門　リハビリテーション概論．第6版増補，医歯薬出版，2007.
2）Delisa JA, Gans BM, Walsh NE, et al：Physical Medicine and Rehabilitation. Principles and Practice, 2004.
3）保健医療福祉キーワード研究会：くせものキーワード事典．医学書院，2008.
4）水野　肇：インフォームドコンセント　医療現場における説明と同意．中公新書，1990.
5）中井久夫：徴候・記憶・外傷．みすず書房，2004.
6）Garrison M：生命倫理と自己決定権．樋口範雄，土屋裕子（編），生命倫理と法．弘文堂，2005.
7）沢瀉久敬：医学の哲学．増補，誠信書房，1981.
8）中川米造：医療の原点．岩波書店，1996.
9）高草木光一：思想としての「医学概論」－いま「いのち」とどう向き合うか．岩波書店，2013.
10）小川鼎三：医学の歴史．中公新書，1964.
11）中島和江，児玉安司：医療安全ことはじめ．医学書院，2010.
12）厚生労働省医政局開発振興課：医療情報システムの安全管理に関するガイドライン．第3版，2008.

13) 日本リハビリテーション医学会診療ガイドライン委員会：リハビリテーション医療における安全管理・推進のためのガイドライン．医歯薬出版，2006.

14) アメリカ医師会：『医の倫理原則』．(http://www.amaassn.org/ama/pub/category/2512.html)

15) 吉松和哉：医者と患者．岩波書店，1999.

16) 個人情報の保護に関する法律：総務省法令データ提供システム．(http://law.e-gov.go.jp/cgi-bin/idxsearch.cgi)

17) 古笛啓子：事例解説　リハビリ事故における注意義務と責任．新日本法規出版，2012.

18) 樋口範雄，土屋裕子：生命倫理と法．弘文堂，2005.

19) 理学療法士及び作業療法士法(昭和四十年六月二十九日法律第百三十七号)：総務省法令データ提供システム．(http://law.e-gov.go.jp/cgi-bin/idxsearch.cgi)

20) 言語聴覚士法(平成九年十二月十九日法律第百三十二号)：総務省法令データ提供システム．(http://law.e-gov.go.jp/cgi-bin/idxsearch.cgi)

21) 三上真弘，石田　暉：リハビリテーション医学テキスト．南江堂，2005.

22) 立野勝彦：リハビリテーション専門職の現状－リハビリテーション医療におけるおもなco-medical staffとは－．医学のあゆみ　203：597-599，2002.

23) Sackett DL, Rosenberg WM, Gray JA, et al：Evidence based medicine；what it is and what it isn't. BMJ　312：71-72，1996.

24) 里宇明元：リハビリテーション医学へのEvidence-based Medicine(EBM)の導入．リハビリテーション医学　38：558-560，2001.

25) 里宇明元：リハビリテーション医学とEBM．医学のあゆみ　203：590-596，2002.

26) Benjamin D：Evidence based medicine；does it make a difference？Use wisely. BMJ　330：92，2002.

27) ビッグデータは誰のものか(真相深層)．日本経済新聞(2013/07/31)

28) 藤井　真，田中弥生：NST実践ハンドブック．日本医療企画，2006.

29) 池ノ上寛太：リハビリテーションの結果と責任．三輪書店，2009.

30) 渡辺俊之：リエゾン精神医学とリハビリテーション．医学のあゆみ　203：841-848，2003.

31) Lipowsky ZJ：Consultation-liaison psychiatry；Past failures and new opportunities. Gen Hos Psychiatry　1：3-10，1979.

32) 義肢装具士法(昭和六十二年六月二日法律第六十一号)：総務省法令データ提供システム．(http://law.e-gov.go.jp/cgi-bin/idxsearch.cgi)

33) 公認心理師法(平成二十七年九月十六日法律第六十八号)：総務省法令データ提供システム．(http://law.e-gov.go.jp/cgi-bin/idxsearch.cgi)

34) 介護保険法(平成九年十二月十七日法律第百二十三号)：総務省法令データ提供システム．(http://law.e-gov.go.jp/cgi-bin/idxsearch.cgi)

【阿 部　和 夫】

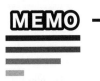

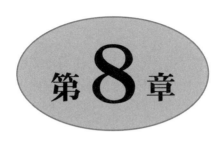

チームアプローチ

1 チーム医療，連携医療

　従来の医療は，患者，医師，看護師の３者で構成されていた(**図27**)．疾病構造の変化と高齢化社会の拡大に応じて複数の障害を持つ患者の数が増加している．

　また，近年の医療技術の飛躍的進歩によって，内科系，外科系ともに多くの医療専門職が一人の患者にかかわることが多くなっている．とくにリハビリテーション医療では，リハビリテーション科医師，看護師，理学療法士，作業療法士，言語聴覚士，義肢装具士，臨床心理士などの関与が必須要件となる(**図28**)．

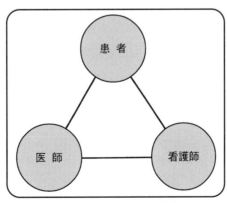

図27　従来の医療の構成

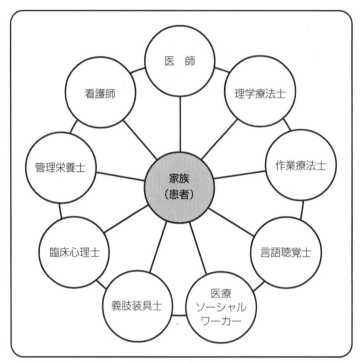

図28 リハビリテーション医療のチームアプローチの構成

医療専門職ばかりでなく，健康・福祉にかかわる医療ソーシャルワーカー，管理栄養士，保健師，社会福祉士などの関与も必要となる．ここに今日提唱されている"保健・医療・福祉"の連携が成立する．

多くの医療専門職がチームを組んで，一人の患者の治療にあたることから，職種間相互の緊密な連携が必要となる．これが"チームアプローチ"あるいは"連携医療"と呼ばれるものである．

1）チームの構成

リハビリテーション医療においてチームを構成する専門職の数は，チームの大きさや患者の持つ障害の種類によって異なる．チームは，患者や障害者との対応から，次のように区分される[1]．

（1）中核チーム（Core Team）

チームを構成するのは，患者や障害者に日常直接に接する医師，看護師，理学療法士，作業療法士，言語聴覚士，医療ソーシャルワーカー，臨床心理士，義肢装具士，管理栄養士などの職種である．小児では，これに保育士や指導員，教師が加わる．

（2）拡大チーム（Extended Team）

患者や障害者あるいは家族と直接に接することはないが，組織運営に不可欠な職種の病院や施設の事務職員，調理師，電話交換業務などがある．

（3）地域チーム（Community Team）

地域の保健医療福祉サービスにかかわる医師，保健師，看護師，福祉行政の職員，ホームヘルパーなどがある．在宅生活では家族，隣人，友人，同僚などがある．

2）チームリーダー

リハビリテーション科医（医師）は，患者の医学的管理とリハビリテーション治療に関する包括的計画の責任者としてのリーダーの役割を担う．

リハビリテーション科医が適切な内容の処方と指示を出すためには，各医療専門職が行う治療・訓練の知識と技術に精通し，日常的に訓練場面に立ち会うことが重要である．その際にチームを構成する各専門職の技量や性格を十分に把握しておく必要がある．

3）チームアプローチの有効性

リハビリテーション医療におけるチームアプローチでは，多種類の職種がその専門性を駆使して，患者の医学的管理，機能訓練，日常生活活動機能，社会環境整備などを分担する．

障害の治療には，時間的・空間的に一定の規律性と連続性が存在する．順序を誤ったり，専門性を強調するあまり突出した加療を行うと，全体の均衡の取れた治療計画を損なうことになる．効率良く治療計画を進めていくためには，各職種で患者情報，評価内容，治療計画，医療目標を共有し，相互に円滑な情報交換が行われなければならない．

リハビリテーション医療における多職種のチームアプローチには，次の3型があると考えられている[2]．

（1）相互独立性（Multidisciplinary Approach）

医師の処方により，各職種がそれぞれの専門領域について独立して治療を進める．各職種間での情報交換が希薄になると効果的な包括的治療が困難になる．

(2) 相互連携型(Interdisciplinary Approach)

各職種がそれぞれの専門領域について治療を進めていくが，この際に緊密な連携と情報交換を行う．この型で治療を進めるには，必要なすべての職種が整っていなければならない．

(3) 相互補填型(Transdisciplinary Approach)

すべての職種が整備されていない場合には，欠損した部分について自らの専門領域を拡大して相互に分担して補完する．この型が最も現実的で有効な方法である．

そのためには，各専門職は自己の専門領域を超えた知識と技術を備え，柔軟に対応できる能力が必要となる．さらに，統括責任を持つリーダーのリハビリテーション科医には適切な指示と管理能力が要求される．

多職種からなるチームアプローチを最大限に有効なものとする条件として，次の事柄が考えられている[3]．
① 理念に忠実であること
② 各職種の役割の明確化
③ 各職種の均衡の取れた参画
④ 相互関係に関する基本ルールの遂行に対する合意
⑤ 明確で効果的な意志の疎通と文書化
⑥ 患者の問題点への科学的アプローチ
⑦ 明確に定義された測定可能な目標
⑧ グループの過程に対する有効な知識
⑨ 合意と意志決定に至るための合理的な手順

❷ 評価会議とゴール設定

従来の医学モデルでは，患者の診察に際して，疾病の病態から診断名(病名)を確定し，その疾病の原因を除去する手段を検討・実施し，健康な状態に復することで治療が完結するものであった．しかし，今日では疾病構造が複雑に変化し，加えて高齢化社会の進展などによって，原疾患が治癒した後に「障害」が残存することがしばしば起こる．

リハビリテーション医学では，これらの疾病によってもたらされる障害を問題とする．単一の疾患としても，そこから生ずる障害は多様である．障害は，"国際

障害分類(ICIDH：International Classification of Impairments, Disability and Handicaps)"あるいは"国際生活機能分類(ICF：International Classification of Functioning, Disability and Health)"で区分されている．患者が直面する問題点が，障害分類のいずれに該当するのかを明らかにしなければならない．

　疾病の重症度を診断することは，障害に関しては評価に該当する．障害の評価は，各種の評価法を用いて定性的・定量的に測定する．

　リハビリテーション医療の開始にあたっては障害の評価・測定が最も重要で，理学療法士・作業療法士の教育過程における専門科目の中で最初に学ぶものである．

　各職種が自己の専門領域について，患者の適正な評価・測定を行い，チーム医療を構成する職種が一堂に会して情報交換を行い，治療計画を立て，ゴール設定を行う（クリニカルパスの設定）のが評価会議である．

1）評価会議（ケース会議，ケース・カンファレンス；Case Conference）

　評価会議には，初期（入院時），中間，退院時評価会議がある．各評価会議は，リハビリテーション治療の過程の中で必要に応じて開催される（**図29**）．評価会議の開催方法は病院・施設によって異なるが，初診から治療終了までの流れの順を追って，会議の意義を検討する．

（1）診　　察

　リハビリテーション科医は，患者の訴えから何が最も問題であるかを聞き取る．それに伴う症状を診察し，危険因子を検討し，必要に応じて薬物を処方する．その際に必要な血液検査，心電図，筋電図，X線写真やCT，MRIなどの検査を行う．

　また，必要に応じて身体障害者手帳の申請手続きなどの説明も行う．

　身辺動作，移動手段，ADL（Activities of Daily Living；日常生活活動）などの基本的（一次的）評価を行い，看護師，理学療法士，作業療法士，言語聴覚士，臨床心理士，ケースワーカーなどに評価・訓練・相談に関する処方を行う．

　必要とする職種が整備されていないときは，これを補完（相互補填）するように配慮した処方とする．また，短期・長期ゴールの大枠を検討しておく．

（2）訓練・評価

　入院の場合には，直ちに処方に基づいた各職種の専門領域の訓練を開始する．訓練過程を通じて詳細な障害の評価を行う．発症後に始めてリハビリテーション訓練を体験する患者では，短期間で著しい機能改善が見られることがある．

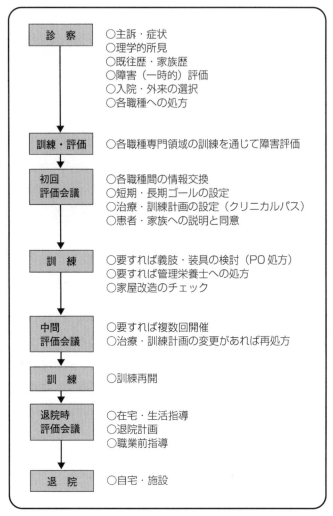

図29　リハビリテーション治療の流れと評価会議
PO：義肢装具士

　障害の程度が重度で，座位などの基本動作が不可能な場合には，当初の訓練は看護職に委ねられる部分が多い．ほかの職種の訓練・評価も病棟に出張してベッドサイドで行われる．30分程度の座位や車椅子座位が取れれば，訓練室での訓練が可能となる．

（3）初回（入院時）評価会議

　初回評価会議は入院後1～2週間経過してから行われることが多い．関連する各職種の代表が参加して，それぞれの評価結果について，簡潔な報告書をもとに相互に情報交換を行う．会議の進行・司会はリハビリテーション科医（主治医）であることが多

いが，ほかの職種でもよい.

　主治医は，患者の病態・症状・合併症・危険因子などの医学的所見と，投薬されている薬物の情報，家族や生活などの患者を取り巻く環境について，また患者の障害に対する受容状況などを説明する.

　各職種は評価に基づいて治療方法や訓練計画を示し，ここで短期ゴールと長期ゴールを設定する. 全体の計画を総括して訓練の日時や頻度の調整を行い，治療・訓練計画を設定する. その際に服薬時間などについての配慮が必要である.

　治療・訓練計画が設定され，短期・長期ゴールが立てられたら，その内容を患者と家族に説明し，同意を得る(インフォームド・コンセント；Informed Consent).

(4) 訓　　　練

　処方と評価会議の決定に従って訓練が開始される.

　訓練は，あらかじめ指摘されている危険因子や転倒に留意し遂行する. その間に必要とされる自助具を作成したり，義肢・装具の必要性が認められたときは義肢装具士(PO：Prosthetist and Orthotist)がその処方を行う. 腎障害，糖尿病，高血圧，肥満などを合併しているときは，管理栄養士に栄養指導を依頼する.

　訓練が終盤に近づいた時期には，必要に応じて患者の自宅を訪問して家屋を点検し，改造の必要な箇所について適切な指摘・助言を行う. 訪問は一般に理学療法士あるいは作業療法士によって行われる. また，場合によっては自宅外泊をして，訓練室訓練の結果が自宅でどのように適応されるかを試みることもある.

(5) 中間評価会議

　治療計画通りに進行していれば開催の必要はない. 予想を超えて進捗状態に遅延があるとき，患者に不慮の出来事や病状に急変があるとき，手術適応が認められたときなどの場合は，関連職種による中間評価会議が開かれる. 必要があれば，複数回の会議がもたれることもある.

　治療・訓練計画に変更が生じたときは，再処方が出されて訓練が再開する.

(6) 退院時評価会議

　必要な補装具などが整備され，ほぼすべての訓練が終了間近かになった時点で，最終的な機能評価を行う.

　退院に向けて在宅での生活指導，ホームプログラムの設定，今後の通院計画，地域の医療施設への情報連絡，職場復帰への対策と指導，ヘルパーや福祉サービスなどの社会資源の利用の指導を行って退院となる.

2）評価会議の問題点

　評価会議はチームアプローチを象徴する方法の一つである．情報を交換し，個別の訓練プログラムを調整し，ゴール設定について認識を共有する．複数の職種による評価会議は多大な利点があると同時に，欠点もあることに注意しなければならない[1]．

　利点とされる事柄は，

　① 多くの情報が得られ，その信頼性は高い

　② 交代案の選択が可能である

　③ 各専門職が共通の目標を認識することにより，協調性が得られる

　④ 決定の意思伝達が速い

などである．一方，欠点とされる事柄は，

　① 決定に時間がかかる

　② 各専門職の時間を奪う

　③ 責任の所在が不明確となる

　④ 未決定に終わることがある

などがある．会議に先立って関連する専門職の代表は周到な準備を行い，司会は要領よく，しかも全員が納得できる会議運びを心がける．1症例にかける時間は20〜30分を目安にして終了する．

3）ゴール設定

　リハビリテーションの目的（object）は，患者のQOL（Quality of Life；生活の質）の最大限の向上にある．目標（goal）というときは，より具体的な，優先順位を考慮した達成度を示す．リハビリテーション医療のゴールには短期ゴールと長期ゴールがある．初診時に大まかなゴール設定を行うが，各専門職の情報が調整される評価会議の結果で，より具体的なゴールが設定される．

（1）短期ゴール（短期目標；Short Term Goal：STG，副目標；Subgoal）

　長期ゴールに到達するために必要な個人レベル（能力障害）の改善目標と，その必要条件である機能レベル（機能障害）の改善目標を指す．

　短期ゴールは当面機能改善しなければならず，それ以後の訓練に大きく影響するような内容のものである．たとえば，中枢神経疾患で一定時間の座位が保持できない場合には，座位保持訓練が最優先される．

　短期ゴールは一般に期限を区切って（たとえば，3週間で座位保持機能を獲得）設定される．目標に到達しないときは計画が変更される．

(2) 長期ゴール（長期目標；Long Term Goal：LTG，主目標；Main Goal）

患者のできる限り高い QOL を実現できるような，社会的不利レベルまでも含む具体的・個別的な目標である．

長期ゴールは，患者が最終的に帰結することが予測される機能の目標である．

移動手段であれば独歩，補装具での歩行，車椅子など，身辺動作では自立，要監視，一部介助，全介助など，退院先については自宅，施設などである．

長期ゴールは訓練の経過で変更されることがよくある．

リハビリテーションプログラムとクリニカルパス

クリニカルパス（Clinical Path）という用語は，もとは産業界における製造業などで工期を決めるときの重要な指標となるクリティカルパス（Critical Path）に由来している．工期を短縮するために，作業の所要日数を制限したり，作業過程を変更したりする行程の効率のよい流れを定めるのに用いられる手法である．近年この考え方が医療分野に導入されたものがクリニカルパスである．

1）クリニカルパスの成り立ち

クリニカルパスを最初に医療に組み入れたのは米国の New England Medical Center Hospital の看護師 Karen Zander である．その背景には，従来の看護の方法のみでは患者に対して質の高い総合的ケアが行えず，多職種によるチームアプローチが必須となったこと，また高騰する医療費に対してDRG/PPS（Diagnosis Related Group/ Prospective Payment System；診断群別包括支払い方式）が導入され，それまで出来高払いであったものに種々の制約が加わったことがある．

クリニカルパスは，当初はケアマップ（Care Map）と呼ばれて特許化された．患者の入院から退院まで複数の専門職がかかわるチームアプローチによって計画的に行われ，入院期間の短縮，医療費の削減，質の高い医療の提供などを意図したものとした．種々の呼称が付けられているが，欧米ではグローバルスタンダードとしてクリニカルパスの呼称が定着化している．

2）わが国のクリニカルパス

　わが国では今世紀に入って高騰する医療費を抑制するために，急性期入院に医療機関別の包括支払い方式が制定された．その対応の一つとして，最小の人的，経費的負担で最大の治療効果を上げるために，多くの医療施設でクリニカルパスが急速に導入されるようになった．

　クリニカルパスは，すべての診療科で疾患別に，治療，手術，処置，看護などのアウトラインを，入院から退院時の到達目標までの計画を経時的，職種別に一覧表としたものである．様式は，病院，施設によって，また診療科や疾患によって多種多様である．

3）リハビリテーション医療におけるクリニカルパス

　リハビリテーション医療では，「クリニカルパス（Clinical Pathway）」を正式な用語としている（日本リハビリテーション医学会用語集，第7版，2007）．

　2006年から診療報酬の算定方法が改正され，リハビリテーションに関する疾患を，心大血管，脳血管，運動器，呼吸器疾患の4つに区分し，それぞれの治療期間に上限を定めた．

　リハビリテーション医療の対象患者は，単に原疾患にとどまらず，複数の合併症を罹患することが多い．限られた期間内で目標に到達するには，あらかじめ効率のよいリハビリテーションプログラムを設定して，各専門職の訓練を調整しておかなければならない．

(1) EBM，アウトカム，インフォームド・コンセント

　リハビリテーション医療で用いられる治療手技は，多分に経験的要素が強く，科学的な根拠が明らかでないものが多いとされている．最近の医療では，「根拠に基づく医療」（EBM：Evidence‐Based Medicine）が重視されている．実施された治療法が確実に有効で効率が良いと評価されたものでなければならない．

　プログラムの設定に際して立てられた短期ゴールと長期ゴールに関して，治療の結果としての転帰（アウトカム；outcome－疾病の帰趨．通常，治癒，軽快，不変，増悪，死亡などに分類される－）が，あらかじめ予測されたものに一致するものであることが重要である．

　クリニカルパスの作成の結果に沿って，患者や家族に治療方針，治療方法，予測される転帰などについて十分な説明をして理解を求め（インフォームド・コンセント；Informed Consent），了解を得た段階で始めて治療が開始される．

(2) クリニカルパスの効果

ａ．医療費の経済効率

　医療専門職が，自らの専門領域について納得するまで治療を進めることは当然ではあるものの，その際に経済効率までも考慮しながら進めなければならない時代になっている．

　クリニカルパスの実施によって，入院期間，治療の優先度，検査の必要性，薬物の使用量など多岐にわたる調整が明確にされることから，時間，物，人の効率のよい運用が図られ，総体的に医療にかかる経費の適性化が期待できる．

ｂ．治療手技の厳選

　限られた期間に最大の効果を上げるために最も有効な治療手技を選択する必要がある．精選された治療手技を用いることによって，結果として治療の質が向上することになる．

ｃ．情報の共有

　関連する医療専門職が相互に治療計画の推移を確認できることによって，治療を有効に進めることができる．また，患者や家族への説明もしやすくなり，予測される転帰により退院計画や地域の医療機関への情報も円滑に提供できる．

(3) クリニカルパス設定上の問題点

ａ．疾患の種類

　疾患の種類によってクリニカルパスを設定しやすいものとそうでないものとがある．

　心筋梗塞のリハビリテーションや，整形外科疾患のうちの骨折後や人工関節置換術後などのような，治療開始当初から治療計画と日程予測が立てやすい疾患では比較的設定が容易である．しかし，脳血管障害や神経筋疾患のように複数の障害が存在する場合には，それぞれのゴール設定が異なるために複雑になる．

ｂ．疾患の経過

　クリニカルパスは，本来疾患の急性期治療のために開発された経過がある．脳卒中の急性期は入院期間が２〜３週間に限定されると，比較的容易にクリニカルパスを設定しやすい．**図30**は，脳卒中急性期で座位良好群のために設定された３週間コースのクリニカルパスの例である[4]．回復期については，数カ月にわたる経過が記載されるものでなければならず，その間に複数回の改正を余儀なくされる場合が多い．

ｃ．職種間の調整

　複数の職種が関与するときは，課題達成の時期や関連する内容などについての調整が必要である．また，看護や理学療法は比較的設定しやすいが，作業療法や言語聴覚療法は訓練の時期や順序の設定が複雑なものもあることに注意を要する．

	発症日〜2日	発症3〜5日	発症5〜7日	発症8〜13日	発症14〜20日	退院　週
他科医	□診断・治療 □併存疾患管理 □合併症予防 □家族説明ー症状・予後 □リハビリコンサルト	□診断・治療 →	□訓練室リスク再検討 →	→ (リハビリ科に転科)	→	□退院予定 □生活指導
訓練場所	ベッドサイド(BS)	ベッドサイド(BS)	訓練室・ベッドサイド	訓練室	訓練室	訓練室
リハビリ科医	□リハビリ診療・評価 □リスク管理検討 (担当医と) □リハビリ処方*2(BS)	□座位開始(車椅子) □リスク管理 □モニター (EKG/BP/HR) □家族面談 リハビリ治療計画	□リハビリカンファレンス(RCC)*3 (ゴール・期間) □訓練室リハビリ処方*4 □リハビリ進行度チェック (モニター) □下肢装具処方	(主治医として治療) □RCC □リハビリ処方 □リハビリ進行度チェック*5 □家族面接・予後予測・リハビリ期間	□RCC □週末外泊計画 (家屋訪問評価)	□退院後指針 □生活指導 □外来リハビリ □ホームプログラム
看護師	(良肢位保持) (体位変換) □看護プラン作成 □ADL介助	□ADL指導介助	□ADL指導介助 □心理的支持 □訓練状況把握	□ADL自立支援 □週末外泊*6	□ADL自立支援 □退院準備	
理学療法士(PT)	□評価	□座位耐性・バランス □車椅子駆動 □関節可動域 □自動介助運動	□立ち上がり訓練 □基本動作訓練 □筋再教育訓練 □車椅子駆動 □装具クリニック □家族指導	□立ち上がり訓練 □基本動作訓練 □歩行訓練(訓練装具) □筋力強化 □家族指導	□立ち上がり訓練 □歩行訓練(装具使用) □応用歩行・階段歩行 □筋再教育・筋力強化 □家族教育 □家族指導	□ホームプログラム
作業療法士(OT)	□関節可動域(ROM)	□ADL訓練 (移乗に重点) □家族指導	□ADL訓練 (移乗・排泄中心) □機能的作業療法 □高次脳機能評価・訓練 □家族指導	□ADL訓練 □機能的作業療法 □片手動作・利き手交換 □高次脳機能障害訓練 □支持的作業療法	□ADL訓練 □機能的作業療法 (家事動作訓練) □片手動作・利き手交換 □家屋(改造)評価 □高次脳機能障害訓練	□ホームプログラム □家族指導
言語聴覚士(ST)		□言語評価	□言語訓練 □嚥下評価	□言語訓練 (嚥下)評価	□言語訓練 □評価	□家族指導
医療ソーシャルワーカー(MSW)*1		□家族状況把握 家屋・介助能力 経済状態・雇用	□家族状況把握 家屋・介助能力・雇用		□受け入れ体制整備 □社会資源利用 (ベッドなど)	□確認 受け入れ体制

*1 医療ソーシャルワーカー(MSW)は専門職がいなければ医師が代行する。
*2 リハビリ処方は1週間に一度更新する。
*3 RCC(リハビリカンファレンス):かかわりをもつリハビリスタッフの意見交換。
*4 リハビリのプログラムは、耐久性により順次拡大する。(例として理学→作業→言語)
*5 リハビリ家族面談では、早期に予測される機能予後と訓練期間を明確にする(受け入れ準備のため)。
*6 週末外泊(外出)は2週より開始。

(岡田恒夫ほか, 2001 [4]による)

図30　脳卒中急性期のクリニカルパス

●文　　　献●
1）中村隆一（編）：入門リハビリテーション概論．第5版，医歯薬出版，2005.
2）Manley S：The rehabilitation team．In M Grabois，SJ Garrison，KA Hart，et al（eds）：Physical Medicine and Rehabilitation．Blackwell Science Inc，Massachusetts，2000.
3）Steven A Stiens，Bryan JO' Young，Mark A Young：Physical Medicine and Rehabilitation Secrets，2nd ed，Hanley & Belfus Inc，2002.
4）岡田恒夫，石神重信：脳卒中急性期のクリニカルパス（座位良好群：3週コース）．米本恭三，石神重信，石田　暉（編）：リハビリテーションクリニカルパス実例集，J of Clinical Rehabilitation（別冊），医歯薬出版，2001.

【齋　藤　宏】

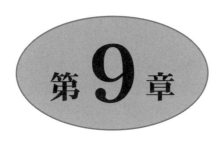

ADL，QOL の概念と評価法

1 ADL：Activities of Daily Living（狭義，広義）

1）ADLの概念

　リハビリテーション医学の評価内容の一つに ADL（Activities of Daily Living）があり，現在では日常生活活動と訳されている．

　ADL 評価は，患者が日々の生活でどのように活動しているかをなるべく正確に提示するもので，リハビリテーション・チームが共有し利用できるようにするものである．これにより，うまくできない活動について訓練プログラムの作成や自助具の検討ができ，さらには退院後の生活についても指導できるようになる．

　また，患者の全体像を捉えるにあたり，実際にできる活動ばかりでなく，できるようになりたいと望む活動についても把握する必要がある．そこで共有できる ADL 評価表が作成されることとなるが，ここで注意すべきことは，患者を十分に把握するためには評価表に頼りすぎることなく，判定から外れる細かい観察結果もわかるようにしておくことが挙げられる[1]．

　この ADL の概念は国あるいは研究者により異なり，本邦では1976年に日本リハビリテーション医学会が示した概念があり[2]，現在もそれに沿った評価がなされている．

　当時は，ADL を日常生活動作と訳しており，

『ADL とは，一人の人間が独立して生活するために行う基本的な，しかも各人

ともに共通に毎日繰り返される一連の身体動作群を言う．この動作群は，食事，排泄などの目的を持った各動作（目的動作）に分類され，各作業はさらにその目的を実施するための細目動作に分類される．リハビリテーションの過程やゴール決定にあたって，これらの動作は健常者と量的，質的に比較され，記録される．』
と述べられている．

この注釈として，

① 義肢・装具・生活用具・家庭社会環境の関与を考慮．

② 原則として身体運動機能が対象で，他の独立した障害は別に考慮．

③ ADL の範囲は家庭における身のまわりの動作を意味し，広義の ADL と考えられる応用動作は生活関連動作．

④ 前職業的あるいは職業的動作能力は含まない．

⑤ 評価の実施者は動作をリハビリテーション医学的に吟味しうる知識を持つ者．
となっている．

上記の③について補足すると，誰もが行う身辺活動(self care)が狭義の ADL となり，基本的日常生活活動(BADL；Basic Activities of Daily Living)とも言う．

また，交通機関の利用や家事活動などは広義の ADL となり，生活関連動作は APDL(Activities Parallel to Daily Living)，手段的日常生活活動は IADL(Instrumental Activities of Daily Living)と表現されている．

2）ADLの項目

評価する ADL の範囲により項目も異なり，項目数や判定の方法は評価表によりさまざまである．生活するうえでの活動はたくさんあるが，基本的 ADL では，"起居，移動，食事，更衣，整容，トイレ，入浴，コミュニケーション"における活動が取り上げられ，広義の ADL では，"近隣への移動，調理，整理整頓，洗濯，階段昇降，交通機関の乗降"などが挙げられる[3]．

ところが，家事は健常な人でもしない場合があり，むしろ通勤・通学や学業といった項目が重視されるべき人もいる．このように，性別，年齢，ライフスタイルに対して活動項目に柔軟性を持たせることは重要ではあるが，すべてを満足させる評価表を作成することは困難である．このことは，ADL 評価表が多数存在することの一因となっている．

家庭生活を考える場合，排泄が一人でできるかどうかが重要となることが多い．これは，食事は1日3回というように，他の活動では回数や時間をある程度設定できるのに対し，排泄は時間や回数が不定であり，介助が必要な場合，家族が終日付き添わなければいけないためである．このような家庭での介護には，家族の負担を考えた環

境整備が必要である．

3）ADL評価表

　評価表は，施設，職種，障害の種類などにより異なる．また，活動項目の判定については統一されておらず，自力でしている場合は自立と判定されるが，監視下あるいは介助を必要とする場合は判定を細分化することもある．

　活動内容のほとんどが介助で行われる場合は全介助と判定する．この判定の方法，点数化については評価表ごとに定められている．さらには，評価する場面が病院や施設であるのか，自宅であるのか，環境によっても多少の違いがでてくる．

　以下に，一般的に広く使用されているものを紹介する．

（1）Barthel Index

　1965年に Barthel らにより発表され[4]，歴史的に古くから用いられている．現在使用されているものは点数の重みづけの改訂をし，1979年に検証されたものである[5]．評価の方法は簡単で，基本的 ADL を10項目の活動について自立，介助に大別し，5点刻みの判定を行い，満点は100点である（**表30**）．判定に迷うことが少ないため，多職種で短時間に評価することができる．

　脳卒中患者では，40点以下では生活の自立度は低く，60点までの人は部分介助，85点以上で移乗，トイレ動作がほとんど自立すると報告されている[6]．ただし，ここでの注意点として，満点であることは独居可能であることを意味しないことである．また，車椅子使用者はすべて自立していても，歩行，階段昇降ができないため80点となる．

（2）Functional Independence Measure（FIM）

　項目は6つに分類されており，評価すべき項目数は18と多くなっている（**表31**）．これは，運動項目のほかにコミュニケーションおよび社会的認知に分類される認知項目も加わっているためである．

　評価方法は，完全自立から全介助までを7から1までの7つのレベルに分け，それぞれにつき細かな判定基準がある．そこで，評価マニュアルが作成され，講習会も開催されている．最高の得点は126，最低は18となる．この評価法は，信頼性と妥当性に秀れ，臨床研究のツールとして取り上げられることが多く，Barthel Index との相関も示されている．

表30　Barthel Index	介助	自立
1．食　　事	5	10
2．車椅子とベッドの間の移乗(ベッドでの起き上がりを含む)	5 - 10	15
3．整容(洗顔，整髪，髭剃り，歯磨き)	0	5
4．トイレ動作(衣服の着脱，拭く，流す)	5	10
5．入　　浴	0	5
6．平地歩行(歩行不能の場合，車椅子駆動) 　　*歩行不能の場合のスコア	10 0*	15 5*
7．階段昇降	5	10
8．更衣(靴，ファスナーを含む)	5	10
9．排便コントロール	5	10
10．排尿コントロール	5	10

基準を満たせない場合は0とする．
1．食　　事
　　10＝セッティングすれば食べることができる．必要であれば自助具使用．相応の時間内に終える．
　　 5＝なんらかの介助が必要．たとえば，食物を刻むなど．
2．車椅子とベッドの間の移乗
　　15＝一連の活動がすべて安全に行える．
　　10＝わずかの介助または安全のための注意，監視が必要．
　　 5＝座っていられるが，移乗にはかなりの介助が必要．
3．整　　容
　　 5＝洗顔，整髪，歯磨き，髭剃りを準備も含めて可能．女性の化粧はしていた場合は含めるが髪型は問わない．
4．トイレ動作
　　10＝トイレの出入り，衣服の着脱を汚さずに，紙の使用が可能．手すりを利用してよい．トイレ以外の便器は使用後の清浄も含む．
　　 5＝バランス不良，衣服の着脱，紙の使用に介助が必要．
5．入　　浴
　　 5＝浴槽，シャワー，スポンジ使用のいずれかで，他人がいなくてもすべてできる．
6．平地歩行
　　15＝介助，監視なしで45m以上歩ける．車輪付歩行器以外の補装具を使用してよい．
　　10＝介助，監視で45m以上歩ける．
　　 5*＝車椅子を駆動して45m以上進み，ベッド，トイレなどへの操作ができる．歩行での得点がある場合，採点しない．
7．階段昇降
　　10＝介助，監視なしで安全に階段昇降ができる．手すり，杖を使用してよい．
　　 5＝介助，監視が必要．
8．更　　衣
　　10＝衣類，靴，装具の着脱ができる．
　　 5＝介助を要するが，半分以上は自分でできる．相応の時間内に終える．女性のブラジャー，ガードルは採点しなくてよい．
9．排便コントロール
　　10＝失敗しない．脊髄損傷者は座薬，浣腸の使用を含む．
　　 5＝座薬，浣腸に介助が必要．ときどき失敗する．
10．排尿コントロール
　　10＝昼夜ともコントロール可能．脊髄損傷者は集尿器，集尿バッグの装着，清浄ができる．
　　 5＝ときどき失敗する．間に合わない，集尿器などに介助が必要．

表31　Functional Independence Measure （FIM）

レベル	7　完全自立（時間，安全性） 6　修正自立（補助具使用）	介助者なし
	5　監　視 4　最小介助（患者自身：75%以上） 3　中等度介助（50%以上） 2　最大介助（25%以上） 1　全介助（25%未満）	介助者あり

		入　院　時	退　院　時	フォローアップ
セルフケア				
A.　食　事	箸 スプーンなど			
B.　整　容				
C.　入　浴				
D.　更衣（上半身）				
E.　更衣（下半身）				
F.　トイレ動作				
排泄コントロール				
G.　排尿				
H.　排便				
移　乗				
I.　ベッド				
J.　トイレ				
K.　風呂，シャワー	風呂 シャワー			
移　動				
L.　歩行，車椅子	歩行 車椅子			
M.　階　段				
コミュニケーション				
N.　理　解	聴覚 視覚			
O.　表　出	音声 非音声			
社会的認知				
P.　社会的交流				
Q.　問題解決				
R.　記　憶				
合　計				

注意：空欄は残さないこと．リスクのために検査不能の場合はレベル1とする．

（3）その他の評価表

Katz index of ADL や Kenny self-care score などがある．また，各施設で独自に作成されているもの，疾患に特異的な項目を充実させたものなどがある．

たとえば，小児に特化したものに，WeeFIM がある．これは，FIM の移動，コミュニケーション，社会的認知項目の内容を小児用に修正したもので，6ヵ月から7歳前後までが適用となる．

また，パーキンソン病における Hoehn & Yahr の重症度分類，呼吸不全患者における Medical Research Council（MRC）の息切れスケール，関節リウマチにおける Steinbrocker の Class 分類などはそれぞれの疾患の重症度を示すのに利用されており，基本的な活動量や介助量が基になって作成されている．がんのリハビリテーションでは，Performance Status（PS）により日常生活の制限の程度を示すようになってきた．

ただし，これらは粗い段階表示となっているため，個別の ADL 指導上あまり有用ではなく，それぞれ疾患の障害に合わせた活動項目を評価してリハビリテーションアプローチを行うことが必要である．

2 IADL：Instrumental Activities of Daily Living

1）IADLの項目

前述した広義の ADL の活動が挙げられる．IADLとはLawtonら[7]が提唱した言葉であり，その中で電話，買い物，食事の支度，家事，洗濯，外出時の交通手段，服薬，金銭管理の8項目を取り上げている．ただし，食事の支度，家事，洗濯については男性では評価されないが，外出時の交通手段については男性で相対的に厳しくなっている．

このように，基本的 ADL が屋内での自身での活動に限定されているのに対して，IADL は地域社会生活を考慮したものとなっている．

2）IADL評価表

わが国で高齢者に対してよく使用されるものに老研式活動能力指標[8]がある（**表32**）．これは13項目について，「はい」か「いいえ」で回答させるもので，IADL に知的能動性，社会的役割が加わっている．

表32　老研式活動能力指標		
毎日の生活についてうかがいます．以下の質問のそれぞれについて，「はい」「いいえ」のいずれかに○をつけて，お答え下さい．質問が多くなっていますが，ごめんどうでも全部の質問にお答え下さい．		
(1) バスや電車を使って一人で外出できますか．	1．はい	2．いいえ
(2) 日用品の買い物ができますか．	1．はい	2．いいえ
(3) 自分で食事の用意ができますか．	1．はい	2．いいえ
(4) 請求書の支払いができますか．	1．はい	2．いいえ
(5) 銀行預金・郵便貯金の出し入れが自分でできますか．	1．はい	2．いいえ
(6) 年金などの書類が書けますか．	1．はい	2．いいえ
(7) 新聞を読んでいますか．	1．はい	2．いいえ
(8) 本や雑誌を読んでいますか．	1．はい	2．いいえ
(9) 健康についての記事や番組に関心がありますか．	1．はい	2．いいえ
(10) 友だちの家を訪ねることがありますか．	1．はい	2．いいえ
(11) 家族や友だちの相談にのることがありますか．	1．はい	2．いいえ
(12) 病人を見舞うことがありますか．	1．はい	2．いいえ
(13) 若い人に自分から話しかけることがありますか．	1．はい	2．いいえ

このほかに，ADL と IADL を組み合わせた障害高齢者の日常生活自立度(寝たきり度)判定基準と認知症高齢者の日常生活自立度判定基準が介護，福祉分野で広く使用されている．前者は外出や屋内生活の介助量を重視した評価表となっており，後者は行動の異常や意思疎通，金銭管理，服薬管理などが基準となっている．

これらはいずれも，社会生活や家庭内生活における自立度や介護度をランクで分類し，ランクに応じた訪問指導や施設利用などのサービスについての具体例の提示もされている．

3　QOL：Quality of Life

1）QOLの概念

ADL とは異なる次元で患者の生活の質(QOL：Quality of Life)があり，障害の質や程度を問わず生活の状態を本人がどのように捉えているかを取り上げたものである．このため，障害が重度であることと QOL が低いことは必ずしも結びつかないことが分かっている．

治療者が介入するにあたり，患者本人の QOL ばかりでなく，その周辺にいる人の QOL についても考慮が必要で，個人のニーズや社会環境により介入方法が変動す

る．また，慢性疾患や終末期医療では，とくに重視されることが多く，QOL を優先
した介入を選択することが多い．

　このような QOL についても，当然のことながら年齢や疾患の特異性が現れるた
め，一つの評価表のみで普遍的に患者の状態を判断することはできない．そのため，
臨床的には複数の評価表での結果を照らし合わせ，介入の前後あるいは異なるグルー
プ同士の比較を行い，その整合性や鋭敏性を検証しながら介入の有効性を見極めるよ
うにしている．

　このように，QOL を評価する目的は，患者の状態の把握に加えて，治療が QOL
の向上に有用であったかどうかを判断することにある．

2）QOLの項目

　健康感に関する項目を扱うが，厳密な定義はない．身体面，精神面に分けたり，生
活満足度，社会性，人間関係，生活環境を扱ったりする．このような評価は他者によ
る客観的評価が難しいため，一般的には質問紙表で質問に対する答えの中から自分に
一番あてはまると思うものにチェックを入れてもらう様式をとる．

3）QOL評価表

　最も広く国際的に使用されているのが SF - 36（Medical Outcomes Study Short-
Form 36 - Item Health Survey）という評価表である[9]．いろいろな疾患に対応で
きるという点では有用であり，このような評価表にはほかに WHO QOL26 などがあ
る．

　一方，これらは疾患特異性がないために，特定の疾患についての治療効果の反応性
に劣る面があり，疾患ごとの評価表を用いて治療効果を検出する場面も多く見られ
る．その場合，評価内容が QOL に関する事柄だけでなく，実際の症状や行動に及ぶ
ことがあり，機能障害や ADL を含んだ QOL 評価表となっていることがある．そこ
で，同じ評価表が機能評価表として扱われたり，QOL 評価表として扱われたりする
ことがある．

（1）SF - 36
　16歳以上を対象とした健康調査票であり，自己記入または面接により10分程度で
記入できるものである（**表33**）．包括的尺度であるため，一般の人や異なる疾患の人
との比較ができる利点がある．また，全国調査から得られた国民標準値が設定されて
いる．

表33　SF‑36における質問

問1　あなたの健康状態は？

問2　1年前と比べて現在の健康状態はいかがですか.

問3　以下の質問は，日常よく行われている活動です. あなたは**健康上の理由**で，こうした活動をすることがむずかしいと感じますか. むずかしいとすればどのくらいですか.
　ア）**激しい活動**，たとえば，一生けんめい走る，重い物を持ち上げる，激しいスポーツをするなど
　イ）**適度の活動**，たとえば，家や庭のそうじをする，1〜2時間散歩するなど
　ウ）少し重い物を持ち上げたり，運んだりする（たとえば買い物袋など）
　エ）階段を**数階上**まで昇る
　オ）階段を**1階上**まで昇る
　カ）体を前に曲げる，ひざまずく，かがむ
　キ）**1キロメートル以上**歩く
　ク）**数百メートルくらい**歩く
　ケ）**百メートルくらい**歩く
　コ）自分でお風呂に入ったり，着がえたりする

問4　**過去1ヵ月間に**，仕事やふだんの活動（家事など）をするにあたって，**身体的な理由で**次のような問題がありましたか.
　ア）仕事やふだんの活動をする**時間を減らした**
　イ）仕事やふだんの活動が思ったほど，**できなかった**
　ウ）仕事やふだんの活動の**内容**によっては，できないものがあった
　エ）仕事やふだんの活動をすることが**むずかしかった**（たとえば，いつもより努力を必要としたなど）

問5　**過去1ヵ月間に**，仕事やふだんの活動（家事など）をするにあたって，**心理的な理由で**（たとえば，気分が落ち込んだり不安を感じたりしたために），次のような問題がありましたか.
　ア）仕事やふだんの活動をする**時間を減らした**
　イ）仕事やふだんの活動が思ったほど，**できなかった**
　ウ）仕事やふだんの活動がいつもほど，**集中してできなかった**

問6　**過去1ヵ月間に**，家族，友人，近所の人，その他の仲間とのふだんのつきあいが，**身体的あるいは心理的な理由で**，どのくらい妨げられましたか.

問7　**過去1ヵ月間に**，体の痛みをどのくらい感じましたか.

問8　**過去1ヵ月間に**，いつもの仕事（家事も含みます）が**痛みのために**，どのくらい妨げられましたか.

問9　次にあげるのは，**過去1ヵ月間に**，あなたがどのように感じたかについての質問です.
　ア）元気いっぱいでしたか
　イ）かなり神経質でしたか
　ウ）どうにもならないくらい，気分が落ち込んでいましたか
　エ）落ち着いていて，おだやかな気分でしたか
　オ）活力（エネルギー）にあふれていましたか
　カ）落ち込んで，ゆううつな気分でしたか
　キ）疲れ果てていましたか
　ク）楽しい気分でしたか
　ケ）疲れを感じましたか

問10　**過去1ヵ月間に**，友人や親せきを訪ねるなど，人とのつきあいが，**身体的あるいは心理的な理由で**，時間的にどのくらい妨げられましたか.

問11　次にあげた各項目はどのくらいあなたにあてはまりますか.
　ア）私は他の人に比べて病気になりやすいと思う
　イ）私は人並みに健康である
　ウ）私の健康は悪くなるような気がする
　エ）私の健康状態は非常に良い

　スタンダード版は過去1ヵ月の期間について質問する内容となっており，日本語版を入手できる．質問項目は，身体機能，日常役割機能(身体)，日常役割機能(精神)，全体的健康感，社会生活機能，体の痛み，活力，心の健康の8つの健康概念に分類される．

　たとえば，体の痛みについては「過去1ヵ月間に，体の痛みをどのくらい感じましたか」では「ぜんぜんなかった」から「非常に激しい痛み」までの6段階のいずれか，「過去1ヵ月間に，いつもの仕事(家事も含みます)が痛みのために，どのくらい妨げられましたか」では「ぜんぜん妨げられなかった」から「非常に妨げられた」の5段階のいずれかにチェックするようになっている．この尺度の得点が低いと「過去1ヵ月間に非常に激しい体の痛みのためにいつもの仕事が非常に妨げられた」と解釈される．

(2) 疾患別評価表(疾患特異的尺度)

　関節リウマチでは the Arthritis Impact Measurement Scales 2(AIMS 2)があり，心理的緊張と気分をそれぞれ5項目評価している．また，Stanford Health Assessment Questionnaire(HAQ)では QOL 以外の ALD 項目の評価がある．

　呼吸器疾患では The COPD Assessment Test (CAT)，心疾患では Marianna Heart Failure Questionnaire(MHQ)などがあり，息切れといった症状が生活に与える影響を調べるものである．

　このように一つの疾患に数多くの評価表が存在しており，その利用頻度もさまざまである．そこで，使用する評価表を選択するにあたり，焦点を当てたい項目を検討したうえで導入することが望ましい．

●文　　　献●
1）Rusk HA：Rehabilitation Medicine. 4th ed, pp16‑23, The CV Mosby Co, Saint Louis, 1977.
2）日本リハビリテーション医学会：ADL評価について．リハビリ医学　13(4)：315, 1976.
3）今田　拓：日常生活動作の評価．医学のあゆみ　116(5)：431‑438, 1981.
4）Mahoney FI, Barthel DW：Functional evaluation；the Barthel index. Maryland St Med J 14：61‑65, 1965.
5）Granger CV, Dewise LS, Peters NC, et al：Stroke rehabilitation；analysis of repeated Barthel index meseaures. Arch Phys Med Rehabil　60：14‑17, 1979.
6）正門由久ほか：脳血管障害のリハビリテーションにおけるADL評価；Barthel indexを用いて．総合リハビリ　17(9)：689‑694, 1989.
7）Lawton MP, Brody EM：Assessment of older people；Self-maintaining and instructional activities of daily living. Gerontologist　9：179‑186, 1969.
8）古谷野亘，柴田　博，中野克治ほか：地域老人における活動能力の測定；老研式活動能力指標の開発．日本公衛誌　34：109‑114, 1987.
9）Ware JE, Sherborn CD：The MOS 36‑item Short Form Health Survey(SF 36). Med Care 30：473‑483, 1992.

【染矢　富士子】

第10章

医療・リハビリテーション医療
－医療機関で行うリハビリテーション治療と義肢・装具－

① 医療保険でのリハビリテーション治療

　リハビリテーション診療は医療の一環であるため，病院や医院などの医療機関で医療保険制度の範囲内で行われる．つまり，リハビリテーション治療は医療行為などの対価として計算される報酬，厚生労働省が告示する診療報酬点数に含まれている，れっきとした治療である．患者から治療費をいただく以上，リハビリテーション医療においては，常に機能予後を見据えたうえで，患者に最大限の利益と成果を与えるように考えなければならない．ある意味では成果至上主義とも言える．

　近年，医療費の増加が問題視されているが，入院期間を長くしてしまうと医療経済的に損失が発生することになる．入院期間を最短にするためには，入院と同時に治療を開始し，治療終了とともに退院できればよい．患者にとっても身体機能にもし問題がなければ，すぐにでも退院して家に帰ることが最大の願いでもある．したがって，入院治療中に不必要な身体機能低下を起こさせなければよいということになる．入院と同時に積極的にリハビリテーション治療を行い，身体機能を低下させずに治療を行うことができれば，入院期間を短くすることができる．急性期のリハビリテーション

治療は，機能回復と獲得能力を向上させるための重要な治療法である．だからこそ，これから述べる積極的な急性期のリハビリテーション治療が必要不可欠である．もし急性期のリハビリテーション治療を行わなければ，獲得できるはずの能力が獲得できなくなる．ICU(Intensive Care Unit；集中治療室)管理の患者や侵襲が大きい手術直後の患者においてさえも，厳密な医学管理と術前からの対応により，超急性期から積極的な離床や運動負荷は可能である．急性期のリハビリテーション治療は，機能障害を起こす可能性のある患者に対して「すべきリハビリテーション治療」ではなく「しなければならないリハビリテーション治療」である．

1）急性期におけるリハビリテーション医療

　急性期のリハビリテーション治療は，あらゆる疾患や障害に対して行われるべきである[1]．そして，急性期のリハビリテーション治療の目的は，単に廃用の予防にとどまることなく，患者の機能回復と獲得能力の向上のために行う．急性期治療に携わる医師，看護師の多くがこの意義を理解していると思うが，救急救命処置や早期診断・治療といった日常診療に追われ，厳密なリスク管理を必要とする急性期のリハビリテーション治療が全国的には十分に行われていない可能性があると考える．

　たとえば，脳卒中患者に対するリハビリテーション治療は発症と同時に始まる．これまで，急性期におけるリハビリテーション治療の意義は機能回復の時間を短縮する効果が主とされてきた．しかし，脳卒中発症後のリハビリテーション治療において，発症24時間以内に座位や立位訓練を開始し，急性期の訓練量を多くした群において入院期間が短縮し，さらに12ヵ月後の機能予後が良いことが報告されている[2]．つまり，現在では急性期のリハビリテーション治療は，機能回復までに必要とするリハビリテーション治療の期間を短縮する補助的な治療ではなく，積極的な疾病の治療と機能回復の向上が主な目的と考えられている．そのために，可能な限り早期から身体に重力負荷と運動負荷をかけ，超急性期から積極的に機能の向上を図っていくことが重要である．

（1）安静臥床の弊害

　安静臥床がヒトに与える影響は麻薬（医療で使うオピオイドのことではない）のようなものである．心地よく，一見問題がないように見受けられるが，曝露されている期間に身体と精神をむしばむのである．

　医療従事者の間で，安静や臥床によって引き起こされる各種臓器の機能低下と，その結果生じる二次的障害を総称した「廃用症候群，不動(immobility)による合併症」に対する注目が高まっているが，実はベッド上安静臥床の弊害は60年以上前から認

識されていた．若年健常者でさえ，わずか3日間のベッド上安静臥床でも生理学的に有意な変化を呈し，運動能力に大きな影響を受ける[3]．ましてや，高齢者では数日間の臥床により歩行不能に陥ることさえある．

1960年代以降の宇宙時代の幕開けとともに，宇宙空間で過ごすことになる宇宙飛行士のシミュレーションとして，地上での安静臥床がヒトの生理機能に及ぼす影響についての基礎研究が盛んに行われた．その結果，生体は安静臥床に適応しようとし，抗重力筋は弛緩萎縮してしまい，四肢関節は拘縮した．また，長期臥床や安静による影響として，骨格筋や関節といった局所の問題を引き起こすだけではなく，心肺機能が大きく低下することがわかっている．1966年に The Dallas Bed Rest and Training Study が行われ，20日間の安静臥床が健常若年者の最大酸素摂取量を28％低下させることが報告された[4]．安静臥床の状態で心臓への負担が少ない環境に適応した結果，全身の血液量は減少し，心筋は萎縮してしまったのである．ヒトは進化の過程で日常生活のほとんどを重力負荷に逆らって立位で過ごすようになり，長い年月をかけて立位に対応するための循環機能，運動機能を発達させてきたため，安静臥床は生体にとって有害なのである．

(2) 脳卒中に対する急性期のリハビリテーション治療

脳血管障害に対するリハビリテーション治療は発症と同時に始まる．わが国の脳卒中治療ガイドライン2015，追補2017でも，できるだけ発症早期からの積極的なリハビリテーション治療を行うことが強く推奨されている（グレードA）[5]．その内容には，早期座位・立位，装具を用いた早期歩行訓練などが含まれる．また，脳卒中ユニット，脳卒中リハビリテーションユニットなどの組織化された多面的リハビリテーションを行う専門病棟に入院した脳卒中患者は，従来型病棟入院患者より退院時の機能が良好で，約1年の経過で死亡率，介護依存度，施設入所率が低く，自宅復帰率が高かった．10年の経過をみてもこの傾向は変わらなかった[6]．

脳卒中急性期のリハビリテーション治療は，エビデンスが集積しつつある．近年，オーストラリアで行われた大規模試験，A Very Early Rehabilitation Trial (AVERT) Phase II では，発症から24時間以内に座位や立位訓練を開始することで，入院日数を短縮し，自立歩行までに要する日数を短縮し，12ヵ月後の予後が良いことが示された[2]．しかし，Phase III の大規模多施設研究の結果，24時間以内に座位，立位などのアプローチを頻回に，かつ訓練量を多く実施した very early mobilization 群のほうが，対照群よりも3ヵ月後の modified Rankin Scale の結果が不良と報告された[7]．ただし，このAVERT 研究では，2006～2014年の長期間にかけて5ヵ国の大規模なデータで集計され，対照群である usual care 群の離床開始も年々早くなり，59％が発症24時間以内に離床開始していた．また，リハビリテー

ション治療の時間は very early mobilization 群のほうが長いものの，わが国の診療報酬上の2単位にも満たない．リハビリテーション治療は，療法士だけではなく多職種で行われており，リハビリテーション科医師による厳密な診察のうえでの処方ではない．これらの結果から，急性期からのリハビリテーション治療が重要であるが，ただ行えば良いのではなく，質が問われると考える．

　この点を改善するために当院では，まずリハビリテーション科医師が患者を診察する．正確な診断と患者の状態を評価したうえで，リハビリテーション処方を行う．そして，習熟した療法士による可能な限りの高負荷・長時間のリハビリテーション治療を提供する．われわれは，適切な医学的管理下で行う医学的知識と技術的に習熟した療法士による早期からの高負荷・長時間の積極的リハビリテーション医療のことをPROr（Physiatrist and Registered therapist Operating Rehabilitation：プロリハ）と呼び，実践している．われわれは，脳卒中患者におけるプロリハの早期治療の有効性と安全性を調査した．発症からリハビリテーション治療開始までを24時間以内（very early mobilization：VEM），24〜48時間以内（early mobilization：EM），48時間以上（other mobilization：OM）に分け，VEM ではそれ以降の2群と比較して有意に高い FIM（Functional Independence Measure）の改善を認めた（図31）[8]．

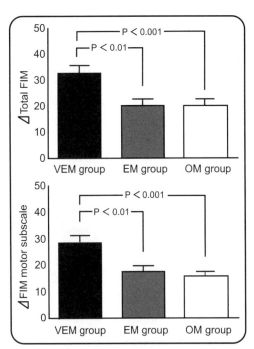

図31　Functional Independence Measure (FIM)の改善
(Kinoshita T ら：PLoS ONE，2017[8]による)

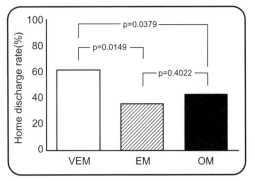

図32　自宅復帰率
(Kinoshita T ら：Int J Neurosci 22：1-10, 2020[9]による)

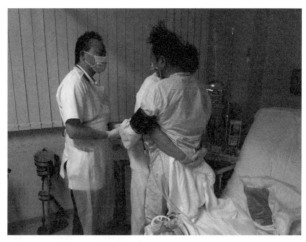

図33　発症当日の脳出血患者の早期離床
脳出血を発症した当日にリハビリテーション治療の依頼を受け，リハビリテーション科医師が診察のうえでリハビリテーション治療を開始した．集中治療室でリハビリテーション科医師とともに担当理学療法士が起立訓練を実施している．

3群間で死亡数，再発数に差はなく，安全が担保されていると考えている．このように，脳卒中患者の急性期リハビリテーション治療を開始するにあたり，適切な医学的評価と管理が重要である．

　また，24時間以内の PROr 開始によって，急性期病院在院中の ADL に差があるだけではなく，発症6ヵ月後の自宅復帰率が向上することが判明している(**図32**)[9]．

　実際に脳出血を発症して入院した当日に集中治療室で起立訓練を実施している様子を**図33**に示す．リハビリテーション科医師の立ち会いのもと，担当理学療法士が起立訓練を行っている．必要に応じて使用できるように，訓練室から長下肢装具を持ち込んでいる．脳出血を発症した直後は血圧など病状が不安定で，意識障害を認めることもあり，病室からリハビリテーション室まで出棟することができず，ベッドサイドでの訓練を余儀なくされることが少なくないと思われる．それでも当院では，病室に長下肢装具や持ち運び式起立台を持参して，ベッドサイドで介助による立位訓練を行う．酸素が投与されていたり，点滴治療が行われている場合が多いため，とくに集中治療室ではトラブルを防ぐために患者の状態を確認しながら2人がかりで訓練を行う．

(3) ICU での急性期のリハビリテーション治療

　急性期医療の発展により，救命される患者は増加した．しかし，ICU で人工呼吸器管理を受けていると，患者は終日ベッド上で動かず，鎮静されたままであるため，

精神的にも身体的にも著しい廃用が生じてしまう．ICU では全身状態が安定していなくて呼吸器管理などを必要とする患者は，近年まで強い鎮静を行いベッド上において安静臥床のまま医学管理が行われてきた．しかし，近年になり ICU 患者においても早期離床は実施可能であり，安全かつ有効であることが報告されている．人工呼吸器管理中の ICU 患者に対し，早期から理学療法，作業療法を行うことにより，人工呼吸器を外している時間が長くなり，せん妄の期間を短縮し，退院時の身体能力，日常生活（ADL）能力が良かった[10]．これは早期リハビリテーション治療群（早期群）と従来通りの ICU 主導のリハビリテーション治療群（コントロール群）を比較したもので，早期群では挿管1.5日後から鎮静を中断しながらの理学療法，作業療法が開始され，座位，起立，足踏み，歩行が行われた．一方，コントロール群では，挿管7.4日後からリハビリテーション治療が開始された．特筆すべきは，早期群では人工呼吸器管理中に76％が端座位（1.7日後），33％が立位（3.2日後）および椅子座位（3.1日後），15％が歩行（3.8日後）を達成したことである．早期群では退院時に自立した者が1.7倍多く，退院時の最大歩行距離は有意に長かった（33.4m vs 0m）．また，せん妄が50％減少し，人工呼吸器を離脱していられる日数が多かった．合併症は非常に少なく，リハビリテーション治療施行中の中断は４％だけで，人工呼吸器との非同期と興奮性せん妄が主であった．

　当院では，このエビデンスに従い，ICU 管理中の患者には早期離床のために，理学療法士と作業療法士が介入し，ICU 病棟看護師の協力のもと，リハビリテーション・スタッフと看護師が分担してリハビリテーション治療を行う．当院で患者の評価のために用いられている RASS（Richmond Agitation-Sedation Scale）は，気管挿

スコア	用 語	説 明
+4	好戦的な	明らかに好戦的な，暴力的な，スタッフに対する差し迫った危険
+3	非常に興奮した	チューブ類またはカテーテル類を自己抜去：攻撃的な
+2	興奮した	頻繁な非意図的な運動，人工呼吸器ファイティング
+1	落ち着きのない	不安で絶えずそわそわしている．しかし，動きは攻撃的でも活発でもない
0	意識清明な	落ち着いている
−1	傾眠状態	完全に清明ではないが，呼びかけに10秒以上の開眼およびアイ・コンタクトで応答する．
−2	軽い鎮静状態	呼びかけに10秒未満のアイ・コンタクトで応答
−3	中等度鎮静状態	呼びかけに動きまたは開眼で応答するが，アイ・コンタクトなし
−4	深い鎮静状態	呼びかけに無反応，しかし身体刺激で動きまたは開眼
−5	昏 睡	呼びかけにも身体刺激にも無反応

表34 鎮静スケール RASS（Richmond Agitation-Sedation Scale）

〔人工呼吸器管理中の鎮静のためのガイドライン2007より引用〕

管下の人工呼吸患者の鎮静評価法で，全国の日本集中治療医学会専門医施設の中で最も多く用いられている鎮静スケールである（**表34**）．10段階のスコアで構成され，まず視診による観察のみで，患者が覚醒し落ち着いていることを示す「スコア0」，落ち着きがなく興奮した状態を示す「スコア＋1〜＋4」の判別を行う．患者が覚醒していない場合，呼び名で開眼を指示し，10秒以上アイ・コンタクトができなければ再度行い，声かけに対するアイ・コンタクトの可否や持続時間により，「スコア−1〜−3」を判別する．これにより，開眼だけではなく，注意を維持する能力も判別できる．声かけに反応がなければ身体刺激を加え，「スコア−4〜−5」を判別する．具体的なリハビリテーション治療プログラムは，意識状態が RASS スコア −5で呼吸・循環動態が不安定な患者（レベル1）から，意識状態が RASS スコア −5〜−3で呼吸・循環動態が安定している患者（レベル2），意識レベルが RASS スコア −2，−1・＋1の患者（レベル3），意識状態が RASS スコア0で立位保持が軽介助で可能な患者（レベル4）の4段階分けて実施している．便宜上レベル分けしているが，あくまでも多職種で評価を理解しやすいようにするのが目的であり，決してレベル1から順に実施するという意味ではない．レベル1は可動域訓練が中心であるが，レベル2は座位から立位，レベル3は立位，レベル4は足踏み歩行と運動負荷と離床を進めている．リハビリテーション・スタッフは，理学療法士と作業療法士が時間を分けて介入することで1日2回リハビリテーション治療を実施する．離床時には ICU の病棟看護師も協力し，安全を確認しながら実施し，必要に応じて救急科医師およびリハビリテーション科医師の同席のもとで実施することにしている．さらに，ICU の病棟看護師が1日1回リハビリテーション治療を実施し，中止基準（**表35**）を満たす場合はリハビリテーション治療は中止としている．

　実際にレベル3の患者の立位訓練を実施している場面を示す（**図34**）．症例は肺炎で入院した50代男性である．ICU に入院した当日に救急科医師からリハビリテーション治療の依頼があり，リハビリテーション科医師が診察のうえリハビリテーション処方を行い，経口挿管で人工呼吸器管理中であるが，当日のうちに端座位と立位訓練を実施した．理学療法士2名で準備を行い，作業療法士1名が加わり，3名で行っている．挿管チューブ管理のため，立位訓練は看護師の協力を得て実施している．救

表35　リハビリテーション治療中止基準	
①平均血圧が60mmHg以下，110mmHg以上	⑦活動性の消化管出血
②収縮期血圧が200mmHg以上	⑧急性冠症候群
③心拍数が40bpm以下，130bpm以上	⑨血液透析（持続血液透析は除く）
④呼吸数が5回/分以下，40回/分以上	⑩鎮静剤増量を要する興奮
⑤SpO$_2$が88％以下	⑪気道不安定
⑥頭蓋内圧亢進	⑫昇圧薬・不整脈薬の新規投与・増量

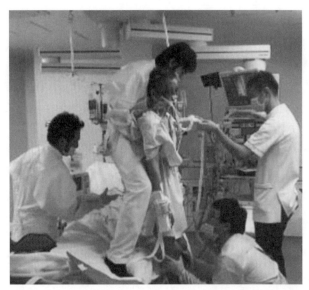

図34　人工呼吸器管理で ICU に入院した当日の起立訓練
理学療法士２名，作業療法士１名，看護師が協力して経口挿
管で人工呼吸器管理中の ICU に入院した当日の患者に対する
起立訓練を実施している．

　命に軸足をおいた集中治療に従事するスタッフが，命だけを救うことなかれ，とリハ
ビリテーション治療の環境を整えるために，過鎮静を行わない適切な鎮静管理を行
い，機能回復に軸足をおいたリハビリテーション科医師とリハビリテーション・ス
タッフが患者の社会復帰までを見据えて徹底した急性期のリハビリテーション治療を
実践している．このような取り組みは，リハビリテーション科医師と救急科医師の真
剣な討論の末，恒常的に行われるようになった．

　以上のように，当院では ICU 患者でも早期よりリハビリテーション治療を開始し
ている．しかし，これまでリハビリテーション治療開始により病状に影響を与えた症
例はなく，安全性に問題はないと考えられる．また，早期にリハビリテーション治療
を開始することにより，ADL 能力の向上を早期から認めている．今後も ICU 患者
における早期からのリハビリテーション治療の有効性と安全性を検討していく必要が
ある．

2) がんに対するリハビリテーション医療

　がんは，今や国策医療の一つであり，がんによる身体障害に対して，障害の軽減，
ADL 改善を目的としたがんのリハビリテーション治療の必要性は増大しつつある．
厚生労働省も平成22年４月の診療報酬改定で「がん患者リハビリテーション料」を新

設したことから，がんによる機能障害に対するリハビリテーション治療への期待があると考えられる．しかし，がん患者に対してだけ行われるような特別なリハビリテーション治療があるわけではない．たしかに，がんによる機能障害には，骨転移や脳転移，脊髄・脊椎転移，癌性末梢神経炎，悪性腫瘍随伴症候群といった，がんそのものによる障害と，化学療法や放射線療法，手術に伴う不動による合併症，呼吸器合併症や嚥下障害など，治療過程においてもたらされる障害があり，このようながんやがんの治療によって生じる特殊な有害事象については理解しておく必要はある．だが，本来リハビリテーション治療を実施する前には全身の評価を行い，問題点を抽出し，その問題点を改善するために行うものであり，がん患者も例外ではない．ここでは，侵襲が大きい手術患者への術前からのリハビリテーション治療開始についてと，運動ががん予防にどのような影響を及ぼすかについて述べる．

（1）がん患者に対する術前からの運動療法

当院では，食道がん，膵臓がんなど侵襲が大きい開胸や開腹術を必要とする患者に対しても，積極的にリハビリテーション治療を行っている．通常，がんに対する手術の場合は，がんと診断された後，手術を受けるまでに数週間の期間がある場合が多い．このため，手術直後から運動負荷を開始するためには，術前に最大限に心肺能力を高めることが重要であると考えている．心肺能力を術前に高め，術直後より離床，運動負荷を開始することにより，術後の肺炎などの合併症を予防し，入院期間を短縮できると考えている．

われわれは，術前における心肺機能強化訓練の効果を検討するため，食道がん患者の心肺機能（最大酸素摂取量），術後合併症，術後離床期間などを評価し，リハビリテーション治療を開始して術前の心肺機能強化訓練を行った患者とリハビリテーション治療を行っていなかった以前の患者で比較検討を行った．当院消化器外科で根治的食道がん切除術を受ける予定者23名を対象とし，術前に心肺機能強化訓練を行った．心肺機能強化訓練は自転車エルゴメーターを用い，連続30分間以上の有酸素運動を行った．運動負荷量は，予備心拍数法を用い60〜70％とし，高齢者や低活動の者に対しては50〜60％とした．この結果，術前からのリハビリテーション治療開始により心肺機能が改善し（図35），術後の合併症が減少し，離床期間を短縮できる（図36）ことが明らかになった[11]．つまり，術前の心肺機能強化訓練の開始により，心肺機能を向上させることが可能となり，術後早期の離床が可能となり，合併症の予防につながると考えられる．

現在当院では，がんと診断され，侵襲が大きい手術を予定されている患者に対し，可能な限り早期に術前リハビリテーション治療を開始し，従来の呼吸理学療法に加え，心肺能力を向上させるために心肺機能強化訓練を行っている．そして，術前の積

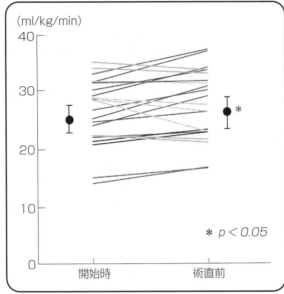

図35　術前のリハビリテーション治療開始時と手術直前の最大酸素摂取量の比較
　術前のリハビリテーション治療開始時と手術直前の最大酸素摂取量を示す．1本ずつの直線が個人の結果で，横に示す黒丸が平均，縦のバーが標準偏差を示す．術前のリハビリテーション治療により心肺機能が改善していることが分かる．

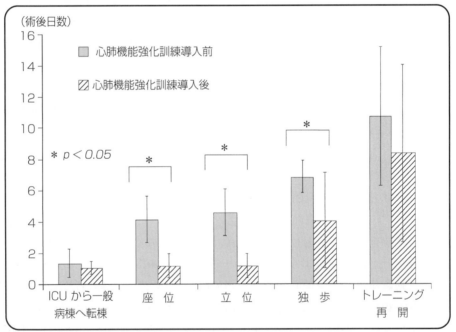

図36　心肺機能強化訓練導入前後の離床経過の比較
　心肺機能強化訓練導入前後の離床経過を示す．縦軸は術後の日数を示している．ICU から一般病棟へ転棟するまでの日数は同じだが，座位，立位，独歩までの期間を短縮できることが分かった．

極的なリハビリテーション治療により，ほとんどの患者が術翌日から立位，歩行訓練が可能となっている（**図37**）．たとえば，食道がん術後患者は術後に ICU 管理となっているが，術翌日の午前中には理学療法士により ICU で呼吸指導および下肢筋力訓

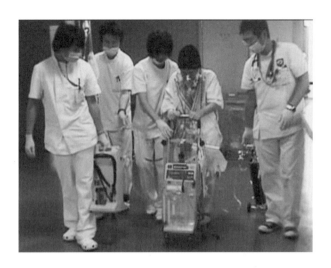

図37　食道がん手術翌日の歩行訓練
手術術後には ICU 管理となるが，術翌日に一般病棟へ転棟し，
医師，看護師，理学療法士が協力して病棟で歩行訓練を実施して
いる．酸素投与と複数の術後のドレーンが留置された状態で実施
していることが分かる．

練を開始する．その後，昼前に一般病棟へ転棟となるが，その直後より医師，看護師，理学療法士が協力して病棟での歩行を行う．歩行後はベッドには戻らず，椅子に座り2時間後に再度病棟で歩行を行い，これを夕方まで繰り返す．さらに，術後2日目からは朝から夕方まで同様の2時間おきの歩行を繰り返している．当然，酸素投与やドレーン留置のまま実施している．とくに合併症などの問題がなければ，術後3日目には訓練室で歩行訓練を開始し，4日目には自転車エルゴメーターを使用した訓練も開始し，多くの患者は術後2週間で自宅退院している．

　さらに，われわれは呼吸器合併症や肥満など，手術に対するリスクの高い患者に対して，術前のさらなる心肺能力や呼吸機能などの向上を考え，術前に1週間リハビリテーション科に入院して集中的にリハビリテーション治療を行う取り組みも開始している．その効果については現在検討中であるが，リハビリテーション科入院による集中リハビリテーション治療で，最大酸素摂取量の増加や6分間歩行距離の増加などの効果を認めている．また，入院して集中リハビリテーション治療を行うことにより，術前の運動に対する意識が向上し，積極的に運動に取り組むようになっている．

（2）がんと運動

　われわれは長年にわたり，リハビリテーション医学の観点から生活習慣病に焦点を絞った医学的検討を行い，健康維持増進には運動が不可欠であることを発信してきた．近年，運動と免疫の研究に対する注目が高まっており，運動および運動習慣がが

ん予防やがん患者の予後に影響を及ぼすことが分かっている．身体活動を増加させることは，大腸がんおよび乳がんの発がんリスクを減少させる強い根拠があり，前立腺がんおよび肺がんのリスクを低下させる可能性がある．がんの種類によっては有効性は異なるが，運動習慣ががん発生のリスクを低下させ，生存率を向上させることをリハビリテーション・スタッフは理解しておく必要がある．アメリカがん協会のガイドライン[12]では，成人は週5日以上，少なくとも30分間，通常よりも活発な活動に従事すべきであり，計画的な45分から60分間の身体活動が望ましいとしている．小児と若者は，週5日以上，1日につき少なくとも60分間以上の中等度から活発な身体活動に従事することを推奨している．また，日中をほとんど座位で過ごしている生活習慣者はがん罹患率が高いことが分かっており，座位生活習慣を改善することが推奨されている．

② 義肢装具療法

　リハビリテーション治療の治療手段は理学療法，作業療法，言語療法だけではない．義肢装具療法，薬物療法，ブロック療法，手術療法も含まれる．ここではリハビリテーション治療の一つである義肢装具療法について述べる．

　切断により四肢の一部が欠損し，その機能または形態を回復するために使用する人工物を義肢(Prosthesis)と呼ぶ．目的は，① 機能，② 美容である．一方，四肢および体幹の機能障害の軽減や機能低下の防止を目的として装着するものを装具(Orthosis)と呼ぶ．目的には，① 関節の保持，② 変形の矯正・予防，③ 機能の代用，④歩行の介助，⑤免荷が挙げられる．

1）義肢のリハビリテーション治療

　義肢は切断者の日常生活環境や職場環境などの生活様式，意欲などの心理的状況，循環系，全身的所見などの医学的所見，体力をはじめとした身体的所見，断端の形状，長さおよびその軟部組織所見によって，義肢の機能，サイズ，重量を考慮し，義肢の種類とパーツを選択する．

　義肢の分類や構造などについての詳細は成書でよく確認していただき，ここでは下肢切断者に対する急性期からのリハビリテーション治療を主に述べる．近年では，切断の原因疾患の変遷が著明で，全体として外傷が減少し，外傷よりも疾患による切断のほうが多く，末梢の循環障害によるものが増加している．切断原因の90％は動脈

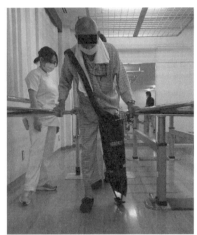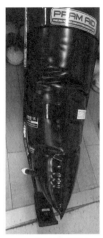

図38　エアバッグ訓練用義足を使用した早期歩行訓練
エアバッグを断端に装着した状態で圧をかけることで断端に
フィットし，起立歩行が可能となる．毎日形状が異なる急性期に
も使用でき，複数の患者に使用できる利点がある．

硬化症か糖尿病で，60歳以上に多い．切断術の直後は断端に浮腫を認めるため，浮腫の悪化を防ぐために弾力包帯を巻く．患者自身にも弾力包帯の巻き方を指導する．また，関節可動域制限を防ぐことが重要であるため，術後早期から可動域訓練や筋力訓練を中心としたリハビリテーション治療を開始する．その後，断端の浮腫が改善したと判断した時点で義足の作製に取り掛かるが，それまでにも平行棒内での起立や片脚での歩行訓練を行う．当院ではエアバッグ訓練用義足を使用した早期歩行訓練も実施している（図38）．これは，平行棒内で担当者がエアバッグを断端に装着し，圧をかけることで断端にフィットして支持性が得られる状態となり，起立歩行が可能となる．採型の必要がないため，毎日断端の形状が変化する急性期にも使用でき，何人もの患者に使用できる利点がある．できるだけ早期から義足装着による歩行訓練を行うことが，断端の成熟を早めるだけではなく，前述した急性期のリハビリテーション治療と同様の身体機能面や精神面に好影響する．

　完成した義足で歩行訓練を行い，義足歩行を獲得し，義足の外装を仕上げ，退院となるが，糖尿病患者が切断となった場合，外傷による切断者などと比べて，他の問題点により義足歩行獲得が非常に困難となる．たとえば，慢性腎不全による維持透析を受けている場合は，透析日と非透析日で断端の周囲径が変動するため，義足作製に難渋することがある．そこで，透析日と非透析日の断端周囲径を測定し，日々の変動を計測することで，義足作製を開始する時期を検討する．また，視力障害があると，義足を装着する動作自体が困難になる．高度の視覚障害がある場合には，装着を容易にする目的と，手指の誤刺の危険性を避けるために，キャッチピンありのシリコンライ

ナーは選択しないようにし，前後左右の判別を容易にするためにメルクマールとなる突起を作製するなどの工夫を行う．このような工夫により訓練を継続することで，装着手技の習熟と義足歩行の獲得が可能である．

2）装具のリハビリテーション治療

　リハビリテーション治療において装具療法は，脳卒中をはじめ脊髄損傷，関節リウマチなどさまざまな疾患に対して使用されており，重要な治療法である．装具の選択には，機能障害の所見のみならず，障害者の体力や合併症などの全身所見，家庭生活や職業などの社会活動を考慮して決定する．装具には上肢装具，下肢装具，体幹装具があり，装具の強度，形状には多種類にわたり，ニーズに応じて種々の工夫が必要であるため，装具療法の総論自体は成書で学んでいただき，ここでは脳卒中患者に対する下肢装具療法について述べる．

　脳卒中患者における歩行障害に対し下肢装具療法は頻繁に行われている治療法であり，その有効性は実際の使用経験から広く認識されている．脳卒中治療ガイドライン2015においても，歩行障害に対するリハビリテーション治療の項目で「脳卒中片麻痺で内反尖足がある患者に，歩行の改善のために短下肢装具を用いることが勧められる（グレードB）」と推奨されている[5]．そのエビデンスとして，いくつかの論文に記載されている．脳卒中片麻痺患者に支柱付き短下肢装具を使用し，装具使用時と不使用時の歩行解析を行うと，装具により動的なバランスの良い歩行が可能となり，麻痺側立位時間が長くなり，振り出しが対称となり，麻痺側の安定性が増す[13]．また，片麻痺者に短下肢装具を使用することで，ストライド幅，歩行速度，ケイデンス（1分間の歩数）が改善する[14]．

　片麻痺に伴う歩行障害に対し，下肢装具を装着したうえで早期のリハビリテーション治療を行うと，多くの場合で歩行能力が改善すると言われている．しかし，「装具を着けて歩行訓練をすると正常歩行に近づける妨げになる」という考え方を唱えるものがいる．そもそも麻痺者に正常歩行を強要することは正しいのであろうか？　麻痺者に正常歩行が可能なのであろうか？　障害を率直に受け止め，そのうえでそれぞれの患者にあった歩行を確立することが障害学を学んだ医療者の基本的な考え方である．ところが，急性期においては麻痺が回復して歩行可能となるかの判断ができず，装具を作製しない施設もあると聞く．装具療法は，障害があっても歩行するための合理的なシステムという役割だけでなく，発症早期から離床させるために必要なツールとして重要である．また，歩行は歩行によって訓練することが改善の近道であり，下肢装具は急性期片麻痺患者の歩行確立には必要不可欠と考える．

　また，患者の家族の中には，「装具を着けたら一生着けたままになる」と考える方が

見受けられるが，その都度，以下の才藤理論[15)16)]を応用した説明をしている．

① 下肢装具を装着することで，多くの場合，介助歩行を含めた歩行が可能となる．
② 麻痺の程度の変化や歩行障害の改善により，装具は適宜変更し，場合によっては不必要になることもある．③ 装具を装着することで神経機能の回復を妨げない．④ 装具は道具の一つであり，使用には訓練が必要である．そこで早期から下肢装具を使用したリハビリテーション治療が必要である．⑤ 装具を使用せず，介助が必要な条件として残るよりも，装具を使用してでも介助が不要であることや，介助量が小さいほうが有利である．

　以上の条件を満たすためには，シューホーン型プラスチック装具より両側支柱付きダブルクレンザック足継手靴型装具が基本であると考えている．

　回復期病院へ転院してから長期にリハビリテーション治療を行えるので，急性期病院ではあえて装具を作製せず，調節のできる既製品の装具を用いればよいという考え方もある．しかし，装具は直接身体に触れるものであり，個人の身体に合わせて作製しなくては二次的な皮膚障害を合併する可能性がある．また，発症直後は意識障害や片麻痺が重度であることが多く，装具にかかる負荷も相当に大きくなるため，急性期で使用する装具には強い耐久性が求められる．これらの問題を解消するために，装具はやはり採寸を行って本人用に作製するべきである．当院では重度の片麻痺患者に対して，積極的に長下肢装具の処方を行っている．2012年度に年間129本の装具を処方し，このうち脳卒中患者への長下肢装具が50本と約半分を占めていた．全国的に急性期病院の入院期間が年々短くなっており，リハビリテーション治療を行う期間も短くなっている．そこで，早期離床のためには，長下肢装具を適切な時期に素早く作ることが重要であり，当科では義肢装具士と協力して平均4.7日での完成を実践している．これにより，2人の介助下でしか起立位を保つことができない重度の片麻痺患者でも療法士1人の介助で立位のみならず歩行訓練が可能となる．

　さらに，当科の長下肢装具は，歩行能力が回復し，膝関節の安定性が得られた際に大腿部を取り外して短下肢装具に変更できる工夫をしている．当院入院中に介助歩行が可能となれば，リハビリテーション専門病院へ転院しても寝たきりにされることはない．意識障害が著明な時期に長下肢装具を処方し，短下肢装具で歩行訓練が可能となった症例を検討すると，片側のテント上病変であれば，広範囲の大脳半球損傷でも装具療法が有効であった．

　一般的な長下肢装具は15〜17万円であり，高価なものであるという印象があるが，脳血管障害での入院費用は1日あたり3〜4万円であるため，装具処方によって入院期間を4〜5日程度短縮できるのであれば，経済的効果も得られることになる．いったんは患者本人あるいは家族が全額負担しなければならないので，十分に説明を行い，納得していただいたうえで長下肢装具の処方を行っている．長下肢装具装着によ

り歩行訓練を行っている姿を見ただけで涙ぐまれる家族もいる．介助でも歩行が可能になれば十分満足が得られている．また，これらの効果を得るためには，長下肢装具を使用した歩行訓練に対する理学療法士の知識と技術を要するため，理学療法士の質も重要になる．

●参 考 文 献●
1）石神重信：大学病院での急性期リハビリ．リハビリ医学　29(6)：512‐516，1992.
2）Cumming TB, et al：Very early mobilization after stroke fast-tracks return to walking；further results from the phase II AVERT randomized controlled trial. Stroke 42(1)：153‐158, 2011.
3）Spaak J, et al：Impaired pressor response after spaceflight and bed rest；evidence for cardiovascular dysfunction. Eur J Appl Physiol 8(1‐2)：49‐55, 2001.
4）Saltin B, et al：Response to exercise after bed rest and after training；a longitudinal study of adaptive changes in oxygen transport and body composition. Circulation 37/38(suppl VII)：VII‐1, VII‐78, 1968.
5）日本脳卒中学会脳卒中ガイドライン［追補 2017］委員会：脳卒中ガイドライン2015［追補2017］．pp277‐278, pp288‐291, 協和企画, 2017.
6）Indredavik B, et al：Stroke unit treatment；10-year follow-up. Stroke 30：917‐923, 1999.
7）AVERT Trial Collaboration group, et al：Efficacy and safety of very early mobilization within 24 h of stroke onset(AVERT)；randomized controlled trial. Lancet 386：46‐55, 2015.
8）Kinoshita T, et al：Effect of physiatrist and registered therapist operating acute rehabilitation(PROr) in patients with stroke. PLoS ONE 12：e0187099, 2017.
9）Kinoshita T, et al：Mobilization within 24 hours of New-onset stroke enhances the rate of home discharge at 6-months follow-up；a prospective cohort study. Int J Neurosci 22：1‐10. doi：10.1080/00207454.2020.1774578. Online ahead of print. 2020.
10）Schweickert WD, et al：Early physical and occupational therapy in mechanically ventilated, critically ill patients；a randomized controlled trial. Lancet 373(9678)：1874‐1882, 2009.
11）小池有美ほか：胸部食道癌患者に対する術前心肺機能強化トレーニング効果に関する前向き研究．日本消化器外科学会雑誌　43(5)：487‐494, 2010.
12）Kushi LH, et al：American Cancer Society Guidelines on Nutrition and Physical Activity for Cancer Prevention；reducing the risk of cancer with healthy food choices and physical activity. CA Cancer J Clin 56(5)：254‐281, 2006.
13）Hesse S, et al：Non-velocity-related effects of a rigid double-stopped ankle-foot orthosis on gait and lower limb muscle activity of hemiparetic subjects with an equinovarus deformity. Stroke 30：1855‐1861, 1999.
14）Tyson SF, et al：The effect of a hinged ankle foot orthosis on hemiplegic gait；objective measures and users' opinions. Clin Rehabil 15(1)：53‐58, 2001.
15）才藤栄一：装具療法．歩行関連障害のリハビリテーションプログラム入門．pp62‐66, 医歯薬出版, 1999.
16）小野木啓子, 才藤栄一：リハビリテーションと下肢装具療法．診断と治療　90(supple)：477‐486, 2002.

【幸　田　剣，田島　文博】

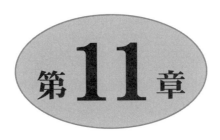

地域リハビリテーションと
社会資源，在宅ケア

 地域リハビリテーションと社会資源

1）地域リハビリテーション

は じ め に

　はじめに地域リハビリテーション（CBR：Community Based Rehabilitation）の定義を示したうえで，地域リハビリテーションについて具体的な解説を進めたい．

　ただし，広範な社会資源（保健・医療・福祉に限らず，あらゆる社会資源を含む）を活用して，人のライフステージすべてにかかわる地域リハビリテーションを網羅して解説することは不可能である．

　そこで，主に高齢者の地域リハビリテーションに焦点をあて，リハビリテーションと密接に関連する介護も念頭に置いて，医学生やコ・メディカルにとって有用と思われる「考え方」について，事例を交えて解説していくことにする．

（1）地域リハビリテーションの定義

　地域リハビリテーションについては，わが国では次の定義に従うことが一般的である．

　　『障害のある人々や高齢者およびその家族が住み慣れたところで，そこに住む

人々とともに, 一生安全に, 生き生きとした生活が送れるよう, 医療や保健・福祉および生活にかかわるあらゆる人々や機関・組織が, リハビリテーションの立場から協力し合って行う活動のすべてを言う. その活動は, 障害を持つ人々のニーズに対して先見的で, しかも身近ですばやく, 包括的, 継続的そして体系的に対応するものでなければならない. また, 活動が実効あるものとなるためには, 個々の活動母体を組織化する作業がなければならない.」(日本リハビリテーション病院・施設協会, 1982)[1]

　このように, 地域リハビリテーションは, 「福祉(welfare)＝幸福(happiness)」という広義の「福祉」に通じる広範なものであると理解しておくことが肝要である.
　参考までに国際的な定義を**表36**に示す.

(2) 地域リハビリテーションを支える体制
　地域リハビリテーションは, 保健・医療・福祉が重なり合い, 制度の面からも「保険」と「保健・福祉」が相まって具現化されるものである. また, 地域リハビリテーションにかかるサービスは, 専門機関・職によってのみ提供されるものではなく, 市民によるインフォーマルサービスも重要な位置を占めている.
　このようなことから, 地域リハビリテーションを一つの制度として捉えることは不適当で, 種々の制度や事業が組み合わさった体制と理解すべきである.
　この「体制」を具体的に示すものとして, 都道府県が実施する地域リハビリテーション支援体制(整備推進事業)がある. 本論では兵庫県の体制図を示して参考に供したい(**図39**).

表36　ILO, UNESCO, WHO の定義
　障害を持つすべての人々のリハビリテーション, 機会の均等, そして社会への統合を地域の中において進めるための作戦である.
　障害を持つ人々とその家族, そして地域, さらに適切な保健, 教育, 職業など社会サービスが統合された努力により実践される. (定義：1994年)

　WHO 定義, 1981.
　地域社会のレベルにおいて, 障害者自身, そして家族, 地域住民全体を包含した地域社会の資源を用い, かつそれを育成するためにとられる措置を含めたものである.

ILO：International Labor Organization；国際労働機関
UNESCO：United Nations Educational, Scientific and Cultural
　　　　　　Organization；国際連合教育科学文化機関
WHO：World Health Organization；世界保健機関

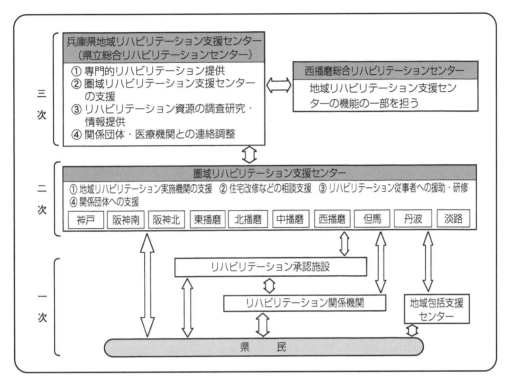

図39　兵庫県地域リハビリテーション支援体制（一部改変）

2）社会資源と施設

（1）社 会 資 源

　先述の定義のように，地域リハビリテーションに資する社会資源は，生活にかかわるすべてのサービスを含むほど広範なものである．これをあえて整理すると，フォーマルな社会資源とインフォーマルな社会資源に区別することができる．

　フォーマルな社会資源は，医療や保健，福祉にかかる法・制度により規定されたサービス（者）で，これに対してインフォーマルな社会資源とは，家族や近隣住民，ボランティアや，彼らにより提供されるサービスを指すものである．

（2）施　　　　　設

　介護保険法に基づく施設として，介護老人福祉施設（特別養護老人ホーム），介護老人保健施設（老人保健施設），介護療養型医療施設（2018年3月に廃止予定）がある．

　老人福祉法に基づく施設として，養護老人ホーム，軽費老人ホーム（ケアハウス），生活支援ハウスなどがある．

　高齢者の居住の安定確保に関する法律に基づく施設として，サービス付き高齢者向

け住宅がある．これは厚生労働省と国土交通省が連動して推進するもので，住まいの観点から高齢者ケアを進めるものとして注目される．

　社会資源や施設は，その時代の要請に応じた法・制度の中で変遷していくものである．近年，わが国全体の行財政改革の中で今までに増して変化の度合いを増しているところもあり，地域リハビリテーションを考える際には，法・制度に関する新しい知識を得ることを心がける必要がある．

3）地域リハビリテーションの実際

（1）地域リハビリテーションが担う役割の範囲

　ここからは，医師，コ・メディカルが「職」として関与する地域リハビリテーションの範囲に絞って解説していくことにする．

　表37は人の暮らしを要素還元して捉えたものである．

　人の暮らしを支える地域リハビリテーションでは，「生活」から個々の「要素」までのすべてにかかわることが求められる．これに応えるために，医師，保健師，看護師，理学療法士，作業療法士，言語聴覚士，社会福祉士，精神保健福祉士，介護福祉士，ケアマネジャー，ホームヘルパー，ケアワーカー等々の職種がそれぞれの専門性を発揮するわけである（これらの人的資源について本章では解説しない．それぞれの職能・専門団体が，その専門性や養成の仕組みを示す Web ページを持っているので参照されたい）．

　さて，ここで注意しておかねばならないことは，自らがどのような立場で何をなすべきかを常に考えておかねばならないということである．これを怠ると，ケースに必要なサービスが提供されず，サービス提供側の専門性や得意分野の押しつけになりかねない．このことについて，ケースを通じて解説を加える．

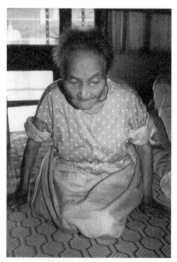

図40　ケース紹介1
お茶を勧めてくれたケース

表37　人の暮らしを要素還元してみると	
生　活	暮らし
ADL・IADL	移動（歩く）
姿勢・基本動作	立位・歩行
関節運動	関節運動
	関節可動域・筋緊張・筋力
要　素	反射・反応・感覚・高次機能・・・
	循環機能・代謝機能・・・

ADL：Activities of Daily Living；日常生活活動
IADL：Instrumental ADL；手段的日常生活活動

〔ケース紹介1〕

　筆者が写真のケースに出会ったのは，在宅でのサービス提供の経験がほとんどなかった頃である（**図40**，前頁参照）.

　ケースの膝・足関節は拘縮し，仰臥位をとることさえできないほどの円背もあった.このとき，筆者の頭に浮かんだのは，「入院して，膝関節をせめて90度まで伸ばすことができないか.そうすれば端座位をとることができる」，そのことを同行した保健師に相談しようと思った矢先，ケースは写真の姿勢のまま床を滑って移動し，左奥のポットで入れたお茶を，お盆を滑らせて運び勧めてくれた.

　このときの衝撃を忘れることはできない.このケースの身体機能は「正常の範囲」からは大きく外れていた.だからといって，身体機能をその範囲に近づけることだけが適切なサービスであるとは限らないと思い知らされたわけである.

　もちろん，理学療法士である筆者の中核的な役割は，身体機能を正常に近づけることや保つことである.しかし，それによってケースの生活機能が向上するとは限らない.このケースの場合，単に膝関節の可動域にこだわることよりも，今の生活をより快適に安全に送ることの工夫が優先されるだろうし，そのためにリハビリテーションや介護にかかわるさまざまな専門職が果たすべき役割も大きいということである.

　ただし，このケースのライフステージを眺めれば，それとは逆に，生活そのものを犠牲にしても身体機能にこだわるべき時期や状況があったかもしれないことも忘れてはならない.

　このように地域リハビリテーションでは，「ケースにとって，今，何が必要なサービスなのか」ということを判断することが何よりも厳しく求められる.その判断に基づいて，ケースにとって最も適切な方法が選択され，さまざまな専門職がそれぞれの専門性を発揮するわけで，リーダーとしての医師の役割はこの点で極めて重大なものである.

（2）生活機能を支援する地域リハビリテーション

　地域リハビリテーションにおいて，医師，コ・メディカルがかかわる大きな目的に「生活機能の維持・向上」がある.

　従前のリハビリテーションや介護においては，身体機能に焦点があてられ，生活機能に対する視点が希薄であったところがある.もちろん，時代の変遷とともに移り変わってきたリハビリテーションや介護の歴史の中で，このことは非難されるべきことではないが，超高齢社会の中でリハビリテーションや介護を考えるわれわれは，「生活機能」を軸にしたリハビリテーションや介護の手法について，今までに増して積極的に考えていく必要がある.

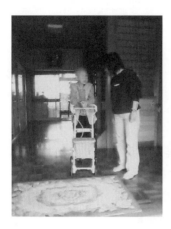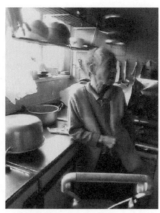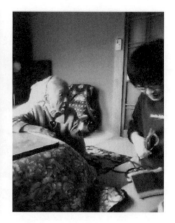

図41　ケース紹介2
実際は堂々と自立した一人暮らし

〔ケース紹介2〕
　多発性脳梗塞，パーキンソニズム，心疾患，糖尿病，変形性膝関節症を有する82歳女性の在宅生活を想像してみて欲しい．ふつうに考えれば，寝室か居間で，介護を受けながら消極的な生活を送っている姿が浮かんでこないだろうか．ところが，実際のケースは**図41**に示すような「堂々と自立した一人暮らし」を実現している．

　保健師とともに訪問すると，自ら歩行車を押して玄関まで出迎えてくれる．台所では調理の方法を自慢げに教えてくれる．血圧を測った保健師に厳しい質問を投げかける．サービスをうまく使いながら見事に自立した暮らしぶりである．

　このケースは，人の生活機能と身体機能はイコールの関係にないことを教えてくれている．

　地域リハビリテーションの中で仕事をする際には，このケースが教えてくれたことを忘れずに，身体機能のみに目を向けるのではなく，生活機能を維持・向上するための可能性について幅広く考えることが重要である．

（3）広い概念が求められる地域リハビリテーション
　ここまでに述べてきたように，広範な捉え方が求められる地域リハビリテーションの担い手には，それぞれに深い専門性に加えて，さらにそれを活かすための広い概念が求められる．

　M.W.アイゼンクは，人の情報処理プロセスには概念駆動型処理とデータ駆動型処理の2つがあるとしている[2]．

　概念駆動型処理（トップダウン処理）は，過去の経験から得られた既存知識や概念など，記憶の中にすでに蓄積されている情報によって導かれるものである．データ駆動型処理（ボトムアップ処理）は，外界から感覚受容器に入ってくる刺激情報によって開

始され，導かれ，決定されるというものである[2]．

　医師やコ・メディカルは，ほとんどの場合，自らの専門性に頼って概念駆動型処理で物事の解決を図っているはずである．もちろん，これ自体にはなんの問題もない．専門家としての知識，感覚で予測的に物事を処理することは当然のことである．ただし，このときに自分自身が持っている概念や知識が，サービス利用者に提供するに十分なものであるか否かは常に検証しておく態度は不可欠で，そのためにこそ幅広い概念を身につけておく必要がある．

　では，幅広い概念を持つにはどうすればよいのか．実は，これは簡単なことで，データ駆動型処理を重ねて概念駆動型処理の元となる知識や概念を膨らませればよいわけである．そのことを教えてくれた事例を紹介したい．

〔ケース紹介 3〕

　この男性は，家中のいたる所に自ら改修を加え，安全で快適な暮らしを楽しんでいる．

　図42は彼が自ら玄関に加えた改修である．「どうやって使うんですか」という筆者の問いに，「こうやって段を降りて，いったん腰掛けて」「こうやって靴を履く」と答える．筆者がこの手すりに出会ったとき，まずはその迫力に圧倒された．その後，背筋が寒くなってきた．「この男性にはこれだけのニーズがあった．しかも彼は自らそれを満たしている．果たして私は，そのニーズに気づくことさえできただろうか」という恐れが背筋を寒くさせたわけである．

　もし，筆者が改修前の彼の家を訪れて，住宅改修の意見を求められたらどうであったろう．段差の上り下りのために手すりが必要なことに気づくことはできただろう．それでは，靴を履くための横棒の有効性をイメージできただろうか．

　筆者は長年，高齢者リハビリテーションに携わり，設計図を書いた手すりの数も1,000本を超えている．その筆者が当事者の発想に完敗しているわけである．しか

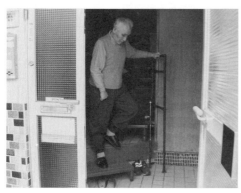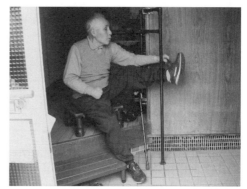

図42　ケース紹介 3
専門家の概念を超えた当事者の発想

し，それ自体を悔やむ必要はない．そのような臨床経験を素直に自らの経験として受け入れればよいわけである．その積み重ねをして広い概念を身につけるという姿勢を大切にすることが，地域リハビリテーションにかかわる者に不可欠なものである．

4）施設サービス

　施設でのリハビリテーションというと，まず医療機関でのサービス提供が挙げられる．急性期・回復期・維持期それぞれに医療機関でのリハビリテーションサービスが用意されている．

　さらに，老人保健施設での施設内リハビリテーション，通所リハビリテーション（デイケア）がある．また，最近では特別養護老人ホームでも理学療法士や作業療法士を置いた施設内リハビリテーションや通所介護（デイサービス）が増加していることに加え，介護予防事業の広まりに合わせて，リハビリテーション機能を持った独立型のデイサービスも増加している．

　さて，このように施設サービスとしてリハビリテーションを利用できる機会は広がっているが，ここで観点を変えて，高齢者・障害高齢者が入居・入所する住まい（施

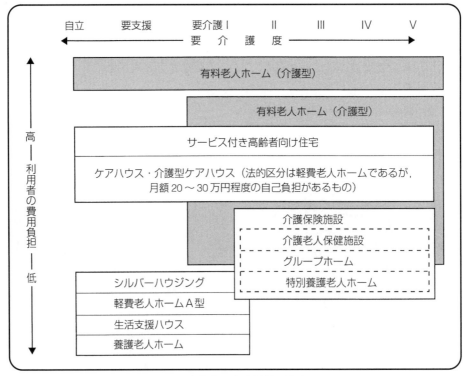

図43　高齢者の自宅以外の住まい
〔シニアライフ情報センター制作，著者一部改変〕

設)を見てみたい.

　図43は，わが国の高齢者・障害高齢者の自宅以外の住まいのおおよそを整理したもので，横軸が介護度，縦軸が利用に際しての負担額としてある.

　この図を眺めると，介護度において重複している施設が多数あることが分かる．一方で，理学療法士・作業療法士といったリハビリテーション職を必置義務としているのは介護老人保健施設のみである．これは，それぞれの施設の設立にかかる経緯や目的が生んだ結果であるが，同じような介護度にある人に，ある施設ではリハビリテーションサービスが提供され，別なところでは用意されていないというのは素直に考えれば不思議なことで，このような点はリハビリテーションに関与する者にとって，今後，大きな関心を寄せるべきところである.

ま　と　め

　以上，繰り返し地域リハビリテーションの幅広さについて述べてきた．多様な社会資源，人的資源がかかわる分野だけに，それらを統べるリーダーの責任は大きく，またその仕事は困難を極める．一方で，その役割が果たされたときの効果は一人の人生を支えるほどに大きなものである.

　広い世界観，広い概念をもった有能なリーダーが生まれ，地域リハビリテーションが発展していくことを祈りたい.

●引用文献●
1) 日本リハビリテーション医学会編, リハビリテーション白書, 1982
2) M.W. アイゼンクら(編集), 野島 久雄 ら(翻訳):認知心理学事典. pp311 - 313, 新曜社, 1998.

【備酒　伸彦，西林　保朗】

在宅ケア

1) 在宅ケアと在宅医療

　在宅医療という言葉が広く使われはじめたのは，昭和57年(1982年)に老人保健法が制定されてからと言われる．在宅医療とは，医師や看護師が患者の自宅に行き医療行為をすることで，医療を行う場が，病室，外来に加えて，3番目として在宅がある

ということである．一般的には対象患者の大多数は高齢者であるが，若年の障害者や悪性腫瘍の終末期患者が含まれる．医師の診療に関して，一時的に急患宅を訪れる往診と，慢性疾患を持つ在宅患者を定期的に診療する訪問診療がある．看護師による訪問看護は，在宅医療というより一般には在宅ケアと言われることが多い．

　患者は自宅で生活をしながら療養するので，日常生活を援助するサービスと，必要な医療を提供するサービスが共に必要になる．これを担うサービスが在宅ケアである．在宅ケアは，在宅医療（訪問診療・訪問看護・訪問リハビリテーション・訪問歯科・訪問薬剤）に加えて，ヘルパー，ケアマネジャー，地域包括支援センター職員，民生委員，ボランティアなど生活支援にかかわる多様な職種の協働が必要である．

　在宅ケアを支えるショートステイ，デイケア，デイサービスなど施設系や通所系のサービスも広い意味で在宅ケアに含まれる．

　このような多岐にわたる在宅支援を多職種や施設サービスが単に連携するだけでなく，患者・家族の情報を共有し，互いの専門性を生かして，患者・家族に統合された在宅ケアを提供する必要がある．

2）ケアの理念

　人は誰でも老い，他者に看とられてこの世から去っていくが，この間に疾患や障害をかかえると，他者の支援の中で生活することになる．このような支援を必要とする高齢者や障害者を隔離・分断するような社会は異常であり，特別な社会から隔離せず，一般社会で共に暮らし，共に生き抜く社会こそ正常（ノーマル）である．在宅ケアは，まさにこのノーマライゼーションの考え方にも基づく医療・看護・介護・福祉などの統合された包括的サービスである．

　すべての疾患は，必ずしも治癒するとは限らず，慢性化したり，疾患が進行して介護を必要とするだけでなく，あらゆる手を尽くしても死に至る場合もある．慢性疾患や進行性の疾患で死に至る疾患の場合，患者にとって大切なことは最善の医療とともに生活の質（QOL：Quality of Life）を高めることである．

　在宅ケアでは，全人間的な QOL の中でも，とくにその体験に基づいた QOL が大切になる．たとえば，経済的に豊かとは言えなくても，わが家での生活に安堵することなどである．別の例を挙げると，家族の中で父や母としての役割に生きがいを感じることなどの個々人の生きがいのことである．

3）ケアの目標

　いったん要介護の状態になったら，ADL（Activities of Daily Living；日常生活

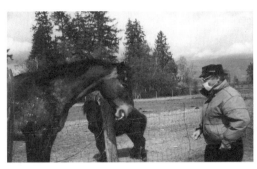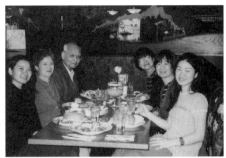

図44　症　例　1
　××年1月に肺癌の診断を受けるが，根治手術不能で，局所化学療法を受けた．
2月に息切れ，咳嗽，呼吸困難のため，通院困難になり，在宅緩和ケアを開始．3
月に外出可能となり，4月から1ヵ月間，娘の住んでいるカナダに旅行した．8月
24日から発熱，傾眠状態となり1週間後に自宅で永眠．

活動)はただ低下するだけ，と考えられてきたが，ケアしだいで本人に自立への意欲
を持たせ，QOL を改善できるという考えに変わってきた．たとえば，ベッド上だけ
の生活から，訪問リハビリテーションにより食卓で食事をしたり，車いすで外に散歩
に行くことができ，また新たな趣味や交流を持つまで QOL が改善することもある．
緩和ケアを行うことにより ADL が改善し，外国旅行までしたケースも経験した(**図
44**)．このように本人の QOL を改善できれば，介護者の QOL も改善でき，社会的
な負担を減らすこともできる．
　こうした観点から，障害の原因を客観的に分析し，それに基づいて改善，ないし少
なくとも現状より悪化させないように対応するといった多職種の連携によるアプロー
チが在宅ケアである．その特徴は，広範な社会資源を活用し，医療と福祉・介護など
のサービスとの連携システムで，患者とその家族の QOL を高め，患者のノーマライ
ゼーションを支援することにある．

4）ケアの対象疾患

　在宅ケアの対象は，在宅酸素や経管栄養など医療機器を装着されている患者，看護
や介護が中心の寝たきり患者，末期がん患者などである．
　主な基礎疾患は次のようなものがある．
　① 脳血管障害後遺症，② 認知症，③ 老人性運動器疾患(骨粗鬆症・圧迫骨折・変
形性関節症・大腿骨頸部骨折)および関節リウマチ，④ 神経難病(パーキンソン病,
筋ジストロフィー，筋萎縮性側索硬化症(ALS：Amyotrophic Lateral Sclerosis),
脊髄小脳変性症)，⑤ 悪性腫瘍末期，⑥ 慢性呼吸不全，⑦ 慢性心不全，⑧ 合併症を
伴った糖尿病，⑨ 廃用症候群などである．

　　実際の在宅ケアの対象疾患は，急性期病院で治療しなければならない疾患以外はほとんどが対象になる．保険診療による訪問診療の対象疾患は「寝たきり，ないしはそれに準ずる状態」と規定していて特定の疾患名はない．通院に付き添いが必要な患者はすべて対象となる．実際は下記のケースがほとんどである．

　　① 何らかの疾患や障害があり，医学的管理が必要な状態にあるにもかかわらず，何らかの事情で一人で通院ができない場合．

　　② 定期的に専門病院に通院中で，ときに入院をすることがあるが，主な療養の場が自宅の場合．

　　この場合は，地域のかかりつけ医の外来通院か定期的な訪問診療を合わせて行い，症状増悪時に，かかりつけ医が専門病院受診や入院が必要か，自宅で療養を継続できるかの判断を行う場合である．また，専門病院でがん化学療法や放射線療法を受けながら，かかりつけ医が疼痛などの評価を行い，在宅緩和ケアを行う場合もある，いわゆる2人主治医制である．

5）緩 和 ケ ア

　　在宅緩和ケアは，患者が自宅で過ごすことを希望した場合，患者と家族を対象にして入院時と同様な援助を提供することを目指している．在宅緩和ケアの目標は，生活の場で可能な限り良好な QOL を実現することである．

　　在宅緩和ケアの優れた点は，

　　① 患者は住み慣れた自宅で，自分のペースで生活することができる．

　　② 患者は家族とともに過ごすことで，家族の中の自分の役割を保ち，かつ果たすことができる．

　　③ 介護の中心は家族であり，入院施設に比べて患者の意思を最大限尊重できる．

　　その一方で，在宅緩和ケアの短所は，

　　① 病状の急変や症状の悪化に迅速に対応することが困難なことと，

　　② 家族に介護の負担がかかり，過大となりやすい，ことである．

　　病状の急変時に対しては24時間緊急時対応体制で対応し，介護の負担に対しては家族支援体制で対応する必要がある．これらの長所を生かし，かつ短所を補うためには，さらに在宅緩和ケアと入院施設での緩和ケアを一体化して実施して，相互の長所と短所を補い合うシステムが整備される必要がある．

6）介 護 支 援

　　家族の過大な肉体的・精神的介護負担に対しては，家族をも対象としたチームケア

の仕組みを作ることである．介護保険サービスを受けることができれば，訪問系のサービスだけでなく，積極的にショートステイ，デイケア，デイサービス，自宅の改築などを利用すべきである．多職種によるケアチームが，栄養，身体の清潔保持やADL，医療器具や薬の管理，経済的な問題，介護に対する家族の精神的・肉体的負担や不安などについての評価を行い，早期から介護保険サービス利用を勧める必要がある．

　在宅ケアが十分機能するためには，病状の急変や症状の悪化時の対応だけでなく，家族支援システムが必要不可欠である．

7）在宅療養支援診療所と強化型在宅療養支援診療所制度

　在宅療養支援診療所とは，24時間体制で往診や訪問看護を実施する診療所のことで，平成18年の医療法改正で新設された．

　在宅療養支援診療所の要件は，診療所，訪問看護ステーション，医療サービスと介護サービスとの連携を担当するケアマネジャー，緊急入院先の病院と24時間対応の連携体制ができていることである．

　平成24年の改訂では，24時間および緊急時の対応を充実させるため，複数の医師が在籍するか，複数のかかりつけ医が連携し，緊急往診と看取りの実績を有する強化型在宅療養支援診療所制度が整備された．

　24時間対応でき，いざとなったら緊急入院できる仕組みを担う診療所なので，自宅でのターミナルケア（終末期ケア）や慢性疾患の療養などへの対応が期待されている．

8）当院の在宅ケアの取り組み

　認知症や老衰で長期にわたる介護を受けている高齢者は，施設での介護を受けていることが多く，亡くなる場合も施設が多い．一方，がん患者では病名告知が進み，がんの治癒が望めない状況であれば，緩和ケアを受けながら家族とともに自宅で最期まで過ごす人が増えている（**図45**）．また，がん患者以外でも自宅看取りを望む患者・家族が増えている．

　当院は，訪問リハビリテーションも提供できる訪問看護ステーション，居宅介護支援事業所，デイサービス，グループホーム，ヘルパーステーションを併設し，ほかの介護施設のかかりつけ医を担い地域医療を行っていたが，2015年に無床診療所から在宅医療に特化した有床診療所に転換した．当有床診療所は，① 病院からの早期退院患者の在宅・介護施設への受け渡し機能，② 緩和ケアを担って病院の役割を補完する機能，③ 在宅患者の緊急時に対応する機能，④ 在宅医療の拠点としての機能，

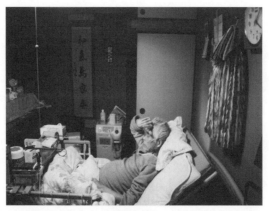

3月　自宅での最期を覚悟

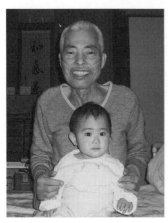

4月

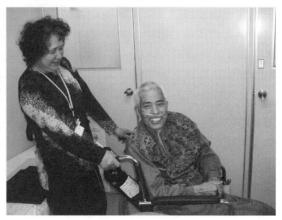

4月15日　外来

「人生の終わりに来てまだこんな日が過ごせるとは思わなかった．」「調子が良すぎて癌がどこかへ行ったのかと思うことがある．」

図45　症例　2

　××年10月に悪性胸膜中皮腫の診断を受ける．12月に大学病院で手術を受け，その後，放射線療法などで入退院を繰り返す．がん末期と言われて在宅死を希望し，翌年3月2日に往診依頼があり，3月10日から在宅ケアを行った．

⑤　終末期医療を担う機能を持ち，とくに緊急時に対応することで地域医療にとって重要な役割を担っている．在宅医療継続が困難な急変時は，かかりつけ医は受け入れてくれる入院先を見つけるのに苦慮するが，有床診療所は入院の受け入れはもちろん，重症例は病院への受け渡し役を果たすなど，迅速な対応が可能で，これにより終末期医療でも無理のない在宅医療ができている．急増する看取りをこれまでのように病院ですべて受け止めることは全国的に困難となってきている．また，救急搬送により病院の急性期の病床が看取りに使われることも今後避けなければならない．

　このような状況で，在宅医療の拠点として緊急時に対応し，看取りも含めて有床診

療所の病床を活用でき，がん末期患者だけでなく，疾病を限定することなく終末期患者を受け入れ，必要な緩和ケアを提供することができるので，在宅医療に特化した有床診療所は，地域包括ケアシステムにおける役割として重要な役割を担うことになっている．

ま　と　め

　急激に高齢化が進み社会構造が変化する中で，生活を支える在宅ケアへの需要がさらに増加すると予想される．在宅ケアは，地域リハビリテーションを実現すべく，疾患や障害を持った患者とその家族に対して，医療と介護を含む多職種協同で行う統合された包括的地域ケアである．その目標は患者本人と家族の QOL を高めることにあるが，そのための社会的資源はいまだ十分とは言えない．住まいをベースに医療，介護，福祉サービスを含めたさまざまな生活支援サービスが，日常生活の場で適切に提供できるような充実した地域ケア体制（地域包括ケアシステム）の充実が求められている．

　医療や介護の仕事を目指す若い人たちが，この分野でますます活躍してくれることを期待する．

【西村　正二】

第12章

高齢者・健康対策と少子化対策

はじめに

　わが国の平均寿命は2019年7月で，女性87.45歳と世界2位，男性81.41歳と世界3位，男女合わせて83.2歳で世界一である．総人口は2020年4月で1億2,593万人（前年比32万人減）ではあるが，65歳以上の高齢者の人口は3,605万人（29％）で3.5人に1人が高齢者の現状となった．将来予測では2035年には37.8％となり，2050年には38.4％に達しようとしている．なかでも75歳以上の後期高齢者の増加は著しく，2010年では14.1％であるが，2018年には65〜74歳人口を上回り，その後も増加し2030年には22.9％で4.4人に1人が，2055年にはさらに増加し，24.5％と4人に1人の割合と予測されている．また，医療の発展とともに感染症が激減し，重症疾患でも救命可能となりつつあるが，寿命の延長とともに生活習慣病が増加し，寝たきりや認知症の高齢者が増加していくと思われる．

　一方，少子化も顕著で，1人の女性からの生まれる子供の数（合計特殊出生率）は2009年の1.37人よりやや上昇し2015年には1.45人となった．しかし，その後2019年には1.36人と低下傾向が続き，世界の中でも低い国の一つとなり，出生数は年々最低値を更新しているため，実効性のある支援策が早急に必要となっている．また，日本の総人口も現在減少しており，2030年には11,522万人に，2050年には9,515万人と1億人を切る可能性も高く，高齢者を支える生産年齢人口の負担の増大が問題となり，2010年では2.8人で1人の高齢者を支えればよかったものが，2030年には1.8人，2050年には1.3人と1人で1人の高齢者を支えなければならない時代がすぐそこ

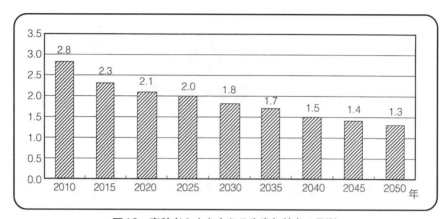

図46　高齢者１人を支える生産年齢者の予測
〔国立社会保険・人口問題研究所：日本の将来推計人口より[1]〕

まで迫ってきている(**図46**)[1]. このような背景の中で, リハビリテーションを取り
囲む環境は大きく変化している.

1 高齢者対策

　わが国の高齢者対策の基本的枠組みは高齢社会対策基本法(1995年；平成７年)に
基づいている. この法律は, 公正で活力ある地域社会が自立と連帯の精神に立脚して
形成する豊かな社会構築を掲げ, 基本理念としている. そして, 高齢社会対策の総合
的な推進と経済社会の健全発展と国民生活の安定向上を目的としている. その中で,
国および地方公共団体は高齢社会対策を策定実施する責務と, 国民の努力にも言及し
ている. さらに, 就業および所得・健康および福祉・学習および社会参加, 生活環境
など国が行う基本的施策を明確にしている. 加えて, 政府が高齢社会対策の大綱を定
め, 内閣府に「高齢社会対策会議」を特別機関として設置することを定めている.

　これに伴い, 2018(平成30)年２月には新たな高齢社会対策大綱(**表38**)を定め対
応している[2].

　これらの高齢社会対策大綱の数値目標は**表39**のようになっている.

表38　高齢社会対策大綱の内容

第1：目的および基本的考え方

1　大綱作成の目的

2　基本的考え方

(1) 年齢による画一化を見直し，すべての年代の人々が希望に応じて意欲・能力を生かして活躍できるエイジレス社会を目指す．

(2) 地域における生活基盤を整備し，人生のどの段階でも高齢期の暮らしを具体的に描ける地域コミュニティを作る．

(3) 技術革新の成果が可能にする新しい高齢社会対策を志向する．

第2：分野別の基本的施策

1　就業・所得

(1) エイジレスに働ける社会の実現に向けた環境整備

　　ア　多様な形態による就業機会・勤務形態の確保

　　イ　高齢者らの再就職の支援・促進

　　ウ　高齢期の起業の支援

　　エ　知識，経験を活用した高齢期の雇用の確保

　　オ　勤労者の職業生活の全期間を通じた能力の開発

　　カ　ゆとりある職業生活の実現など

(2) 公的年金制度の安定的運営

　　ア　持続可能で安定的な公的年金制度の運営

　　イ　高齢期における職業生活の多様性に対応した年金制度の構築

　　ウ　働き方に中立的な年金制度の構築

(3) 資産形成などの支援

　　ア　資産形成などの促進のための環境整備

　　イ　資産の有効活用のための環境整備

2　健康・福祉

(1) 健康づくりの総合的推進

　　ア　生涯にわたる健康づくりの推進

　　イ　介護予防の推進

(2) 持続可能な介護保険制度の運営

(3) 介護サービスの充実(介護離職ゼロの実現)

　　ア　必要な介護サービスの確保

　　イ　介護サービスの質の向上

　　ウ　地域における包括的かつ持続的な在宅医療・介護の提供

　　エ　介護と仕事の両立支援

(4) 持続可能な高齢者医療制度の運営

(5) 認知症高齢者支援施策の推進

(6) 人生の最終段階における医療の在り方

(7) 住民らを中心とした地域の支え合いの仕組み作りの促進

3　学習・社会参加

(1) 学習活動の促進

　　ア　学校における多様な学習機会の提供

　　イ　社会における多様な学習機会の提供

　　ウ　社会保障などの理解促進

　　エ　ICT リテラシーの向上

　　オ　ライフステージに応じた消費者教育の取り組みの促進

　　（2）社会参加活動の促進
　　　ア　多世代による社会参加活動の促進
　　　イ　市民やNPOなどの担い手の活動環境の整備
　4　生活環境
　　（1）豊かで安定した住生活の確保
　　　ア　次世代への継承可能な良質な住宅の供給促進
　　　イ　循環型の住宅市場の実現
　　　ウ　高齢者の居住の安定確保
　　（2）高齢社会に適したまちづくりの総合的推進
　　　ア　多世代に配慮したまちづくり・地域づくりの総合的推進
　　　イ　公共交通機関の移動空間のバリアフリー化
　　　ウ　建築物・公共施設などのバリアフリー化
　　　エ　活力のある農山漁村の再生
　　（3）交通安全の確保と犯罪，災害などからの保護
　　　ア　交通安全の確保
　　　イ　犯罪，人権侵害，悪質商法などからの保護
　　　ウ　防災施策の推進
　　（4）成年後見制度の利用促進
　5　研究開発・国際社会への貢献など
　　（1）先進技術の活用および高齢者向け市場の活性化
　　（2）研究開発などの推進と基盤整備
　　　ア　高齢者に特有の疾病および健康増進に関する調査研究など
　　　イ　医療・リハビリテーション・介護関連機器などに関する研究開発
　　　ウ　情報通信の活用などに関する研究開発
　　　エ　高齢社会対策の総合的な推進のための調査分析
　　　オ　データなど活用のための環境整備
　　（3）諸外国との知見や課題の共有
　　　ア　日本の知見の国際社会への展開
　　　イ　国際社会での課題の共有および連携強化
　6　すべての世代の活躍推進
　　（1）すべての世代の活躍推進

第3　推進体制など
1　推進体制
2　推進にあたっての留意事項
3　大綱の見直し

分　類	項　　目		現状（直近の値）	数値目標/参照指数
0．全体	総人口に占める高齢者の割合	65歳以上	27.3%（2016年）	参照指標
		75歳以上	13.3%（2016年）	
		85歳以上	4.1%（2016年）	
	65歳以上人口に占める単身世帯の者の割合	男性	13.3%（2015年）	参照指標
		女性	21.1%（2015年）	
1．就業・所得	就業率	60〜64歳	63.6%（2016年）	67.0%（2020年）
		65〜69歳	42.8%（2016年）	参照指標（＊1）
		70〜74歳	25.0%（2016年）	
		75歳以上	8.7%（2016年）	
	役員を除く雇用者のうち非正規の職員・従業員の割合	65〜69歳	76.3%（2016年）	参照指標
		70〜74歳	76.4%（2016年）	
		75歳以上	65.8%（2016年）	
	テレワーク導入企業		13.3%（2016年）	2012年度（11.5%）比の3倍（2020年）
	テレワーク制度などに基づく雇用型テレワーカーの割合		7.7%（2016年度）	2016年度（7.7%）比の倍増（2020年）
	私的年金の加入者数	確定給付企業年金	818万人（2016年度末）	参照指標
		確定拠出年金（企業型）	591万人（2016年度末）	
		確定拠出年金（個人型）	43万人（2016年度末）	
2．健康・福祉	健康寿命	男性	71.19歳（2013年）	・1歳以上延伸（2020年）・平均寿命の増加分を上回る健康寿命の増加（2022年）・2歳以上延伸（2025年）
		女性	74.21歳（2013年）	
	健診受診率（40〜74歳）（特定健診を含む）		71.0%（2016年）	80%（2020年）
	65歳以上の運動習慣者の割合	男性	52.5%（2015年）	58%（2022年度）
		女性	38.0%（2015年）	48%（2022年度）
	介護予防に資する住民主体の「通いの場」（＊2）への65歳以上参加者数および割合		131.7万人（3.9%）（2015年度）	参照指標
	要介護認定者数（被被験者に占める割合）	65〜74歳	51.0万人（2.9%）（2015年度）	参照指標
		75歳以上	384.2万人（23.5%）（2015年度）	
	介護基盤の整備拡大量		－	50万人分以上（サービス付き高齢者向け住宅約2万人分を含む）（2020年代初頭）
	介護職員数		183.1万人（2015年度）	231万人（2020年代初頭）

表39　高齢社会対策大綱の数値目標（2020：内閣府の図を引用改変）

	介護人材と競合他産業との賃金差		0.5万円（介護職員26.7万円，対人サービス産業27.2万円）（2016年）	解消（2020年代初頭）
	介護施設・サービスを利用できないことを理由とする介護離職者数		10.1万人（2012年）	解消（2020年代初頭）
	認知症サポーター		880万人（2016年度末）	1,200万人（2020年度末）
3．学習・社会参加	学習・自己啓発・訓練（学業以外）行動者率（＊3）	65〜69歳	33.6%（2016年）	上昇（2021年）
		70歳以上	25.4%（2016年）	
	インターネット利用率	70〜79歳	53.5%（2015年）	参照指標
		80歳以上	20.2%（2015年）	
	社会的な活動を行っている高齢者の割合（＊4）	男性	62.4%（2016年）	80%（2020年）
		女性	55.0%（2016年）	
4．生活環境	高齢者人口に対する高齢者住宅の割合		2.2%（2014年）	4%（2025年）
	住宅確保要配慮者向け賃貸住宅の登録戸数		－	17.5万戸（2020年度）
	居住支援協議会に参画する市区町村および自ら設立する市区町村の合計が全体に占める割合		40.0%（2016年度末）	80%（2020年度末）
	新築住宅における認定長期優良住宅の割合		11.2%（2016年度）	20%（2025年度）
	既存住宅流通の市場規模		4兆円（2013年）	8兆円（2025年）
	生涯活躍のまち構想について取り組みを進めている地方公共団体数		79団体（2017年）	100団体（2020年）
	すべての一定の旅客施設（＊5）の1日当たり平均利用者数に占める段差解消された一定の旅客施設の1日当たりの平均利用者数の割合		92.0%（2015年度）	100%（2020年度）
	鉄軌道車両のバリアフリー化率		67.7%（2016年度）	約70%（2020年度）
	バス車両（適用除外認定（＊6）車両を除く）におけるノンステップバスの導入率		53.3%（2016年度）	約70%（2020年度）
	適用除外認定（＊6）を受けたバス車両におけるリフト付きバスまたはスロープ付きバスの導入率		6.0%（2016年度）	約25%（2020年度）
	福祉タクシーの導入数		15,128台（2016年度）	約28,000台（2020年度）
	旅客船のバリアフリー化率		40.3%（2016年度）	約50%（2020年度）
	航空機のバリアフリー化率		97.1%（2016年度）	約100%（2020年度）
	主要な生活関連経路における信号機などのバリアフリー化率（＊7）		約99%（2016年度）	約100%（2020年度）
	特定道路におけるバリアフリー化率（＊8）		88.0%（2016年度）	約100%（2020年度）
	特定路外駐車場のバリアフリー化率（＊9）		57.8%（2015年度）	70%（2020年度）

	都市公園における園路および広場，駐車場，便所のバリアフリー化率	＜園路および広場＞ 49%（2015年度） ＜駐車場＞ 46%（2015年度） ＜便所＞ 35%（2015年度）	＜園路および広場＞ 60%（2020年度） ＜駐車場＞ 60%（2020年度） ＜便所＞ 45%（2020年度）
	不特定多数の者らが利用する一定の建築物のバリアフリー化率	56.0% （2015年度）	60% （2020年度末）
	65歳以上の高齢者被害の振り込め詐欺認知件数（人口10万人当たり）	30.9人 （2016年）	前年比減少
	80歳以上の高齢運転者による交通事故死者数	266人 （2016年）	200人以下 （2020年）
	消費者安全確保地域協議会を設置した地方公共団体数	36市区 （2017年11月末）	人口5万人以上の全市区町（＊10） （2019年度）
5．研究開発・国際社会への貢献など	限定地域での無人自動運転移動サービス（＊11）	－	全国普及 （2025年目途）
	ロボット介護機器の市場規模	24.4億円 （2015年）	約500億円 （2020年）
	医療機器の輸出額（＊12）	6千億円 （2015年度）	約1兆円 （2020年）
	革新的医療機器の実用化（＊12）	－	5種類以上 （2020年）
	国内医療機器市場規模（＊12）	2.7兆円 （2015年）	3.2兆円 （2020年）
	福祉用具の実用化（助成事業の支援終了後，3年経過時点での市場製品化率）	51.0% （2016年度）	毎年度50%以上

（注）
＊1　「ニッポン一億総活躍プラン」（平成28年6月2日：閣議決定）では，「希望する高齢者が就業可能とする」となっている．
＊2　ここにおける「通いの場」とは，住民自身が運営する体操の集いなど，介護予防に資する活動の場を指す．
＊3　個人の自由時間のなかで行う学習・自己啓発・訓練で，社会人が仕事として行うものや，学生が学業として行うものは除く．
＊4　働いている，またはボランティア活動，地域社会活動（町内会，地域行事など），趣味やおけいこ事を行っている60歳以上の者の割合．
＊5　1日当たりの平均的な利用者数が3,000人以上の旅客施設．
＊6　移動円滑化のために必要な旅客施設または車両などの構造および設備に関する基準の適用除外を指す．
＊7　信号機などのバリアフリー化実施基準は，歩行者用信号の音響機能付加・横断時間確保・経過時間表示機能付加，交差点信号の歩車分離式，道路標識の高輝度化，道路標示の高輝度化，横断歩道の視覚障害者用誘導標示のいずれかの事業を行ったもの．
＊8　駅，官公庁施設，病院などを相互に連絡する道路のうち，多数の高齢者，障害者らが通常徒歩で移動する道路の区間として，国土交通大臣が指定したもの．
＊9　駐車場法第2条第2項に規定する路外駐車場（道路附属物，公園施設，建築物または建築物特定施設であるものを除く）であって，自動車の駐車の用に供する部分の面積が500m^{2}以上，かつその利用について駐車料金を徴収するもの．
＊10　人口5万人以上の市区町村数は550団体．（2017年1月1日現在）．
＊11　とくにSAEレベル4の遠隔型自動運転システムによるサービスの普及．
＊12　「医療機器の輸出額」，「革新的医療機器の実用化」および「国内医療機器市場規模」に関する数値目標はいずれも医療機器全般のものである．

❷ 健康対策

1）健康管理

　わが国の健康管理の取り組みとして，Ⅰ）1973（昭和53）年より ① 生涯を通じての健康づくりの推進，② 健康づくりの基盤整備，③ 健康づくりの普及啓発を３本柱とした「第１次国民健康づくり対策」が，Ⅱ）1988（昭和63）年より，運動習慣の普及に重点を置き，栄養・運動・休養のすべての面で均衡のとれた健康的な生活習慣の確立を目指すこととした「第２次国民健康づくり対策《アクティブ80ヘルスプラン》」が，Ⅲ）2000（平成12）年から壮年期死亡の減少，健康寿命の延伸および生活の質の向上を実現することを目的とした「第３次国民健康づくり対策《21世紀における国民健康づくり運動（健康日本21）》」が，これまで展開されてきた．

　2003（平成15）年には健康増進法に基づき策定された「国民の健康の増進の総合的な推進を図るための基本的な方針」は，国民の健康増進の推進に関する基本的な方向や国民の健康の増進の目標に関する事項などを定めたものである．この方針を全面改正したものが「健康日本21（第２次）」（2012年；平成24年）である[3]．

　健康日本21（第２次）の目標は，客観的かつエビデンスに裏づけられ，実行可能性のある目標項目の絞り込みを行っている．また，「個人で達成すべき目標」を設定するだけでなく，「社会環境に関する目標」についても具体的数値としている．とくに子どもや高齢者の健康，こころの健康は，個人と社会の両者が関連する領域であり，健康づくりを社会環境の観点から検討することを目的にモニタリングしながら構築していくことになっている．

　健康日本21（第２次）の目標には，次の５つが掲げられている．

　① 健康寿命の延伸と健康格差の縮小

　② 生活習慣病の発症予防と重症化予防の徹底「NCD（非感染性疾患）の予防」

　③ 社会生活を営むために必要な機能の維持および向上

　④ 健康を支え，守るための社会環境の整備

　⑤ 栄養・食生活，身体活動・運動，休養，飲酒，喫煙，歯・口腔の健康に関する生活習慣の改善および社会環境の改善

　健康日本21の中間報告が2018年に行われ，以下のような結果を得ている．

① 健康寿命の延伸と健康格差の縮小

　いずれも目標に向かって前進しており，さらなる縮小を目指すには、促進要因や阻害因子などを明らかにするために推進することや生活習慣病対策などを行う．また，

第4回経済財政諮問会議で，厚生労働省は「健康寿命の延伸に向けた取り組み」として「次世代の健やかな生活習慣形成など(健やか親子施策)」，「疾病予防・重症化予防(がん対策・生活習慣病対策など)」，「介護・フレイル予防(介護予防と保健事業の一体的実施)」を重点分野とし，①健康無関心層も含めた予防・健康づくりの推進，②地域間の格差の解消という2つのアプローチから健康寿命の延伸を目指すこととしている.

② 主要な生活習慣病の発症予防と重症化予防の徹底

がんと循環器疾患が増加傾向にあり，糖尿病やCOPDへの対策が健康寿命の延伸を図るうえで重要な課題であり，目標項目のうち半分は改善している. しかし，各危険因子に関する項目は目標に到達していないので，食事，身体活動・運動，休養，禁煙など，健康増進に寄与すると考えられる生活習慣をはじめとした一次予防に関する取り組みの継続を行う.「がん対策推進基本計画」や「糖尿病性腎症重症化予防プログラム」を推進し，生活習慣病の病態解明や重症化予防のための研究，疾患の正しい知識の普及啓発を図る.

③ 社会生活を営むために必要な機能の維持・向上

身体の健康とともに，こころの健康を維持することが重要である. こころの健康では，「自殺総合対策大綱～誰も自殺に追い込まれることのない社会の実現を目指して～」(平成29年7月)による自殺対策，職場におけるメンタルヘルス対策，依存症などへの対策を引き続き推進していく. 母子保健分野における「健やか親子21(第2次)」，高齢者の介護予防事業や認知症対策における「新オレンジプラン」などの対策を推進し，それぞれのライフステージに応じた心身機能の維持および向上のための取り組みを推進していく.

④ 健康を支え，守るための社会環境の整備

健康づくり対策を推進していくうえで企業や民間団体などの活動主体としての役割も重要であり，国の事業として「スマート・ライフ・プロジェクト」が展開されている. この事業では，「適度な運動」「適切な食生活」「禁煙」「健診・検診の受診」の4つのテーマを中心とした健康づくりにつながる具体的なアクションを呼びかけている. しかし，健康づくりを目的とした活動に主体的にかかわっている国民の割合は増加しておらず，今後，個人にも波及していくようにする. 健康格差対策に取り組む自治体は増加傾向で，具体的な健康寿命延伸の要因を明らかにし，健康格差対策につながるべく分かりやすい有用な情報提供をしていく.

⑤ 栄養・食生活，身体活動・運動，休養，飲酒，喫煙および歯・口腔の健康に関する生活習慣および社会環境の改善

「栄養・食生活：適切な量と質の食事をとる者の増加」や「身体活動・運動：日常生活における歩数の増加」，「休養：睡眠による休養を十分とれていない者の割合の減少」など個人の生活習慣や行動で変化がみられないものが多く，これら基本的要素の改善

を進めていく必要がある．そのためにも，事業者，地域，国が連携して普及啓発活動・環境整備を行う．

　また，健康日本21(第2次)の方向性として，3つの項目とその内容が掲げられている．

① 社会経済の変化への対応

- ・家族・地域の絆の再構築，助け合いの社会の実現(東日本大震災からの学びなど)
- ・人生の質(幸せ・生活満足感など)の向上
- ・健康を守るための環境への積極的な働きかけの実現
- ・すべての世代の健やかな心を支える社会の在り方の再構築
- ・健康の基盤を築くことのできる家庭の在り方の再構築
- ・貧困などのさまざまな生活条件への配慮や健康格差の縮小

② 科学技術の進歩を踏まえた効果的なアプローチ

- ・進歩する科学技術のエビデンスに基づいた目標設定
- ・個々の健康データに基づき地域・職域の集団をセグメント化し，それぞれの対象に応じて確実に効果が上がるアプローチを展開できる仕組みづくり
- ・長寿遺伝子の活性化，がんワクチン，テーラーメイド医療および予防などの最新技術の発展を視野に入れた運動の展開

③ 今後の新たな課題(例)

- ・休養・こころの健康づくり(睡眠習慣の改善，働く世代のうつ病の対策)
- ・将来的な生活習慣病発症の予防のための取り組みの推進(低出生体重児の出生の予防，子どもの健全な食生活，運動・活発な余暇身体活動の実践への強化)
- ・生活習慣に起因する要介護状態を予防するための取り組みの推進(年代に応じた食事の質の改善，生活機能低下予防，ロコモティブシンドローム予防，認知機能低下予防)
- ・高齢者，女性の健康
- ・肺年齢の改善(COPD；慢性閉塞性肺疾患，たばこ)
- ・重症化予防および3次予防での対応後の再発防止に向けた予防方策の在り方
- ・健診データに基づく国民一人ひとりの自己健康管理の積極的な推進

2）健康増進（ヘルスプロモーション；Health Promotion）

> ヘルスプロモーションとは，自分の健康を調整・改善していくプロセスである．それは個人的技能や能力強化のためのプロセスだけでなく，包括的・社会的プロセスであり，社会・環境・経済的状況を変化させるような行動を含むものとしている．

オタワ憲章では，健康の必要条件を創出すること（advocacy：唱道），すべての人々が十分な健康の可能性を達成できること（enabling：能力付与），健康の追求のために社会の種々の関心を調整すること（mediating：調停）をヘルスプロモーションのための3つの方略として提唱した．これはさらに，① 健康公共政策の確立，② 健康に関する支援的環境の創造，③ 健康のための地域活動の強化，④ 個人技術の向上，⑤ ヘルスサービスの方向転換，の5つの優先的行動分野によって根拠立てられている．

1997年のジャカルタ宣言では，これらの方略や行動分野は全世界共通のものであるとし，① 健康に関する社会の責任を推進する，② 健康開発のための研究を増やす，③ ヘルスプロモーションのための協働を広げる，④ コミュニティの能力を高め，個人の力をつける，⑤ ヘルスプロモーションのインフラを保証する，という5つの優先課題を提示した．

そして，① 健康開発への包括的なアプローチが最も効果的で，5つの方略を組み合わせた方法がより効果的であること，② 健康面での環境整備が包括的方略の実施のための実際的な機会を提供すること，③ 努力維持には参加が不可欠で，ヘルスプロモーションの行動や，意志決定プロセスの中心にいることが非常に効果的であること，④ 健康に関する知識・学習が効果的な参加を奨励・達成し，人々や地域社会のエンパワメントを得るのに不可欠であること，などを明らかにした．

なお，健康増進に関する法律として，2020年より改正健康増進法が施行され，受動喫煙の防止が図られている．

3 少子化対策

1）少子化の背景

現在わが国では急速な少子化が進行し，平成30（2018）年には1人の女性から生まれる出生数（合計特殊出生率）は1.36となっている．この比率は2.08以上で人口の減少がないとされる値である．諸外国ではアメリカ 1.73（2018年），フランス 1.88

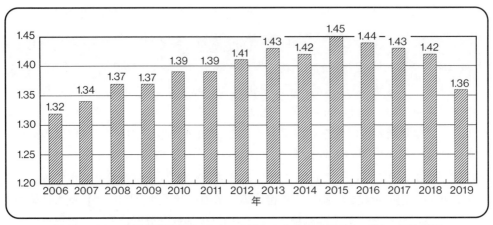

図47　日本の合計特殊出生率（1人の女性から生まれる子どもの数）の年次推移

（2018年），イギリス1.70（2018年），スウェーデン 1.75（2018年），イタリア 1.29（2018年）であり，わが国はイタリア以外の欧米に比べても低い．しかし，韓国は日本よりもさらに低く0.98（2018年）であり，わが国同様の問題を抱えている．この傾向は，数年前より各国とも徐々に低下している国が多く，日本は国際的にも最低の水準となっている（**図47**）．

　この要因として，未婚率が増加し晩婚化の進行と結婚した夫婦からの出生児数が1990年代以降減少していることが考えられる．未婚率の増加の背景には，若年者の高い失業率と非正規雇用の急増がある．さらに，出産半年後には女性有職者の67.4％が退職しており，依然として就業の継続が女性には困難である社会背景がある．男性側も子育て期にある30歳台の24.0％は週60時間以上の就業をしており，わが国の男性が育児や家事に費やす時間は国際的にも低い水準にある．しかし，2012年以降やや景気の持ち直しを反映してか，ややこの数字は上昇の傾向であったが，2016年以降は下降傾向に転じている．2005年に死亡率が出生率を上回り，自然増加率は以後マイナスを継続し人口は減少している．

2）少子化対策に関する施策

　わが国の子育て支援対策として1994（平成6）年12月「今後の子育て支援のための施策の基本的方向について（エンゼルプラン）」が，そして1999（平成11）年12月には「重点的に推進すべき少子化対策の具体的実施計画について（新エンゼルプラン）」がスタートした．新エンゼルプランは，保育，保健医療体制，地域や学校の環境，住まいづくり，仕事と子育て両立のための雇用環境整備，働き方についての固定的な性別役

割分業や職場優先の企業風土の是正などの考え方を含有している.

　しかし，エンゼルプランと新エンゼルプランは保育関連事業が中心であり，少子化を食い止めるには不十分なため，少子化社会対策基本法に基づき，「子どもを生み，育てることに喜びを感じることのできる社会」へ流れを変えるために，平成27年には「少子化社会対策大綱」が閣議決定されている[4]．これは，① 若者の自立が困難になっている状況の改革，② 子育ての不安や負担の軽減と職場優先の風土の変換，③ 子育てなどの支援社会を作るための連携作りという3つの視点に立ち，**表40**のような4つの課題を実施計画するための「子ども・子育て応援プラン」を策定している.

　2005（平成17）年4月からは，地方公共団体および事業主に対し，次世代育成支援のための行動計画の策定を義務づけ，10年間の集中的・計画的な取り組みを推進しようとする「次世代育成支援対策推進法」に基づく行動計画の策定がされている．さらに「子育て応援プラン」の着実な推進に加え，妊娠・出産から高校・大学生に至るまでの総合的な子育て支援策や，働き方の改革，社会の意識改革のための国民運動を推進しようとする「新しい少子化対策について」が2006（平成18）年6月に少子化社会対策会議で決定されている.

　2007年2月には，「子どもと家族を応援する日本」重点戦略の策定がなされた．その中では，2030年以降の若年人口の大幅な減少を視野に入れ，本格的に少子化に対

表40　少子化社会対策大綱の4つの重点課題[4]
1.　若者の自立とたくましい子どもの育ち 　・就業困難を解決するための取り組み，豊かな体験活動の機会の提供 　　（フリーター，若年失業者，無職者の低下を目指す） 2.　仕事と家庭の両立支援と働き方の見直し 　・企業の行動計画策定・目標達成の取り組み 　　（希望する者すべてが安心して育児休業などを取得できるようにする） 　・勤務時間の短縮などの措置，再就職支援 　　（男性も家庭で子どもに向き合える時間が持て，育児期男性の育児などの時間を先進国並みにする） 3.　生命の大切さ，家庭の役割などについての理解 　・生命の尊さを実感し，社会とのかかわりなどを大切にすることへの理解を深める 　　（さまざまな場において，中学・高校生が乳幼児とふれあう機会が持てるようにする．子育てに肯定的なイメージを持つ若者の割合を増やす） 4.　子育ての新たな支え合いと連帯 　・子育て支援対策の効果的な実施，身近な地域でのきめ細かな子育て支援の取り組み，児童虐待など，とくに支援を必要とする子どもとその家庭に対する支援 　　（歩いていける場所で親子が集まって相談・交流ができる子育て支援拠点をすべての中学校区に1ヵ所以上つくる．誰にも相談できない孤独な子育てをなくす） 　・妊娠，出産，子どもの育ちにかかわる保健医療の充実 　　（保育所待機児童が50人以上いる市町村をなくす）

抗するため，制度・政策・意識改革など，効果的な対策の再構築・実行から，①「結婚したいけどできない」という若者，「子どもを生みたいが躊躇する」という若い家族を支え，② すべての子どもたちが希望を持って人生を歩めるよう，そして ③ すべての子ども・家族が世代を超えて，国民みんなで支援する国民総参加の子育てにやさしい社会作りをする「すべての子ども，すべての家族を大切に」という基本的な考えが提案されている．

　さらに，2010年度には「子ども手当」や高校教育無償化などの実施を目指し，総合的な「子ども・子育てビジョン」が策定されている[5]．ここでは，**表41**のように，① 社会全体で子育てを支える；②「希望」が叶えられるという「**2つの基本的な考え方**」，① 生命(いのち)と育ちを大切にする；② 困っている声に応える；③ 生活(くらし)を支えるという「**3つの大切な姿勢**」，① 子どもの育ちを支え，若者が安心して成長できる社会へ；② 妊娠，出産，子育ての希望が実現できる社会へ；③ 多様なネットワークで子育て力のある地域社会へ；④ 男性も女性も仕事と生活が調和する社会へ(ワーク・ライフ・バランスの実現)という「**4本柱**」から成り立っている．

　2013年には幼児期の学校教育・保育，地域の子ども・子育て支援を総合的に推進する子ども・子育て関連3法が成立し，認定こども園，幼稚園，保育所への給付などで待機児童の解消など子育て支援の充実を行っている．

　2020年になり，深刻さを増す少子化の対策として「新しい令和の時代にふさわしい少子化対策へ」として，2004年，2010年，2015年に続く第4次の少子化社会対策大綱が策定されている[6] (**表42**)．

3）少子化危機に対する緊急対策[7]

　このような日本の社会経済の根幹を揺るがす可能性のある「少子化危機」に対して，政府は緊急対策を打ち出している．これらを実行するためには「子育て支援」と「働き方改革」のさらなる強化と，「結婚・妊娠・出産」支援を対策の柱とした総合的施策を展開することとしている．

(1)「子育て支援」の強化
・「子ども・子育て支援新制度」を地域の実情に合わせて円滑に施行すること．
・「待機児童解消加速化プラン」の推進：意欲的な地方自治体支援と株式会社を含む多様な主体の施設で待機児童を解消する．
・3子以上の多子世帯を支援する．
・地域・職場の「子育て支援ネットワーク」を活用し保育の支援を行う．

表41　「子ども・子育てビジョン」の全体像		
子どもと子育てを応援する社会	家族や親が子育てを担う ≪個人に過重な負担≫　⇒　社会全体で子育てを支える ≪個人の希望の実現≫	
	● 子どもが主人公(チルドレン・ファースト)	
	●「少子化対策」から「子ども・子育て支援」へ	
	● 生活と仕事と子育ての調和	
基本的考え方	① 社会全体で子育てを支える 　○ 子どもを大切にする 　○ ライフサイクル全体を通じて 　　社会的に支える 　○ 地域のネットワークで支える	② 「希望」が叶えられる 　○ 生活，仕事，子育てを総合的に支える 　○ 格差や貧困を解消する 　○ 持続可能で活力ある経済社会が 　　実現する
3つの大切な姿勢	①生命(いのち)と育ちを 大切にする	②困っている声に応える　③生活(くらし)を支える

目指すべき社会への政策4本柱と12の主要施策

① 子どもの育ちを支え，若者が安心して成長できる社会へ
1)子どもを社会全体で支えるとともに，教育機会の確保を
・子ども手当の創設
・高校の実質無償化，奨学金の充実など，学校の教育環境の整備
2)意欲を持って就業と自立に向かえるように
・非正規雇用対策の推進，若者の就労支援(キャリア教育，ジョブ・カードなど)
3)社会生活に必要なことを学ぶ機会を
・学校・家庭・地域の取り組み，地域ぐるみで子どもの教育に取り組む環境整備

② 妊娠，出産，子育ての希望が実現できる社会へ
4)安心して妊娠・出産できるように
・早期の妊娠届出の勧奨，妊婦健診の公費負担
・相談支援体制の整備(妊娠・出産，人工妊娠中絶など)
・不妊治療に関する相談や経済負担の軽減
5)誰もが希望する幼児教育と保育サービスを受けられるように
・潜在的な保育ニーズの充足も視野に入れた保育所待機児童の解消(余裕教室の活用など)
・新たな次世代育成支援のための包括的・一元的な制度の構築に向けた検討
・幼児教育と保育の総合的な提供(幼保一体化)
・放課後子どもプランの推進，放課後児童クラブの充実
6)子どもの健康と安全を守り，安心して医療にかかれるように
・小児医療の体制の確保
7)ひとり親家庭の子どもが困らないように
・児童扶養手当を父子家庭にも支給，生活保護の母子加算
8)とくに支援が必要な子どもが健やかに育つように
・障害のある子どもへのライフステージに応じた一貫した支援の強化
・児童虐待防止，家庭的養護の推進(ファミリーホームの拡充など)

③ 多様なネットワークで子育て力のある地域社会へ
9)子育て支援の拠点やネットワークの充実が図られるように
・乳児全戸訪問など(こんにちは赤ちゃん事業など)
・地域子育て支援拠点の設置促進
・ファミリー・サポート・センターの普及促進
・商店街の空き店舗や学校の余裕教室・幼稚園の活用
・NPO法人などの地域子育て活動の支援
10)子どもが住まいやまちの中で安全・安心に暮らせるように
・良質なファミリー向け賃貸住宅の供給促進
・子育てバリアフリーの推進(段差の解消，子育て世帯にやさしいトイレの整備など)
・交通安全教育などの推進(幼児二人同乗自転車の安全利用の普及など)

④ 男性も女性も仕事と生活が調和する社会へ(ワーク・ライフ・バランスの実現)
11)働き方の見直しを
・「仕事と生活の調和(ワーク・ライフ・バランス)憲章」および「行動指針」に基づく取り組みの推進
・長時間労働の抑制および年次有給休暇の取得促進
・テレワークの推進
・男性の育児休業の取得促進(パパ・ママ育休プラス)
12)仕事と家庭が両立できる職場環境の実現を
・育児休業や短時間勤務などの両立支援制度の定着
・一般事業主行動計画(次世代育成支援対策推進法)の策定・公表の促進
・次世代認定マーク(くるみん)の周知・取り組み促進
・入札手続きなどにおける対応の検討

表42　少子化社会対策大綱「新しい令和の時代にふさわしい少子化対策へ」
（2020年閣議決定：第４次の大綱）

1．背景
- 少子化の進行は，人口（とくに生産年齢人口）の減少と高齢化を通じて，社会経済に多大な影響がある
- 少子化の主な原因は，未婚化・晩婚化，有配偶出生率の低下がある
- 背景には，個々人の結婚や出産，子育ての希望の実現を阻むさまざまな要因がある
- 希望の実現を阻む隘路を打破するため，長期的な展望に立ち，必要な安定財源を確保しながら，総合的な少子化対策を大胆に進める必要がある
- 新型コロナウイルス感染症の流行は，安心して子供を生み育てられる環境整備の重要性を改めて浮き彫りにした．学校の臨時休業などにより影響を受ける子育て世代に対する支援などの対策に併せて，非常時の対応にも留意しながら総合的な少子化対策を進める

2．基本的な目標
- 「希望出生率1.8」の実現に向け，令和時代にふさわしい環境を整備し，国民が結婚，妊娠・出産，子育てに希望を見いだせるとともに，男女が互いの生き方を尊重しつつ，主体的な選択により希望する時期に結婚でき，かつ希望するタイミングで希望する数の子供を持てる社会をつくる
- （結婚，妊娠・出産，子育ては個人の自由な意思決定に基づくものであり，個々人の決定に特定の価値観を押しつけたり，プレッシャーを与えたりすることがあってはならないことに十分留意）

3．基本的な考え方
1）結婚・子育て世代が将来にわたる展望を描ける環境をつくる
- 若い世代が将来に展望を持てる雇用環境などの整備
- 結婚を希望する者への支援
- 男女ともに仕事と子育てを両立できる環境の整備
- 子育てなどにより離職した女性の再就職支援，地域活動への参画支援
- 男性の家事・育児参画の促進・働き方改革と暮らし方改革
2）多様化する子育て家庭のさまざまなニーズに応える
- 子育てに関する支援（経済的支援，心理的・肉体的負担の軽減など）
- 在宅子育て家庭に対する支援
- 多子世帯，多胎児を育てる家庭に対する支援
- 妊娠期から子育て期にわたる切れ目のない支援
- 子育ての担い手の多様化と世代間での助け合い
3）地域の実情に応じたきめ細かな取り組みを進める
- 結婚，子育てに関する地方公共団体の取り組みに対する支援
- 地方創生と連携した取り組みの推進
4）結婚，妊娠・出産，子供・子育てに温かい社会をつくる
- 結婚を希望する人を応援し，子育て世帯をやさしく包み込む社会的機運の醸成
- 妊娠中の方や子供連れに優しい施設や外出しやすい環境の整備
- 結婚，妊娠・出産，子供・子育てに関する効果的な情報発信
5）科学技術の成果など新たなリソースを積極的に活用する
- 結婚支援・子育て分野におけるICT（情報通信技術）やAI（人工知能）などの科学技術の成果の活用促進
〔このほか，ライフステージ（結婚前，結婚，妊娠・出産，子育て）ごとに施策の方向性を整理〕

4．施策の推進体制など
- ● 有識者の意見を聞きつつ，施策の進捗状況などを検証・評価する体制を構築し，PDCAサイクル【Plan(計画)・Do(実行)・Check(評価)・Action(改善)を繰り返す手法】を適切に行う
- ● 施策について数値目標を設定するとともに，その進捗を定期的にフォローアップする
- ● さらに強力に少子化対策を推し進めるために必要な安定財源の確保について，国民各層の理解を得ながら，社会全体での費用負担の在り方を含め幅広く検討する

---

(2)「働き方改革」の強化

- ・男女とも育児休業や短時間勤務を取得しやすくし，子育てと仕事の「両立支援」を行う．
- ・中小企業における仕事と子育ての両立支援を推進する．
- ・企業の「女性登用」を促進し，女性が子育てをしながら活躍して働くことができる環境を整備する．
- ・身近なロールモデル(キャリア形成での目標となる社員)やメンター(女性社員の相談・サポートをする社員)がいる会社づくりをする．
- ・仕事と子育ての両立支援のほか，長時間労働の抑制や多様で柔軟な働き方の促進を行い，男性の働き方の見直しや意識改革を進める．
  (男性の育児を目的とした育児休業：男性取得率6.16％，女性取得率82.8％．配偶者の出産直後の男性の休暇取得促進，男性の育児参画の促進，子育てにやさしい社会的気運の醸成などの動きを促進している．)[8]

(3) 結婚・妊娠・出産支援

- ・結婚を希望する者が結婚できるような経済支援や，中学・高校生らが乳幼児と触れあう機会の推進などを行う．
- ・妊娠・出産などに関する正確な情報提供を適切な時期に啓発普及する．
- ・「女性健康支援センター」など地域の「相談・支援拠点」をつくる．
- ・産後ケアセンターや助産師，「祖父母力」を活用した「産後ケア」を強化する．
- ・地域医療体制(産科・小児医療)の確保・整備する．
- ・不妊治療に対する支援を行う．

(4) 国民的な認識強化と地域プランへの支援

- ・少子化危機の情報発信を広く国民に向けた発信を強化していく．
- ・地域の実情に即した「地域・少子化危機突破プラン」を推進していく．

(5) 制度・財源面の対応

・消費税引き上げによる財源を含め，子ども・子育て支援新制度などの財源を確保
する．
・2014（平成26）年度までの「次世代育成支援対策推進法」の延長・強化を検討する．
（2014年の法改正により，同法はさらに10年延長された．）

●参 考 資 料●
1）国立社会保障・人口問題研究所のホームページ．（http://www.ipss.go.jp）
2）内閣府．共生社会政策　高齢者対策．（http://www8.cao.go.jp/kourei/index.html）
3）健康日本21（第2次）の推進に関する参考資料（案）．厚生労働省ホームページ．
（http://www.mhlw.go.jp/stf/seisakunitsuite/bunya/kenkou_iryou/kenkou/
kenkounippon21.html）
4）内閣府ホームページ：少子化社会対策大綱．
（http://www8.cao.go.jp/shoushi/taikou/t-mokuji.html）
5）内閣府ホームページ：「子ども子育て白書」．
（http://www8.cao.go.jp/shoushi/whitepaper/index-w.html）
6）内閣府ホームページ「少子化社会対策大綱」2020年 内閣決議．
（https://www8.cao.go.jp/shoushi/shoushika/law/taikou_r02.html）
7）内閣府ホームページ：「平成25年版少子化社会対策白書」．
（http://www8.cao.go.jp/shoushi/whitepaper/w-2013/25pdfgaiyoh/25gaiyoh.html）
8）内閣府ホームページ：「令和2年版少子化社会対策白書」．
（https://www8.cao.go.jp/shoushi/shoushika/whitepaper/index.html）

【前 田　眞 治】

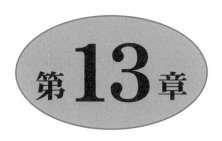

医療・福祉制度

1 社会福祉制度の概念と定義

1）社会福祉とは何か

　病気や障害，加齢や老化などに伴う活動制限や参加制約により日常生活または社会生活が継続的に相当な制限を受ける状態になったときに，社会からの手助けとなるのが医療・福祉制度である．それらの制度を含めて，手助けになるものすべてを社会資源として活用する必要がある．あらゆる社会資源のサービスは，利用したい人が知って，申請しなければ手元にはほとんど届かないシステムになっている．だからこそ医療・福祉サービスに関連する専門職は，あらゆる社会資源のサービス情報を利用者と連絡調整することで，利用者の生活を総合自立支援する社会サービスを活用することができる．

　"社会福祉"とは，社会活動から困窮者の救護を社会の義務とした社会政策である．"社会福祉制度"は，社会から租税などを活用して困窮者に対して扶助する制度である．その対象である困窮者には，社会保険などによる保険経済的な救済だけでは不十分となる場合に限られた"保険外的適用"となる．

　社会福祉は，生活困難を相互に共生する自発的な相互扶助から誕生した．同じ家族や親族，同じ近隣や地域，同じ職業や身分，同じ宗教や信条などにより生活困難を共感することから，自発的に困窮者となった同族や他人を援助した．それらが発展し

て，宗教などに基づく慈善活動や道徳的思想などに基づく博愛活動などの民間社会事業が展開された．そして，社会全体自らが，それを義務として認める社会事業として法律に基づいて行われるようになったものが"社会福祉制度"である．

"社会福祉制度"が国家の法律として限定的に規定されたのは，世界の歴史では1601年の大英帝国におけるエリザベス救貧法であり，わが国では1874（明治7）年の 恤救 規則から始まるとされている[1]．それらは経済秩序外的存在であった困窮者に最低限の生活を保障する金額を租税などから賄うようにして，その費用を国民が負担することになった．"社会福祉制度"からの最後の安全網である生活保護では，被救護者の生活状態は自立生活できる最下層の者よりも低い生活状態として対処する劣等処遇の原則（Less Eligibility）として，最低限度の生活を保障することになった．第2次世界大戦中にゆりかごから墓場までと，ナショナル・ミニマム（National Minimum）を社会保障の原則にするとイギリスから提唱したベヴァリッジ報告（1942年）により，戦後の世界に向けて福祉国家の構築が展開された．

日本では"社会福祉"における基本原理は，日本国憲法（1946年公布）が生存権を，第25条第1項「すべて国民は，健康で文化的な最低限度の生活を営む権利を有する」と明確に規定した．生存権の権利保障により社会福祉制度が個別化と多様化して構築されてきた．第25条第2項「国は，すべての生活部面について，社会福祉，社会保障及び公衆衛生の向上及び増進に努めなければならない」で，国民の生存権を国の義務とした．社会福祉の向上および増進だけではなく，それを社会保障および公衆衛生と共同して相互に国民を補完するのが国の責務でもある．

社会保障制度を総合的に勧告する社会保障制度審議会は，1950年勧告では生存権に対する国家責任から，1995年勧告では社会連帯の責任に基づく国だけでなく国民の義務的な相互の連帯責任に転嫁されている[2]．社会連帯として，国民の被保険者が強制的に保険料を支払っている社会保険は，本来は保険経済制度であるために，その中に市場原理が導入されて営業性と利益性を伴うことになる[3]．

日本は福祉国家として，社会保険による保険経済政策としての所得再分配だけでは救済できない社会福祉の対象者を，今後とも社会保障していく義務がある．保険経済の状況によって大きく影響を受ける社会保険だからこそ，保険経済政策だけでは救えない保険外的適用に対して，不可欠な補完である社会福祉などとの共同による総合化された社会保障も，新たに展開していく必要がある[4]．

2）社会福祉の対象の多様化

"社会福祉"は，ビスマルクが1882年に疾病保険として強制加入する社会保険を世界で初めて誕生させた以前から限定された困窮者を救護していた．次第に経済的な救

貧保護だけでなく，保健あるいは医療，さらには教育上から，生活環境などの要救護性なども対象として展開した．社会福祉事業は社会的義務として，生活困難を相互に援助する自発的な相互扶助から生まれ，民間社会福祉の慈善・博愛事業により，社会からその必要性を認識されるようになった．

　社会の構造改革に伴う産業の転換や合理化で，社会保険がそれらに対応しながら拡大しても，逆にその保険経済政策から切り離される，"社会福祉"の対象者も個別化と多様化してきた．社会保険の拡大に伴い，社会福祉の必要性が失われるのではなく，それらを補完する社会福祉も個別化と多様化して対応する必要性が高まっている．社会保障が転換と合理化する段階になるほど，社会保険の適用にはならない社会福祉制度の個別で多様なサービスで補完する必要性がある．

> 　わが国の"社会福祉制度"は，第2次世界大戦後からの社会福祉各法の成立と改正に基づいて構築されてきた．その基軸になっているのは，① 生活保護法（1946年），② 児童福祉法（1947年），③ 身体障害者福祉法（1949年），④ 知的障害者福祉法（1960年），⑤ 老人福祉法（1963年），⑥ 母子及び寡婦福祉法（1964年）の6つの法律で構成される"社会福祉六法"がある．

　それぞれの医療・福祉制度は，人生のライフステージの各段階に対応するために，原則として年齢区分に重層して構築された制度になっている（**図48**）．近年ではそれ

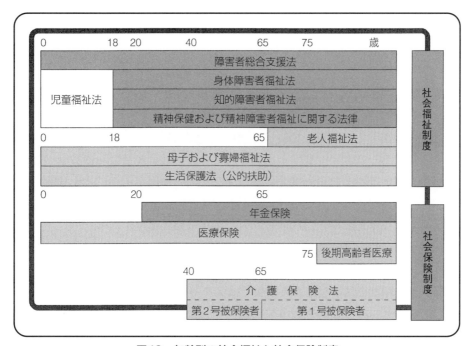

図48　年齢別の社会福祉と社会保険制度
　日本の社会保障制度は，年齢別にそれぞれの対象者が適用となる社会福祉と社会保険制度が重層性に構成されている．

らの拡張だけではなく，年金保険における年金保険・医療保険制度の変革や2000年度の介護保険制度の実施からの介護保険法改正，2008年度からの後期高齢者医療制度などが実施された．社会福祉においては，2000年に社会事業の基盤を改正した社会福祉法，2012年に障害者(児)や難病等に共通した福祉サービスを適用する障害者総合支援法が成立した．そのために社会保障全体として，個別化して多様化した総合的制度になっている．

　21世紀における医療・福祉サービスの個別化と多様化による拡張に対応するために，社会福祉事業の共通の部分を再編して，利用者と事業者が対等な関係に基づく社会福祉法が2000年に改定された．社会福祉基礎構造改革として社会福祉事業法を改正した社会福祉法の第3条(基本的理念)では，「福祉サービスの利用者が心身ともに健やかに育成され，またはその有する能力に応じ，自立した日常生活を営むことができるように支援する」ものと定めている．

　社会福祉法に基づく社会福祉制度の福祉サービスによる心身の育成と自立支援の方向性が提示された．さらに「福祉サービスは，個人の尊厳の保持を旨とし」と新たに尊厳の保持を旨とする目的が追加された．医療制度の基盤となる医療法の第1条の二でも，「医療は，生命の尊重と個人の尊厳の保持を旨とし」で，同じように尊厳の保持の旨が提示されている．

　新時代の社会保障において「尊厳のある生活(ROL；Respect of Living)」の目標に向けて，医療・福祉制度との共同による総合化で医療福祉を展開することが求められている．

3) 社会福祉の原則と連携

　個別化と多様化した社会福祉を公平に適用して運営するために，それぞれの対象者に対する支給ならびに利用の要件が規定されている．社会福祉におけるサービスを利用する場合には，それぞれの制度間に基本的な適用の原則があることを理解する必要がある．

　さまざまな制度があるも，各制度において法律の優先順位があるために，原則として同一のサービスは重複して受けることはできない．その優先順位は，
　① 損害賠償(加害者が直接に民事責任を負う損害賠償や自賠責保険など)，
　② 業務災害補償(業務に起因する事故や病気に対して保障する労災保険など)，
　③ 社会保険(被保険者が将来の事故に備える強制保険である医療保険や介護保険および年金保険など．ただし介護保険は医療保険より優先される)，
　④ 社会福祉(福祉サービスにより心身の育成と自立支援をする社会福祉関係法)，
　⑤ 公的扶助(困窮の程度に応じ，必要な保護と最低限度の生活を保障する生活保護

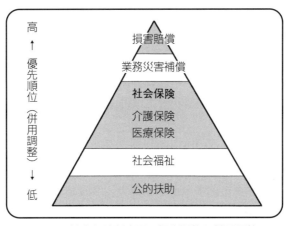

図49　社会保障制度間の優先順位と併用調整
社会保障制度間には，その優先順位があらかじめ決定さ
れており，同一サービスを重複して利用できないが，場合
によっては相補的に併用調整できる.

法），の順番に優先しながら，原則として重複しないように適用を受ける.

　異なる複数のサービスが交錯する場合には，法律の優先順位に従いながら他制度か
らも相補的に利用するために，同一サービスであっても制度間の併用調整を受けるこ
とで補完して給付が受けられる場合もある(**図49**).

　近年から毎年のごとく社会保障制度改正や要項の変更に伴うために，最新の現状と
課題および情報の更新などに対応する必要がある[5]. そのような個別化と多様化して
交錯したサービスの相談援助と連絡調整をするために，1987年の社会福祉士および
介護福祉士法に基づく社会福祉士と介護福祉士，1997年の精神保健福祉士法に基づ
く精神保健福祉士の国家資格，ならびに1997年の介護保険法で定められた介護支援
専門員(ケアマネジャー)，ならびに医療機関に新たに配属されている医療ソーシャル
ワーカーなどの専門職がいるので，彼らとチームアプローチで連携する必要がある[6].

4) 社会福祉制度の転換と統合

　21世紀を迎えて，困窮者の生活支援事業である社会福祉制度の発展が，少子高齢
社会から人口減少長寿社会を迎えて，経済と財政の変動により重大な局面にさしか
かっている[7]. このような"社会福祉制度"の発展から調整により，それぞれが展開し
て個別化され多様化していた社会福祉は，その利便性と効率性を重視することによ
り，行政自身で福祉サービスを決定していた措置制度から，利用者と事業者との合意
により成立する契約制度にも転換しながら総合化されている. 老人福祉法の福祉サー
ビスとほとんどの老人保健法の保健・医療サービスが，本章の第4節で述べる介護保

険法により介護保険制度の介護サービスなどに転換して総合化された.

　障害者福祉に関する法律の諸施策を転換して統合されて，障害者(児)と難病などに共通した福祉サービスを整備する法律である障害者総合支援法が2012年に成立した.福祉サービスの運営主体者は市町村および都道府県となる．障害者も契約制度に基づく福祉サービスの利用となり，利用状況だけに応じる応益負担から所得に応じた応能負担に転換された.

　それまでの障害者自立支援法(2005年)は身体障害者手帳，療育手帳(知的障害者)，精神障害者保健福祉手帳の等級に応じて福祉サービスが行政処分により措置されて，所得状況で利用負担が決まる応能負担であった．2013年度から手帳などはその適用の前提条件となり，新たに導入された介護保険制度の要介護認定と同様な仕組みである障害者支援区分(1〜6)の判定により，支給される福祉サービスの種類と量の適用が決定される．その障害種別と障害支援区分によって規定された福祉サービス提供事業所と契約することで利用できる．身体・知的・精神の障害ごとに異なっていた福祉サービスを一元化して，利用する障害者には介護保険制度とは異なり所得に応じた応能負担となった.

　障害者福祉サービスの体系が自立支援給付として，介護給付・訓練等給付・自立支援医療・補装具および地域生活支援事業の大きく5つの給付に再編され，従来の身体・知的・精神障害で60〜70種類から20種類の福祉サービスに転換して統合された(**図50**)．入所施設を利用する場合には，日中活動と居住サービスを分けて利用することになった．市町村での地域生活支援事業は必須または任意事業として実施され，地域の財源と社会資源の実情に応じて，相談支援・移動支援・日常生活用具・コミュニケーション支援などは必須で実施される.

❷　医療保険制度

1)医療保険とは何か

　わが国は5つある社会保険(医療保険・介護保険・年金保険・労災保険・雇用保険)の一つである医療保険により医療制度が展開されている.

　社会保険とは，保険技術を利用して社会政策を実現しようとする経済政策である[8].社会保険は，「強制加入・国庫補助・国家管理」の三原則を伴って公的に管理される保険制度であり，国民に対する社会政策に応じた保険経済政策となった．わが国の社会保険は，人生の生病老死に対して，生には老齢年金，病には医療保険，老には介護保

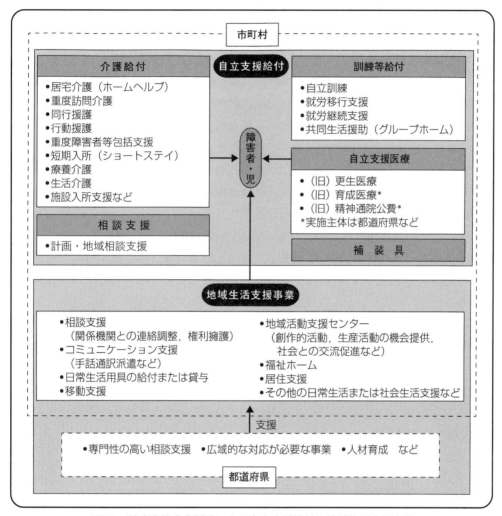

図50　障害者総合支援法による自立支援給付と地域生活支援事業

障害者総合支援法により，身体・知的・精神の障害ごとに利用が異なっていた福祉サービスが一元化され，原則として応能負担を求める自立支援給付と，市町村の地域生活支援事業が実施されている．

〔厚生労働省：「障害者総合支援法が施行されました」2013年〕

険，死には遺族年金などで保障される社会保険システムが構築されている[9]．

　国民健康保険法では「被保険者の疾病，負傷，出産または死亡に関して必要な保険給付を行う（第2条国民健康保険）」，健康保険法では「労働者の業務外の事由による疾病，負傷もしくは死亡または出産およびその被扶養者に関して保険給付を行い（第1条目的）」と，医療保険は病である疾病，負傷，出産，死亡などを主な対象としている．

　社会保険は，19世紀末のドイツ帝国にて鉄血政策を打ち出したビスマルク（Otto

von Bismarck, 1815〜1898)が，社会主義を鎮圧するために致し方なく労働者の社会保障も消極的に確保するために，資本側と労働者とを共同させて，業務上の災害に対する事故責任を社会保険で引き受けたのが始まりである．社会保険はその三原則を伴うために，むしろ社会運動に対する官僚的干渉として生まれた[10]．世界初の社会保険として1882年に，いわゆる医療保険制度の起源となる疾病保険が成立した．これまで社会保険は公平と適用との均衡を変えながら，人数の多い被保険者を人口構成員として，より広範な世代を保障していくことを求めていた．うわべは保険料を大幅に上げないような小幅な改正にしながらも，少子高齢社会となり社会保険の総額がますます引き上がっている．巧妙な改正と技術的な調整により，しだいに大規模な社会保険になることが規定されるようになった[11]．

　従来の社会保険の理念は，単に労働者保全を補完する保険経済政策にすぎなかった[12]．つまり，社会保険の当初は産業上における労働者保全の目的に運用する保険経済政策であった．しかし，社会は少子高齢社会になるほど，必然的にそれらの疾病などが発生しやすくなり，その当初の社会的課題となっていた医療の社会化から創設した社会保険制度として保険経済政策に基づいた各種の医療保険制度が成立した．

　近年に再勧告された社会保障体制の再構築（1995年勧告）では，社会保障の方策として，増大する財源として社会保険方式を中心とする路線を採ることが当然とされた[13]．21世紀の社会保障の根本原則として，社会連帯により国の責務だけでなく，国民自らの努力によって，自らの生活を維持する責任を負う自立責任と自己決定を基盤とする自立生活がより求められることになった．

2）医療保険の仕組み

　わが国では，1961年からの国民皆医療・年金制度が実施されてから，すべての国民が所持している医療保険の被保険者証に記載されているさまざまな医療保険に加入している．農業者・自営業者・サラリーマン・公務員・船員などの職業や後期高齢者などによって，加入している医療保険が異なる（表43）．

　医療保険は，病気や外傷に対する診断や治療にかかる費用の7割以上を肩代わりする．医療保険の保険給付は，主に医療サービスによる現物給付として提供される．その療養の給付に対する自己負担の割合も，年齢や所得によって異なる．自己負担額が月額一定額を超えた高額療養費に対して，その請求後にて所得額に応じた超過分が戻される．そのほかに入院時食事療養費や生活療養費などは，全額を自己負担で現物給付される．現金給付としては特別な傷病手当・出産手当・移送費・埋葬料なども提供される．

　2008年度から老人保健法を改変した「高齢者の医療の確保に関する法律」が施行さ

制　度　名		保　険　者	被保険者	自　己　負　担
表43　医療保険の種類と特徴				
全国健康保険協会	健康保険	全国健康保険協会	中小企業の従業員	2割（0歳〜6歳）
組合管掌健康保険		健康保険組合	大企業の従業員	3割（6歳〜69歳）
国民健康保険		市町村・組合	農業・自営業者	2割（70歳〜74歳・ 　3割現役所得）
共済組合		共済組合	公務員など	
船　員		全国健康保険協会	船　員	
後期高齢者医療制度		医療広域連合	後期高齢者 （75歳以上）	1割（75歳以上・ 　3割現役所得）

医療保険制度は，サラリーマン，農業，自営業者，公務員，船員などの職場により加入する医療保険で保険料が異なるが，自己負担は年齢ごと一律であり，75歳以上からは後期高齢者医療制度に加入となる．

れた後期高齢者医療制度により，75歳以上の高齢者は原則として1割から3割負担とするために，さらに全国平均で月額約3,000〜8,000円もの保険料が年金から天引きや自己負担などして徴収されることになった．2008年度から後期高齢者に対して，後期高齢者医療制度が医療保険のリスクを転嫁して一定割合を連帯負担する再保険となった[14]．

3）医療サービスの仕組みと機能

　戦後の1948年に医療サービス提供システムを定めた医療法が，国民医療費の高騰により1980年代から度重なる改正と，それらに伴う医療サービスの費用を定めている診療報酬の改定から，医療機関はさまざまに機能分化して複合化している．

　医療機関にある病棟の基準に応じて，ベッドが19床以下の診療所と20床以上の病院とに分け，さらに病院は急性期病院と療養型病院に区分されている（図51）．

　急性期病院も，高度先端医療を提供する特定機能病院，地域の拠点病院である地域医療支援病院，20人以上が入院できる一般病院などに区分している[15]．

　診療報酬制度には，医療サービスごとに報酬がある出来高払いと，それとはかかわりなく1日ごとの定額となる包括支払いがある．診療報酬は，同じ医療サービスでも病棟だけでなく診断名や病期によっても異なる．特定機能病院などへの入院では，診断群分類（DPC：Diagnosis Procedure Combination）に基づき，診断名などにより定額となる包括支払いになっている．

　入院の病期によっては，主に急性期に対応する一般病床，回復期にリハビリテーションを集中的に行う回復期リハビリテーション病棟，維持期に対応する療養病床などがある．2012年度から回復期リハビリテーション1〜6と新たにより充実した体

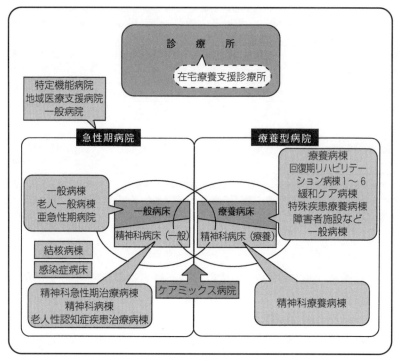

図51　医療機関の構成

　医療法の改正に伴い，医療機関は診療所・急性期病院・療養型病院に機能分化しながら，診療
報酬の改定に従って，医療サービスは多種多様に構成されている．
〔日本医療ソーシャルワーク研究会編：医療福祉総合ガイドブック．医学書院，2020年による〕

制や早期リハビリテーションが評価された．

　外来では2012年度から包括的な指示と急性増悪の対応が評価される．在宅ケアの
ためには往診・訪問看護・訪問リハビリテーション・外来リハビリテーション，通所
リハビリテーション（デイケア）などがある．2006年度からリハビリテーション医療
は，心大血管疾患・脳血管疾患など・運動器・呼吸器リハビリテーションと病態別に
分化して，2014年度から原則として半年以下の利用日数制限を伴う．

　2019年4月から，要介護・要支援の認定を受けて介護保険証を取得している高齢
者に対して，発症から約6ヵ月経過すると，維持期・生活期のリハビリテーションは，
医療保険から介護保険へ完全移行することになった．

公的扶助制度

　生活保護の動向は，2019年10月で生活保護受給者は約210万人(保護率：1.66%)である．高齢者の受給率が高く約47%に達して，世帯数は約164万世帯で，高齢者世帯が増加している．生活保護費負担金は，総額約3.7兆円で，約半分は医療扶助である．近年は生活保護の基準の引き下げ，不正受給対策の受給抑制，申請手続きの変更や扶養義務の強化，働ける年齢層を対象とする生活困窮者自立支援制度などで，生活保護制度が次第に抑圧されている．

1）公的扶助と所得保障

　公的扶助(Public Assistance)とは，国が困窮の程度に応じて必要な最小限の生活保護を行い，その最低限度の生活を所得保障することで，その困窮を経済的に補足することである．ベヴァリッジ報告(1942年)では，「扶助は，社会保険によって包括されないあらゆるニードを満たすために用いられる」と定義している．

　公的扶助には，生活困窮者に対する所得保障などを行う生活保護制度として，生活保護法や資金貸付制度などがある．生活保護法(第1条第1項)は，「日本国憲法第25条に規定する理念に基づき，国が生活に困窮するすべての国民に対し，その困窮の程度に応じ，必要な保護を行い，その最低限度の生活を保障するとともに，その自立を助長することを目的とする」を理念としている．生活保護に対しては，日本国憲法第25条で規定されている生存権の理念である「すべての国民は，健康で文化的な最低限度の生活を営む権利を有する」を具体化するために，生活保護法が敗戦直後の1946年に成立した．

　公的扶助は，その他の社会保障制度では救済されない場合の最終手段である．そのために最低限度の生活以下の困窮者が対象となり，そのために最低生活保障水準の不足分のみの劣等処遇の措置となる．リハビリテーションのような全人間的復権や保健医療福祉のような予防的ならびに改善的対応まで原則として十分には措置されない．

　わが国の公的扶助は生活保護法を中心に体系化されているが，その他の低所得者は資金貸付制度などの対象となり，金融機関などからの借入などが困難な世帯に対する生活福祉資金などの貸付制度がある．生活福祉資金は，低所得・障害者・高齢者世帯などが対象で，申請先である居住地の社会福祉協議会が運営している．そのほかに低所得者に対しては児童扶養手当，税金の控除，公営住宅や公共利用料金などの減免や割引制度などがある．

　老齢・障害・死亡したときなどの公的扶助以外の所得保障には，国が年金により

	厚生年金基金	職域年金部分		3階
国民年金基金	厚生年金（共済年金）			2階
国民年金（基礎年金）				1階
第1号被保険者	第2号被保険者		第3号被保険者	
自営業者・農業者・学生・無職など	会社員など民間事業所勤労者	公務員など	第2号被保険者の被扶養配偶者	被保険者

図52　年金のしくみ（公的年金は▨▨▨▨部分です）

所得保障である公的年金制度は，国民年金，厚生年金，共済年金の3種類のいずれかに加入して，共通の基礎年金と各年金を重層して老齢・障害・遺族給付の支給を受ける．
2015年10月から公務員などの共済年金加入者は厚生年金に加入して統一された．

所得を保障する公的年金制度がある（**図52**）．すべての国民が，原則として20歳から受給資格期間の25年以上まで月々の保険料を強制的に支払う社会保険である．自営業・農業者などの国民年金，会社の勤労者や公務員の厚生年金など階層性で運営されている．

　それぞれには原則65歳からの高齢者が受け取れる老齢年金，重度の障害等級（障害基礎年金1〜2級，障害厚生年金・障害共済年金1〜3級）の障害者が受け取れる障害年金，生計を支えた者の死亡により児童と児童のいる妻が受け取る遺族年金などがある．

2）生活保護の基本原理と原則

　生活保護法の目的に基づいて，生活保護の解釈ならびに運用がされることが規定されている．それには4つの基本原理として，

① 国家責任（第1条：日本国憲法第25条に規定する理念に基づき，国が生活に困窮するすべての国民に対し）

② 無差別平等（第2条：法律の定める要件を満たす限り，無差別平等に受けることができる）

③ 最低生活（第3条：健康で文化的な生活水準を維持することができるものでなければならない）

④ 保護の補足性（第4条：利用し得る資産，能力その他あらゆるものを，その最低限度の生活の維持のために活用することを要件として行われる）

が定められている．

　生活保護法には，保護を具体的に福祉事務所などが実施する場合の保護の原則が規

定されている．生活保護の保護原則として，

① 申請保護の原則(第7条：生活保護を申請する権利が保障され，急迫した状況では職権で，保護申請がなくても，必要な保護を行うことができる)

② 基準および程度の原則(第8条：最低限度の生活の需要を満たす基準として，超えない不足分を補う程度において行う)

③ 必要即応の原則(第9条：要保護者の状況を考慮して，生活保護を有効かつ適切に行う)

④ 世帯単位の原則(第10条：生活保護は原則として世帯を単位として適用して，困難な場合は個人を単位として定める)

により制度が運営されている．

　生活保護に関する相談援助と連絡調整する機関は，要保護者の居住地にある市(区)福祉事務所あるいは町村の役場である．本人，扶養義務者，同居の親族が申請を行うと，福祉事務所などの担当者が資力調査(ミーンズテスト)などを行う．それに伴う恥辱(stigma)や適用基準などが要保護者の適用を抑圧している．申請後原則14日以内に通知して，世帯の収入などが最低生活保障基準を下回ると生活保護の措置を受ける．それは，一般国民の消費水準との格差の調整をする水準均衡方式で，保護者世帯の家族構成・世帯員の年齢・級地・扶助の種類で異なる最底限度の基準である．

　生活保護は，地方分権一括法(2000年)により国の包括的な指揮監督権による機関委任事務制度を廃止して，利便性または効率性の観点から地方自治体の裁量で処理するものとして法定受託事務に移行した．そのため，各地方自治体で格差と財政難を生じている[16]．

3) 生活保護の種類および範囲

　生活保護の種類として，

① 生活扶助(日常生活に必要なものを購入する最低限度の生活費)

② 教育扶助(義務教育に伴って必要な最低限度の費用)

③ 住宅扶助(住宅や家賃を維持するのに最低限度の費用)

④ 医療扶助(必要とする医療サービスに対する最低限度の現物給付と移送費)

⑤ 介護扶助(介護サービスに対する自己負担分の最低限度の現物給付)

⑥ 出産扶助(分娩に必要な最低限度の費用)

⑦ 生業扶助(就労に必要な最低限度の費用)

⑧ 葬祭扶助(葬儀に必要な最低限度の費用)

がある．

　要保護者の生活状況に応じて，必要な生活保護の扶助を組み合わせて扶助される．

　原則として医療扶助と介護扶助は現物給付であり，それ以外は金銭給付である．たとえば，医療扶助では，医療要否意見書によって福祉事務所などから毎月発行される医療券により，指定医療機関で医療サービスの現物給付が受けられる．

　介護保険法の65歳以上の第1号被保険者となる被保護者の保険料は，生活扶助（介護保険料加算で上積みされる）による金銭給付から普通徴収されて，自己負担は介護扶助から現物給付される．40〜64歳は介護保険未加入者として介護保険料は必要としないが，介護サービスの利用料は介護扶助から現物給付される．64歳以下の被保護者は介護保険に加入できないため，介護扶助から障害者総合支援法の介護給付などが現物給付される．

　居宅で生活が困難な要保護者が利用できる生活保護施設は，①救護施設，②更正施設，③医療保護施設，④授産施設，⑤宿所提供施設の5種類がある．

　格差社会の形成により，居住地が特定できず生活保護の対象になりにくいホームレスや派遣村，生活保護の運用上で除外されているネットカフェなどのワーキングプア，保険料の滞納者などの新たな低所得者の貧困問題が残存し表出している．

　生活保護を受給するには，落伍者としての恥辱（stigma）を伴い，尊厳を失い，いったん受給するとそれに依存して自立困難となり，長期化する傾向がある．生活保護費（2017年10月3兆6,977億円）の構成は，医療扶助（48.1％），生活扶助（32.4％），住宅扶助（16.2％），介護扶助（2.2％），その他（1.1％）となっている．生活保護費の中で医療扶助費が約半分を占めており，その入院の割合が約6割と非常に高い．

　生活保護の開始の理由は，世帯主の傷病が最も大きく，その医療扶助の適用を受ける割合が最も多い．その被保護者のうち入院が55.1％であり，その入院の中でも精神病院入院が35.5％と最も多くを占めている．また，生活保護の廃止も傷病の治癒が最も多いことに留意する必要がある[17]．

4 介護保険制度

1）介護保険が成立するまでの過程

　日本は戦後から先進国の中で最も急速に平均寿命が伸びて，65歳以上の高齢者の総人口に占める割合を示す高齢化率[注1]も先進国の中でとても速く上昇した．日本の高齢化率は1970年に7％を越えて高齢化が始まり，1994年には14％を越えて高齢社会に突入した．さらに1人の女性が生涯に産む子供の数の平均を示す合計特殊出生率[注2]も，1947年の4.54から1970年の2.13，さらに2016年に1.43へと減少して，

少子高齢化から人口減少時代を迎えた.

　日本では，1980年代後半に国民医療費が20兆円を突破する勢いとなる．とくに高齢者の医療費増加を抑えることを大きな狙いとして，保健・医療の谷間に置かれた高齢者に対して1982年に老人保健法が成立した．これによって，保健・医療分野における中間リハビリテーション施設として老人保健施設が1986年から創設された．さらに，1989年の消費税の実施からゴールドプラン(高齢者保健福祉推進10ヵ年戦略)で整備された新たな高齢者の介護基盤整備が本格化し，1999年には国民医療費は30兆円を突破して，2017年には43兆円にも達した．

　こうした中，1995年の社会保障制度審議会で，介護サービスは憲法第25条の生存権による国の社会保障の義務から，国と国民との共同連帯による介護保険に向けて転換すべきであると勧告された．1996年には老人保健福祉審議会から「高齢者介護保険の創設について」が最終答申された[3]．1996年11月に介護保険関連三法案，すなわち「介護保険法案」「介護保険施行法案」「医療法改正法案」が国会に提出され，1997年12月に介護保険法が成立した．2000年から介護保険が実施されて，5年目の2005年に介護保険法が改正されて，予防重視型システムに転換された．2011年に改正され，地域包括ケアシステムの実現と介護職らに喀痰吸引などの医療行為が医師の指示の下で可能となった．2014年に地域おける医療および介護の総合的な確保を推進する医療介護総合確保法が成立した．

　　[注1] 国立社会保障・人口問題研究所から，2010年には22.5%，2025年には28.5%，2050年には35.7%と推計されている．
　　[注2] この値が約2.1を下回ると，外国からの人口移動がない限り人口減少が始まる．

2) 介護保険の仕組み

　介護保険は全国の市町村(東京23区を含む)が保険者となって運営する．そして，65歳以上の人が第1号被保険者，40歳から64歳までの人が第2号被保険者となって，介護保険料を負担する．そして，要介護認定で介護または支援が必要であると認定されたときには，費用の一部(所得に応じて介護報酬の1あるいは2割)の利用料を支払って介護サービスを受けることができる(図53)．

　介護保険法改正で，その目的について，「これらの者が尊厳を保持し，その有する能力に応じ自立した日常生活を営むことができるよう，必要な保健医療サービスおよび福祉サービスに係る給付を行う(第1条目的)」と見直された．自立生活することが困難となり介護を必要とするので，要介護者らに「尊厳のある生活(ROL：Respect of Living)」を護り介する介護が，介護保険制度の目的となっている．

第1号被保険者

《加入者》
- 65歳以上の人.

《保険料の負担方法》
- 市町村ごとの額を所得に応じて負担.
- 原則として年金からの天引き.

《サービスを利用できる人》
- 寝たきりや認知症など常に介護が必要とする状態(要介護状態)の方.
- 常時の介護までは必要なく, 家事や身支度などの日常生活に支援が必要な(要支援状態の)方.

第2号被保険者

《加入者》
- 40歳から64歳の医療保険の加入者.

《保険料の負担方法》
- 全国平均額をもとに各医療保険の保険料算定ルールで給料から天引き.

《サービスを利用できる人》
- 初老期認知症, 脳血管疾患など老化が原因とされる16種類の病気(特定疾病)により要介護状態や要支援状態となった方.

認定の申請　　認定の通知, 保険証の交付　　介護サービスの提供　　費用の一割を負担

市町村(保険者)
- 介護保険制度を運営する
- 保険証を交付する
- 要介護認定を行う
- 介護サービスの確保, 整備の計画をする.
- 地域包括支援センターの管理をする.

介護報酬の支給　　請求

サービス事業者
　(指定を受けた社会福祉法人, 医療法人, 民間営利企業, 非営利組織など)
- 居宅介護/介護予防/地域密着型/介護支援/施設サービスなどを提供する.

図53　日本の介護保険制度の概要

介護保険制度を利用するためには市町村に申請して要介護認定を受けてから, 介護支援専門員によるケアマネジメントで介護サービス計画を契約すると利用できる.

3) 介護保険におけるサービス給付の種類と内容

　要介護認定を受けて要介護度が判定されると, それに応じて居宅で毎月利用できる介護サービスの利用上限である区分支給限度額や介護サービスの適用やその値段である介護報酬が決まる. 要介護者・要支援者とその家族は, この範囲内で, どこの事業者のどの介護サービスを, いつ, どれだけ利用するかという介護サービス計画(ケアプラン)を, 要介護者は居宅介護支援事業所の介護支援専門員(ケアマネジャー)と, 要支援者は地域包括支援センター[注3]などと相談しながら作成する.

　要介護認定による要介護度に対応して, 介護保険で給付されるサービスの種類も, 要介護1〜5と判定された要介護者のための介護サービスと, 要支援1〜2と判定された要支援者のための介護予防サービスが適用される. つまり介護保険のサービス給付は, (1)要介護者への介護給付, (2)要支援者への予防給付が適用される(**表44**).

　要介護1〜5は, 主に在宅に向けた居宅介護サービス[注4], 住民票がある地域住民の利用者に限定された地域密着型サービス[注5], 長期入所するための施設介護サービ

表44　介護保険サービスの一覧		
	介護サービス（介護給付）	介護予防サービス（予防給付）
利用者	要介護者（要介護1〜5）	要支援者（要支援1〜2）
居宅介護	居宅介護サービス	介護予防サービス
	訪問介護・訪問入浴介護・訪問看護・訪問リハビリテーション・居宅療養管理指導・通所介護・通所リハビリテーション・短期入所生活介護・短期入所療養介護・特定施設入所者生活介護	介護予防訪問介護・介護予防訪問入浴介護・介護予防訪問看護・介護予防訪問リハビリテーション・介護予防居宅療養管理指導・介護予防通所介護・介護予防通所リハビリテーション・介護予防短期入所生活介護・介護予防短期入所療養介護・介護予防特定施設入所者生活介護
	居宅介護支援	介護予防支援
	福祉用具・住宅改修	介護予防福祉用具・住宅改修
地域密着型	地域密着型サービス	地域密着型介護予防サービス
	定期巡回・随時対応型訪問介護看護・夜間対応型訪問介護・認知症対応型通所介護・小規模多機能型居宅介護・認知症対応型共同生活介護・地域密着型特定施設入所者生活介護・地域密着型介護老人福祉施設入所者生活介護・複合型サービス費	介護予防認知症対応型通所介護介護予防小規模多機能型居宅介護介護予防認知症対応型共同生活介護
施設介護	施設介護サービス	
	介護老人福祉施設（要介護3〜5）・介護老人保健施設・介護療養型施設・介護医療院サービス	

介護保険サービスでは，利用者に対する居宅介護・地域密着型・施設介護において，要介護者に対する介護給付と，要支援者に対する予防給付に大別される．

ス[注6]を，介護支援専門員が作成したケアプランなどに基づいて介護保険事業所と利用者が契約できれば，介護サービスを利用できる．

[注3] 介護予防のケアマネジメントや総合相談などを実施する市町村が管理する機関である．

[注4] 5つの訪問系サービス，2つの通所系サービス，3つの入所系サービス，福祉用具と住宅改修がある．

[注5] 要介護者あるいは要支援者が，地域の近くで生活が継続できるように創設された介護サービスである．

[注6] 老人福祉法に基づく指定介護老人福祉施設，介護保険法に基づく介護老人保健施設，医療法に基づく指定介護療養型医療施設（2018年3月で廃止，介護療養型老健施設などに転換される）がある．

[注7] 2005年の介護保険法改正で創設された要支援者に対する予防重視型の介護サービスである．とくに通所系サービスでは，運動器の機能向上・栄養改善・口腔機能の向上の介護予防が展開する．

　要支援1・2は，要介護状態になるのを予防することを目的とした居宅介護サービスと地域密着型の介護予防サービス[注7]だけを利用できる．しかし，要支援者は，その他の居宅介護サービスと施設介護サービスや3つの介護予防型地域密着サービス以外などは利用できない．2006年から市町村による地域支援事業からも提供される．

　そのほかに各市町村が独自の財源で社会資源を用いて展開している特別給付には，移送サービスやふとん乾燥サービス，配食サービスなどもある．

4）介護サービスの提供と利用者の負担

　介護保険のサービスを利用する場合には，原則として居宅介護サービス，地域密着型サービス，施設介護サービスの介護報酬に対して，利用者はその所得に応じて1から2割を応益負担する．それ以外に介護サービスの利用者にも居住費と食費などの自己負担が求められる．介護老人福祉施設(特別養護老人ホーム)は，2015年から入所要件が要介護1から要介護3以上に限定された．厚生労働省は認知症の人の意思が尊重され，できる限り住み慣れた地域のよい環境で自分らしく暮らし続けることができる社会を実現するために，新オレンジプラン(認知症施策推進総合戦略)を2015年1月に策定した．

　さらに，介護支援専門員(ケアマネジャー)[注8]や地域包括支援センター[注9]などが介護サービス計画を作成する介護支援サービス(ケアマネジメント)の費用には，利用者の自己負担はない．利用者負担の月額が規定の額を越えた場合には，高額介護サービス費としてその超過分が後日払い戻される．ただし，福祉用具や住宅改修における自己負担分には払い戻しはない．低所得者や生活保護者に対して，利用料の負担や介護保険料などの減免策や公的扶助がある．公的扶助において生活保護の高齢者には，生活扶助から介護保険料と介護扶助から利用料が扶助される．

　従来の保健・医療・福祉のサービスは，社会福祉法人と医療法人などの団体だけが運営していた．介護保険になって初めて，居宅介護サービスと地域密着型サービスに対して民間営利企業や特定非営利活動法人(NPO)などが参入できるようになり，市場原理が導入された．

　社会保障の枠組みも，経済と財政の動向に最も影響を受けながら，社会保障における社会福祉と社会保険が連携から総合化へ向けての構造改革が進められている[18]．日本の社会保険でも，介護保険と後期高齢者医療制度が年金保険と連結され，主にそれらは年金から保険料を天引きして徴収される．障害者福祉などを総合化して支援する障害者総合支援法が2012年に成立している．医療保険も，老人保健法による高齢者医療が2008年から後期高齢者医療制度に転換されて，75歳以上の後期高齢者は医療保険に連帯負担する再保険に転換された．年金保険でも，厚生年金と共済年金が

2015年10月から統合されている．さらに将来の社会保障を展望すると，社会保険と社会福祉による共同連帯による医療介護総合確保する地域包括ケアの構築に向けて共合化が求められている[19]．

　2013年の社会保障制度国民会議では，国民全体に大きな負担としてのしかかり，国民主権者の尊厳のある生活のための社会保障費は，国民の支出と収入の増加につれて増大してくるために，支払い能力に応じて必要負担額を決める方式である社会保障制度の応能負担から，各自の利益に比例して応益負担する社会保障制度の導入が提唱されている．

> [注8] ケアマネジメントや認定調査などの介護サービスの連絡調整をする専門職で，保健医療福祉の実務経験者が受講試験に合格後に研修を修了し任用される．
> [注9] 要支援者の介護予防を主にケアマネジメントする市町村の機関で，保健師・社会福祉士・主任介護支援専門員らが従事する．

5）長寿活力社会に向けたチーム医療・介護の推進に向けて

　人口減少を伴う長寿活力社会を迎えるには，医療・介護現場における利用者の高齢化や重度化・複雑化と専門職の人材不足を伴うために，生活の質を向上させる専門的なケアのための医療・介護チームの総合化が必要不可欠になっている．ドイツでは，1995年から介護保険制度が実施され，近年では韓国で2008年から実施されている[20]．日本は2008年の経済連携協定（EPA）により，外国人の介護人材をインドネシアとフィリピンから介護・看護人材を，さらに2014年からはベトナムからも受け入れている[21]．在留資格の特定技能が，深刻化する人手不足に対応するため，一定の専門性・技能を有する外国から介護人材を受け入れる制度が，2019年年4月1日に施行された．

　介護サービスの基盤強化のための介護保険法などの一部を改正する法律が2011年6月に成立して，介護福祉士は医師の指示の下に「喀痰吸引など」の医療行為が，保健師・助産師・看護師法にかかわらず診療の補助として行うことができることになった．そのほかに，都道府県知事から認定された介護に従事する認定特定行為業務従事者も，同様に喀痰吸引などの医療行為が可能となった．新たに社会医療法人が都道府県知事の認可を受けて養護老人ホームまたは特別養護老人ホームを開設できることになった．それに加えて，高齢者の居住の安定確保に関する法律などの一部改正する法律が2011年4月の成立によって，有料老人ホームとサービス付き高齢者向け住宅などは都道府県に登録することになった．

　2011年12月8日の第25回社会保障審議会医療部会では，チーム医療の推進について，特定の医療行為として診療の補助の範囲が広がるように特定看護師を認証する仕

組みが検討されている.

　社会全体の利益になる社会保障は，その利益を得る社会の特定構成員の保険料の拠出だけでは維持できないため，今後の社会保障制度においては，その不足分を社会全体の税金と消費税率の上乗せなどによる一般的拠出から埋め合わせなければならない[22].　わが国の社会保障の動向を踏まえながら，尊厳のある生活のために新しい人口減少長寿活力社会における医療・福祉制度を創造することが求められている[23].

●参 考 文 献●

1）岡村重夫：社会福祉原論．全国社会福祉協議会，1983.
2）高藤　昭：社会保障の研究史．大原社会問題研究所雑誌，2000.
3）庭田範秋(編著)：保険における営業性と福祉性．東洋経済新報社，1990.
4）里見賢治，二木　立，伊藤敬文：公的介護保険に意義あり．ミネルヴァ書房，1996.
5）下関MSWネットワーク(編)：暮らしの医療・福祉サービスガイド．大学教育出版，2007.
6）RA ボールダー(著)/住居広士(監訳)：マネジドケアとは何か－社会保障における市場原理の開放と統制．ミネルヴァ書房，2004.
7）リハビリテーション医学白書委員会：リハビリテーション医学白書2013年版．医歯薬出版，2013.
8）近藤文二：社会保険．岩波書店，1963.
9）堀田一吉：保険理論と保険政策－原理と機能－，東洋経済新報社，2003.
10）坂口　卓：日本社会保障制度史．勁草書房，1977.
11）住居広士(編訳)：新版アメリカ社会保障の光と陰．大学教育出版，2004.
12）大河内一男：社会政策．青林書院，1957.
13）相沢與一：社会保障の保険主義化と介護保険．あけび書房，1996.
14）近藤正彦，前川　寛，高尾　厚ほか：現代保険学．有斐閣，1998.
15）日本医療ソーシャルワーク研究会：医療福祉ガイドブック．医学書院，2008.
16）川上昌子：新版公的扶助論．光生館，2007.
17）尾藤廣喜，松崎喜良，吉永　純(編著)：これが生活保護だ．ミネルヴァ書房，2005.
18）坂本忠次，住居広士(編著)：介護保険の経済と財政．勁草書房，2006.
19）住居広士(編著)：医療介護とは何か．金原出版，2004.
20）林　春植，宣　賢圭，住居広士：韓国介護保険制度の創設と展開．ミネルヴァ書房，2010.
21）住居広士，澤田　如：国際介護保険用語辞典．大学教育出版，2012.
22）大河内一男(監訳)：アダム・スミス国富論．中央公論社，1976.
23）住居広士：介護保険による介護サービスの標準化と専門性．大学教育出版，2007.
24）日本医療ソーシャルワーク研究会編：医療福祉総合ガイドブック．医学書院，2020.

【住居　広士，狩谷　明美】

第14章

医療法・福祉関係法規

1 医 療 法

　医療提供体制の基本となる法律は医療法であり，1948(昭和23)年に制定された．その後，急速な人口高齢化と生活習慣病を主体とした疾病構造の変化，医療技術の進歩，医療費の急増，介護保険法の施行に伴い，わが国の医療環境は時代とともに大きく変化してきている．これらの環境変化に対応するために，医療法はこれまで何度も改正が行われている．ここでは，とくにリハビリテーション分野と関連が深い項目を中心に概説する．

1）医療提供の理念の明示と在宅医療の推進

　法第1条の2に，「医療は，生命の尊重と個人の尊厳の保持を旨とし，医師，歯科医師，薬剤師，看護師，その他の医療の担い手と医療を受ける者との信頼関係に基づき，および医療を受ける者の心身の状況に応じて行われるとともに，その内容は**単に治療のみならず，疾病の予防のための措置およびリハビリテーションを含む良質かつ適切なものでなければならない**．さらに医療は，国民自らの健康の保持増進のための努力を基礎として，医療を受ける者の意向を十分に尊重し，**病院，診療所，介護老人保健施設，調剤を実施する薬局，その他の医療を提供する施設（医療提供施設）**，医療

を受ける者の居宅等において，医療提供施設の機能に応じ効率的に，かつ福祉サービスその他の関連するサービスとの有機的な連携を図りつつ提供されなければならない.」と述べられている.

このように，治療だけでなく，疾病の予防，福祉との連携，リハビリテーションを含む包括的な医療提供が求められることが法律で明記されたことは意義深い. また，居宅も医療提供の場として明文化されたことにより，在宅医療が政策として推進されている.

2）医 療 計 画

医療計画は，地域の医療施設の役割分担・連携を図り，効率的な医療提供体制を確保することを目的として，各都道府県が5年ごとに策定・公示する. 医療計画は，各都道府県の公式ホームページで公表されているので参照されたい.

医療計画における主な記載事項は次のとおりである.

(1) 5疾患5事業の医療連携体制および在宅医療の推進

5疾患(がん，脳卒中，急性心筋梗塞，糖尿病，精神疾患)5事業(救急医療，災害医療，へき地医療，周産期医療，小児医療)および在宅医療のそれぞれについて，目標設定，人材確保対策，医療施設の機能分担と連携システムの構築，情報提供を推進する.

例として，脳卒中対策では，急性期・回復期・維持期(リハビリテーション，在宅療養)それぞれのフェーズにおける医療，リハビリテーションを担う医療施設の機能分担と連携システムを具体的に示すことになっている.

(2) 地域連携クリニカルパス

急性期病院で入院治療を受けている患者が早期に退院し，できるだけ高いQOL (Quality of Life；生活の質)を維持して社会復帰できることを目指して，急性期病院，回復期リハビリテーション病院，診療所，薬局などが連携して実施する，患者の急性期治療，回復期リハビリテーション，在宅での維持期リハビリテーションまでの切れ目のない診療計画の仕組みを地域連携クリニカルパスという. 患者が治療を受けているすべての医療機関が役割分担を明確にして，それぞれの診療内容と目標を患者に提示する. クリニカルパスの診療報酬加算に適用される疾患の例として，「大腿骨頸部骨折」，「脳卒中」，「がん診療」などがある.

（3）医療従事者の確保

とくに中山間・へき地で地域医療に従事する医師，看護師，リハビリテーション専門職の確保が困難な状況にある．地域医療従事者の確保と資質の向上を図るために，関係専門職能団体や大学と連携して，地域包括医療・ケアを実践する地域医療の仕事の魅力を啓発し，生涯研修の機会を提供する．具体的には，将来地域医療の仕事に従事することを希望する学生のための奨学金制度の創設，福利厚生の充実を図ることは，人材確保のための有効な対策である．

（4）療養病床

医療法では，病院の病床は**5種別（一般病床・療養病床・精神病床・感染症病床・結核病床）**に分類されている．

一般病床が主に急性期の疾患を対象としているのに対し，療養病床は長期にわたり療養を必要とする患者の慢性期医療を提供するための病床であり，病院だけでなく有床診療所にも設置することができる．急性期の医療提供と異なり，看護・リハビリテーション・介護を主体とした長期の医療を提供する．

療養病床には，医療保険適用の医療療養病床と介護保険適用の介護療養病床の2つのタイプがある．介護療養病床は，他の介護保険施設への転換が推進される方向に向かっている．

一般病床を主体とする急性期病院での入院期間は短縮される傾向が強い．とくに高齢の患者が急性期病院での治療終了後すぐに在宅療養を行うには，本人や家族の不安が大きい．

医療療養病床は，急性期病院での治療を終了した患者に対し，引き続き必要な医療・看護・リハビリテーション・介護を提供することによって病状の回復を図り，円滑に在宅へ移行させる機能を担っている．療養病床が削減される方向に向かっている現況では，看護・リハビリテーション・介護を必要とする高齢者に対する適切な医療の確保，在宅医療の整備が急務となっている．

（5）医療安全の確保

a．医療安全支援センター

医療行政を担当する都道府県，保健所を設置する市および特別区は，医療安全の確保を図ることを目的とした「医療安全支援センター」を設置するよう努めなければならない．

［医療安全支援センターの機能］
・患者・家族の苦情相談に対応する．
・医療安全の確保に必要な情報を提供する．

・医療従事者に対し医療安全の確保に関する研修を実施する.
　b．医療事故調査制度

　2015（平成27）年10月から医療安全の確保を目的とした「医療事故調査制度」が始まった．医療機関の管理者は，医療に起因すると疑われる死亡・死産で，管理者が死亡・死産を予期しなかった「医療事故」について，医療事故調査・支援センターへ報告を行い，原因を明らかにするための院内調査を実施する．医療事故調査・支援センターは大学などと連携して調査分析・報告を行い，医療事故の再発防止を図る．

❷ 保健衛生法規

　ここではリハビリテーション分野と関連が深い，地域保健サービスの提供体制の基本となる地域保健法，精神障害者の医療と社会復帰の促進を定めた「精神保健および精神障害者福祉に関する法律」（精神保健福祉法），「高齢者の医療の確保に関する法律」（高齢者医療確保法）について概説する．

1）地域保健法

　地域保健法の施行（1997年）とともに，母子保健法に基づく乳幼児健診など，住民に身近で頻度の高い保健サービスは，すべて市町村が実施主体となっている．
　次に，地域保健法に規定されている施設である市町村保健センター，保健所について述べる．

（1）市町村保健センター
　a．機　　能
　市町村保健センターは，地域の保健福祉・介護に関する住民の総合相談窓口としての機能を果たしており，母子保健事業，生活習慣病予防事業，介護予防事業などを実施している．
　市町村保健センターは，保健所のように許認可・監視業務も行っている行政機関としてのイメージよりも，福祉・介護の相談に応じたり，健康づくりを実践する住民の身近な利用施設と捉えればよい．
　b．専門職能団体の市町村保健福祉事業への協力の必要性
　市町村保健センターの専任職員だけでは多種にわたる保健福祉事業の実施はできな

い．そこで地域の医師会や，リハビリテーション関連の専門職能団体の協力が不可欠である．事業に協力するこれらの団体は，事業実施の際に，ただ人を派遣すればいいと言うのではなく，市町村保健センター運営協議会の委員として，事業の企画・実施・評価のすべてに積極的に関与することが重要である．

c．市町村合併による専門職種の共有化

市町村合併の進展によって，リハビリテーション専門職の共有化が進めば，市町村の機能は一層強化される．リハビリテーション専門職は，健康づくり事業，難病患者に対する支援，介護予防事業などの企画・実施・評価に積極的に参画することで，市町村保健福祉事業の質は向上する．

(2) 保 健 所

保健所は，各都道府県，東京都特別区，保健所設置市（大阪市，神戸市，西宮市など）に設置されており，職員として医師，歯科医師，獣医師，薬剤師，保健師，理学療法士，作業療法士，栄養士といった多くの専門職が配置されている．保健所の有する機能のうち特記すべき事項として，地域医療提供体制の構築，医療・福祉施設や医師会・リハビリテーション関連の専門職能団体との連携，市町村相互間の調整機能，住民の健康づくり支援，学校保健や産業保健に対する技術支援，健康危機管理事案への対応がある．

a．都道府県型保健所の業務

都道府県が設置している保健所では，一般的な保健事業は実施していない．業務として，市町村で対応困難な事例に対する支援，難病対策，精神保健相談などの専門的保健事業，広域的な連携システム構築などの企画調整に重点を置いている．

b．特別区・市型保健所の業務

特別区・市が設置している保健所では，一般的な保健福祉事業を主体に実施しているが，都道府県型保健所と同様の専門的保健事業も実施している．

2）精神保健福祉法

精神障害者に関連する法体系を理解するには，現在の精神保健福祉法に至る法律の変遷について知ることが大切である．1950（昭和25）年に制定された精神衛生法では，入院医療が中心であった．次に名称変更となった精神保健法（1987年）では，精神医療における患者の人権に配慮し，社会復帰を目指す方向へ大きく転換した．

1993（平成5）年に障害者基本法が制定され，ここで精神障害者は「障害者」として法律で明確に位置づけられたことにより，精神障害者の自立と社会参加の促進を目指した福祉施策の充実が図られる基盤ができた．そこで，1995（平成7）年に，精神障

害者が地域で自立した生活ができる，社会参加を目指した福祉施策の充実を図るため，さらに法律の内容が改正され，精神保健福祉法と名称変更になった．精神障害者の人権保護，偏見の解消，退院促進と社会参加の促進および福祉施策の充実に向けた本格的な取り組みが始まった．ここではリハビリテーション分野と関連が深い，精神障害者に対する社会復帰関連事業を中心に概説する．

2002（平成14）年の精神保健福祉法一部改正施行によって，精神障害者社会復帰施設，精神障害者居宅生活支援事業，精神障害者社会適応訓練事業の利用に関する相談，精神障害者保健福祉手帳の交付手続きなど，社会復帰関連事業を市町村が実施主体として提供することとなった．

都道府県の役割として，広域的・専門的立場から，市町村では対応困難な事例に対する同行訪問などの支援，市町村・医療機関・精神保健福祉センターなどとの広域連携，精神医療に関する事務などを行っている．

精神保健福祉センターの機能として，保健所および関係機関に対する研修・技術指導，精神保健に関する調査研究などがある．

（1）精神障害者保健福祉手帳（法第45条）

関係各方面の理解と協力を得ることにより，精神障害者の"自立と社会参加の促進"を図ることを目的としている．手帳の申請手続きの窓口は市町村である．

手帳に基づく支援施策は，主として経済的負担の軽減にあり，次のような支援を行う．

［精神障害者保健福祉手帳に基づく支援］

① 各種税制の優遇措置，

② 生活保護の障害者加算，

③ 社会参加を促進するための公共交通機関の運賃割引や各種施設の利用料割引，

など．

（2）精神障害者の障害福祉サービス

精神障害者が地域で自立した生活を送ることができるように，障害者総合支援法に基づき，社会復帰・社会参加と就労などを支援する障害福祉サービスが，市町村が主体となって実施されている．

精神障害者の社会復帰・社会参加と就労などを実現するためには，障害福祉サービスの整備と，サービスの利用促進が重要である．新障害者プラン（2002年）では，具体的な目標数値を定めるようになっている．

障害福祉サービスには，介護給付，訓練等給付，地域生活支援事業などがある（次の福祉関係法規の項目で詳述）．実際に提供されているサービスの事務については，

各自治体の最新の公式ホームページを確認していただきたい.

a. 介 護 給 付

居宅介護(ホームヘルプ), 短期入所(ショートステイ)など.

b. 訓 練 等 給 付

自立訓練(機能訓練, 生活訓練), 自立生活援助, 共同生活援助(グループホーム), 就労を支援するサービス(就労移行支援, 就労継続支援, 就労定着支援)など.

c. 地域生活支援事業

地域活動支援センター, 福祉ホームなど.

(3) 精 神 医 療

精神科入院医療は, 一般的な身体疾患の入院医療と法律で明確に区別されている. 入院の形態として, 「任意入院」, 「医療保護入院」, 「措置入院」, 「緊急措置入院」, 「応急入院」がある. このうち本人の同意に基づくものは任意入院で, それ以外(医療保護入院・措置入院・緊急措置入院・応急入院)は患者本人の意思によらないものである.

入院患者の人権を擁護する審査制度として精神医療審査会がある. 入院患者・家族等は都道府県知事に対して, 退院または処遇改善を請求することができる. 精神医療審査会は, この請求に対する審査を行う. また, 措置入院や医療保護入院の定期病状報告に対し, 当該入院の必要性について審査を行う.

a. 任 意 入 院

任意入院とは, 本人の同意に基づいて入院医療が行われるものである.

b. 医療保護入院

医療保護入院とは, 医療および保護のため入院の必要があり, 任意入院が行われる状態にないと精神保健指定医が判定した精神障害者を, 精神科病院の管理者が家族等の同意を得て入院させるものである.

c. 措 置 入 院

2人以上の精神保健指定医が診察した結果, 精神障害のため入院させなければ自身を傷つけ, または他人に害を及ぼすおそれがあると診断が一致した場合に, 都道府県知事が国立, 都道府県立精神病院または指定病院に入院させる制度である.

措置入院では, 警察官からの通報や精神科病院管理者からの届け出もあるが, 一般人からの申請もできる. 申請を受けた保健所は事実確認を行い, 人権に配慮した慎重な調査を行い, 精神保健指定医に診察を行わせ, 措置入院の要否を判定する.

d. 緊急措置入院

緊急でどうしても2名の精神保健指定医の診察ができないとき, 1名の精神保健指定医が診察した結果, 精神障害のため入院させなければ自身を傷つけ, または他人に害を及ぼすおそれが著しいと診断した場合に, 都道府県知事が国立, 都道府県立精神

病院または指定病院に72時間以内に限り入院させることができる制度である．緊急措置入院中にできるだけ別の精神保健指定医を確保し，診察を行わせ，措置入院の要件を満たすかどうかを確認するなど適切に対応する．

e．応急入院

応急入院とは，精神障害があると診断され，ただちに入院させなければ患者の医療および保護を図るうえで著しく支障があると判定されたが，家族等の同意が得られない場合で，任意入院が行われる状態にないと精神保健指定医が判定した精神障害者を，精神科病院の管理者が72時間以内に限り入院させるものである．

3）高齢者医療確保法

（1）後期高齢者医療制度

生活習慣病予防と健康寿命の延伸を目指した医療制度改革（2006年）に伴い老人保健法が改正され，高齢者医療確保法（高齢者の医療の確保に関する法律）に基づいて2008（平成20）年度から，75歳以上の高齢者および65〜74歳の一定障害者を対象とした独立した医療保険制度である「後期高齢者医療制度」が始まった．

a．運営主体

都道府県単位で全市町村が加入している広域連合が運営主体である．

b．後期高齢者医療制度の財源

医療費の患者負担は原則1割（高所得者は3割）である．これ以外の給付費の財源構成は表45の通りである．

このように，原則としてすべて高齢者に対して，患者負担（一部負担金）と保険料負担が求められている．

表45　給付費の財源構成

1割	高齢者本人からの保険料
4割	現役世代からの支援金（国民健康保険・被用者保険からの保険料）
5割	公費（国・都道府県・市町村）

（2）特定健診・特定保健指導

健康寿命の延伸と医療費の適正化を実現するためには，生活習慣病予防対策が重要である．なかでも脳梗塞や心筋梗塞の発症，糖尿病の合併症は生命に直接かかわる重大な生活習慣病であり，しかも生活の質を著しく低下させる．これにはメタボリックシンドロームの関連因子（内臓脂肪蓄積，高血圧，高脂血症，高血糖）が強く影響することが分かってきた．

　そこで，高齢者医療確保法に基づき，2008(平成20)年4月から医療保険者に40〜74歳を対象としたメタボリックシンドロームの発見と予防のための特定健診・特定保健指導の実施を義務づけた.

　メタボリックシンドローム予防対策として重要なことは，まず健診を受けて自分の身体の状態(ウェスト周囲径測定による内臓脂肪蓄積の程度，血圧，血中脂質，血糖)をよく知ること，そして運動習慣，適切な食生活，禁煙によって内臓脂肪蓄積を減少させ，一網打尽的にリスク因子の軽減を図ることにより脳梗塞・心筋梗塞や糖尿病合併症を予防することである.

　a．特定健診

　40〜74歳の被保険者および被扶養者を対象として，メタボリックシンドロームを早期に発見するための健康診査を実施する.メタボリックシンドローム診断基準の検査項目として，ウェスト周囲径，血圧，血液検査(空腹時血糖，トリグリセリド，HDL コレステロール)などがある.

　b．特定保健指導

　特定健診の結果(血圧，血中脂質，血糖，喫煙歴)をもとに，対象者を ①「情報提供レベル」(生活習慣病の基本的理解)，②「動機づけ支援レベル」(生活習慣改善のための自助努力による行動変容)，③「積極的支援レベル」(医師，保健師，管理栄養士らが積極的に関与し，行動変容を支援する)の3つに階層化して保健指導を行う.階層化にあたって，喫煙歴が重視されていることが特徴であり，禁煙支援を行う.保健指導により，リスク因子(高血圧，高脂血症，高血糖)の減少を図ることで脳梗塞・心筋梗塞や糖尿病合併症の予防が期待できる.

 # 福祉関係法規

　障害者基本法は，障害者の自立および社会参加を支援し，障害者福祉を増進することを目的で制定され，わが国における障害者福祉施策はこの法律を基盤として行われている.

　障害者基本法において，障害者とは「身体障害，知的障害または精神障害があるため，継続的に日常生活または社会生活に相当な制限を受ける者」(法第2条)と定義されている.

1）障害者総合支援法

　障害者が年齢や種別（身体障害・知的障害・精神障害）に関係なくサービスを受けることができ，就労を含め，地域で自立した生活ができる社会を目指すことを目的として，すべての種別に共通の自立支援のためのサービス給付に関する事項については，身体障害者福祉法・知的障害者福祉法・精神保健福祉法・児童福祉法の4つの法律が一元化され，2006（平成18）年4月から障害者自立支援法が施行された．障害者基本法のもとに，障害種別にかかわる固有の事項に対しては，それぞれ身体障害者福祉法，知的障害者福祉法，精神保健福祉法および児童福祉法により規定されている．

　障害者自立支援法に基づくサービスの対象者は，身体障害者・知的障害者・精神障害者に限定されていたので，症状の変動などにより身体障害者手帳の取得ができなかった障害がある難病患者は，障害福祉サービスの対象となれなかった．

　そこで，制度の谷間のない支援を提供する観点から，2013（平成25）年4月から「障害者自立支援法」は「障害者総合支援法（障害者の日常生活および社会生活を総合的に支援するための法律）」に改正された．障害者総合支援法では，国が定める一定の難病の患者が対象として追加された．障害者総合支援法の対象となる難病等の範囲は，制度開始当時では130疾病であったが，難病法の施行（2015年）や児童福祉法の一部改正の成立に伴い，対象となる疾病の数は300以上と拡大された．小児の難病については，児童福祉法に基づく「小児慢性特定疾病医療費助成制度」で対象となる疾病が定められている．

（1）「障害程度区分」から「障害支援区分」への改正

　障害者が給付を受けるためには，実施主体である市町村に申請し，審査会が認定を行い，「障害程度区分1～6」を判定する．これに介護者の状況やサービスの利用意向を踏まえてサービスの支給認定を行う．2014年4月から「障害程度区分」は，障害の多様な特性および心身の状態を配慮し，標準的な支援の度合いを総合的に示す「障害支援区分」に改められた．

（2）利用者負担

　利用者は障害福祉サービスにかかる費用の1割を原則として負担（定率負担）し，食費・光熱水費は原則自己負担（実費負担）となったが，定率負担，実費負担ともに低所得者に対する軽減措置が設けられている．

（3）障害者総合支援法に基づくサービス提供の体系

　障害者総合支援法に基づくサービスには，大きく「自立支援給付事業」と「地域生活

支援事業」に分けられる．障害種別にかかわらず利用可能である．

　障害者総合支援法に基づくサービスの実施主体は市町村である．都道府県は専門性の高い相談支援事業，広域的な対応が求められる事業，市町村相互間の連絡調整事業，サービス・相談支援者や指導者の育成事業，都道府県地域生活支援事業などの限定的な事業を実施している．

a．自立支援給付事業

　自立支援給付事業には，障害福祉サービス(介護給付費，訓練等給付費)，自立支援医療，補装具がある．

a）介護給付(表46)

　身体障害者・知的障害者・精神障害者・障害児に対して福祉サービスを提供する施設は，障害者総合支援法に基づき「障害者支援施設」として一元化されている．2014年4月から，重度訪問介護の対象者の拡大や，ケアホームのグループホームへの一元化が実施される．

b）訓練等給付(表47)

　障害者の就労を支援する障害福祉サービスを利用して一般就労に移行する障害者の数は年々増加している．一般就労に移行する支援を推進するとともに，生活面での課題を抱える障害者が早期に離職することがないよう，一定の期間において，その事業所での就労の継続を図るために必要な事業主・家族との連絡調整を行う「就労定着支援」(障害者総合支援法 2016年改正による)[11]が創設された．福祉施設を出て働きたいと考えている障害者に対して，就労の場を確保し一般就労に移行する支援(就労移行支援，就労継続支援，就労定着支援)を推進する．

c）自立支援医療(表48)

　自立支援医療とは，障害者(児)が心身の障害の状態の軽減を図り，自立生活と社会参加を促すために必要な公費医療を言う．医療機関を受診した患者は原則として医療費の1割を負担するが，所得区分に応じて負担上限月額が設定されており，医療費の負担軽減が図られている．

　自立支援医療の創設によって，従来の更生医療(身体障害者福祉法)，育成医療(児童福祉法)，精神通院医療(精神保健福祉法)の3つの公費負担医療が一元化された．

d）補　装　具

　補装具は，身体障害者・難病患者などの身体機能を補完または代替する用具である．障害者の就労および日常生活の能率の向上を図ることを目的とする．市町村は，補装具の購入・修理の費用を支給する．

b．地域生活支援事業(表49)

　地域生活支援事業は，市町村が行う地域密着型のサービスとして，地域での生活を支える事業を行う．コミュニケーション支援事業，日常生活用具給付等事業，移動支

表46　介護給付	
サービスの名称	サービスの内容
居宅介護 （ホームヘルプ）	ホームヘルパーが自宅を訪問し，入浴，排泄，食事の介護や家事の援助を行う．
重度訪問介護	ホームヘルパーが自宅を訪問し，重度の肢体不自由者で常時介護を必要とする人に，自宅で入浴，排泄，食事の介護，外出時の移動支援を行う．
同行援護	視覚障害者が外出するときに，移動に必要な視覚的情報の提供（代筆・代読を含む）や移動の援護を行う．
行動援護	自己判断能力が制限されている人が，移動したり行動するときに，危険回避のために必要な援護を行う．
重度障害者等包括支援	常時介護が必要で意志疎通を図ることが著しく困難な人に，居宅介護など複数のサービスを包括的に提供する．
短期入所 （ショートステイ）	自宅で介護する人が病気や用事がある場合などに，短期間，夜間も含め障害者支援施設で，入浴，排泄，食事の介護や必要な保護を行う．
療養介護	医療と常時介護を必要とする人に，医療施設で機能訓練，療養上の管理，看護，医学的管理のもとでの介護および日常生活の世話を行う．
生活介護	常時介護を必要とする人に，障害者支援施設などで日中の時間帯に，入浴，排泄，食事の介護を行うとともに，創作的活動の機会を提供する．
障害者支援施設での夜間 ケアなど（施設入所支援）	介護が必要であるが，通所が困難な人に対して居住の場を提供し，夜間における日常生活上の支援を行う．

表47　訓練等給付	
サービスの名称	サービスの内容
自立訓練 （機能訓練・生活訓練）	自立した社会生活，日常生活を営むために，身体機能・生活能力の向上のために必要な理学療法・作業療法などのリハビリテーションを行う．
就労移行支援	一般の事業所への就労を希望する人に，就労に必要な知識および能力の向上のための訓練，求職活動の支援を行う．
就労継続支援 （A型・B型）	一般の事業所への就労が困難な人に，生産活動の機会の提供や，就労に必要な知識および能力の向上のための訓練を行う．
就労定着支援	一般就労に移行する支援を推進するとともに，生活面での課題を抱える障害者が早期に離職することがないよう，一定の期間において，その事業所での就労の継続を図るために必要な事業主・家族との連絡調整を行う．
自立生活援助	居宅において一人で生活している障害者に対し，自立した日常生活を営むことができるように，定期的な訪問や随時の訪問によって，助言や必要な援助を行う．
共同生活援助 （グループホーム）	障害者に対し，夜間や休日，共同生活の場で，相談や日常生活の援助，入浴，排泄，食事の介護その他生活上の援助を行う．

援事業，地域活動支援センター，福祉ホームなどがある．

表48　自立支援医療の一元化

■ 更生医療	
目　的	身体障害者の自立と社会活動への参加の促進を図ることを目的とする．その障害に対し，確実な治療の効果が期待できる医療を提供する．
対　象	身体障害者福祉法に基づく身体障害者手帳の交付を受けた18歳以上の身体障害者
■ 育成医療	
目　的	身体障害児の健全な育成を図ることを目的とする．その障害や疾患に対し，生活の能力を得るために確実な治療の効果が期待できる医療を提供する．
対　象	児童福祉法で定める障害児で，身体に障害を持つ18歳未満の児童
■ 精神通院医療	
目　的	精神障害者に適正な医療を提供し，社会復帰を促進することを目的とする．
対　象	精神保健福祉法で規定される精神障害者またはてんかんを有する人で，通院医療を継続する必要のある場合

表49　地域生活支援事業

サービスの名称	サービスの内容
コミュニケーション支援事業	聴覚，言語機能，音声機能，視覚などの障害のため，意思疎通を図ることに支障がある障害者に対し，手話通訳などの方法により意思疎通が図れるよう支援する．
日常生活用具給付等事業	重度障害者に対し，自立生活支援用具などの日常生活用具を給付または貸与する．
移動支援	屋外での移動が困難な障害者の外出を支援する．
地域活動支援センター	障害者の自立と社会参加を促すため，創作的活動または生産活動の機会の提供，社会との交流を行う施設．
福祉ホーム	住居を必要としている人に，低額な料金で居室を提供し，日常生活に必要な支援を行う．

2）身体障害者福祉法

　身体障害者福祉法（1949年；昭和24年）は，「身体障害者の自立と社会経済活動への参加を促進するため，身体障害者を援助し，および必要に応じて保護し，もって身体障害者の福祉の増進を図ること」（法第1条）を目的としている．

　身体障害者とは，「身体上の障害がある18歳以上の者であって，都道府県知事から身体障害者手帳の交付を受けた者」（法第4条）である．身体障害者に対する在宅福祉・施設福祉サービスともに，市町村が実施主体である．

　身体障害には，視覚障害，聴覚障害，平衡機能障害，音声・言語・咀嚼（そしゃく）

機能障害，肢体不自由，内部障害(心臓・腎臓・呼吸器の障害，膀胱・直腸・小腸の障害，HIVによる免疫機能の障害など)がある．なお，18歳未満の者の身体障害については，児童福祉法で規定されている．

　身体障害者に対する福祉施策は，障害者総合支援法(2013年)による制度に移行している．

3）知的障害者福祉法

　知的障害者福祉法(1960年；昭和35年)は，「知的障害者の自立と社会経済活動への参加を促進するため，知的障害者を援助するとともに必要な保護を行い，もって知的障害者の福祉を図ること」(法第1条)を目的としている．18歳未満の者の知的障害については，児童福祉法で規定されている．

　児童相談所または都道府県が設置する知的障害者更生相談所で知的障害があると判定された者に対して，療育手帳が交付されている．医療，福祉，教育，就労などの面で援助を受けることができる．

　知的障害者に対する福祉施策は，障害者総合支援法(2013年)による制度に移行している．

4）発達障害者支援法

　自閉症，アスペルガー症候群その他の広汎性発達障害，注意欠如・多動症(ADHD)，学習障害(LD)といった発達障害児・者を支援するため，2005(平成17)年に発達障害者支援法が施行され，各都道府県に発達障害者支援センターが整備されている．

　発達障害者支援センターは，発達障害者やその家族に対し，相談支援，発達支援，教育支援，就労支援を行っている．社会全体で発達障害についての理解を普及啓発する．

5）児童福祉法

　児童福祉法は，「すべて国民は，児童が心身ともに健やかに生まれ，かつ育成されるよう努めなければならない．すべて児童は，ひとしくその生活を保障され，愛護されなければならない．」(法第1条)ことを理念・目的として，1947(昭和22)年に施行された．児童の定義は，「満18歳に満たない者(乳児，幼児，少年)」(法第4条)である．「都道府県は，児童相談所を設置しなければならない」(法第12条)とされ，児童，家庭，地域住民らの相談に応じ指導・援助を行い，市町村・医療機関・保健所・

警察署などと連携をとる．また，障害者総合支援法に規定されている業務を行っている．

　児童福祉法に基づく児童福祉施設として，助産施設，保育所，児童養護施設，知的障害児施設，肢体不自由児施設，重症心身障害児施設などがある．

6）児童虐待防止法

　児童虐待とは，保護者が児童に対し，① 身体的虐待，② 保護の怠慢・拒否（ネグレクト），③ 心理的虐待，④ 性的虐待のいずれかを行うことを言う．児童相談所での児童虐待相談対応件数の推移をみると，平成21（2009）年に44,211件であったのが，平成28（2016）年では122,575件と，近年著しい増加傾向にある．少子化社会にあって児童虐待は大きな社会問題になっている．

（1）児童虐待防止法に基づく届出義務について

a．児童虐待の早期発見等

　第五条　学校，児童福祉施設，病院その他児童の福祉に業務上関係のある団体及び学校の教職員，児童福祉施設の職員，医師，保健師，弁護士その他児童の福祉に職務上関係のある者は，児童虐待を発見しやすい立場にあることを自覚し，児童虐待の早期発見に努めなければならない．

　2　前項に規定する者は，児童虐待の予防その他の児童虐待の防止並びに児童虐待を受けた児童の保護及び自立の支援に関する国及び地方公共団体の施策に協力するよう努めなければならない．

　3　学校及び児童福祉施設は，児童及び保護者に対して，児童虐待の防止のための教育又は啓発に努めなければならない．

b．児童虐待に係る通告

　第六条　児童虐待を受けたと思われる児童を発見した者は，速やかに，これを市町村，都道府県の設置する福祉事務所若しくは児童相談所又は児童委員を介して市町村，都道府県の設置する福祉事務所若しくは児童相談所に通告しなければならない．

　児童虐待を受けたと思われる児童を発見した者は，児童福祉法および児童虐待防止法の規定により児童相談所に通告しなければならない．児童相談所長は必要に応じ虐待を受けている児童の一時保護を行う．とくに学校の教職員，保育所の職員，医療・保健福祉施設の職員などは業務上児童虐待を発見しやすい立場にあるので，児童虐待の早期発見および適切な対応に努めなければならないとされている．虐待の疑いで通告し，たとえ結果として虐待でなかったとしても，刑法や個人情報保護法など守秘義

務に関連した法律に抵触しないと考えられる.

(2) 児童虐待の発生予防から自立支援までの対策強化

　児童虐待の発生予防から，被虐待児の自立支援までの一連の対策を強化するため，児童福祉法・児童虐待防止法の改正・施行(2017年)が行われた. 以下に主な内容を述べる[12].

a. 児童虐待の発生予防

　児童虐待防止のため，親権者は児童のしつけを監護・教育に必要な範囲を超えて懲戒してならない.

　児童虐待の発生予防のため，支援を要する妊婦等を把握した医療機関や学校などは，市町村に情報を提供するよう努める.

b. 児童虐待への対応強化

　児童心理司などの専門職の配置を推進し，児童相談所の体制強化を図る.

　医療機関，学校など児童虐待を発見しやすい立場にある機関は，児童相談所から求められた場合に，被虐待児童に関する資料を提供できる.

c. 被虐待児の自立支援

　里親支援が児童相談所の業務に位置づけられた.

7) 老人福祉法

　老人福祉法は，広く高齢者全体を対象として，健康づくり，社会参加と生きがい対策，生活の安定と福祉向上といった総合的なサービスの提供を規定することを目的として，1963(昭和38)年に制定された. その後，生活習慣病が主体となった疾病構造の変化，人口の高齢化と核家族化の進行，医療費急増に対応するため，保健医療については老人保健法から高齢者医療確保法に，介護については基本的に介護保険法に移行するところとなった.

　老人福祉対策として，在宅福祉と施設福祉の2つがある.

(1) 在宅福祉

　基本的に介護保険法によるサービスが優先されるが，やむをえない事由により介護保険サービスを利用することが著しく困難な場合においては，老人福祉法を適用し，市町村が福祉措置としてサービスを提供する. 居宅介護，デイサービス，ショートステイなどがある.

(2) 施 設 福 祉

老人福祉法に規定されている老人福祉施設には，次のa～cなどがある.

a．養護老人ホーム

65歳以上で，心身機能低下・家庭環境上の理由および経済的理由により居宅での生活が困難な者を福祉措置として入所させる施設である.

b．特別養護老人ホーム

65歳以上で，身体または精神上の著しい障害のため常時介護を必要とするが，やむをえない事由で介護保険法による介護老人福祉施設への入所が困難な者を福祉措置として入所させる施設である.

c．老人福祉センター

地域の高齢者の相談に応じ，生きがい対策，レクリエーション，教養の向上を図るためのサービスを提供する施設である.

●参 考 文 献●
 1) 厚生労働統計協会：国民衛生の動向2018/2019. 厚生労働統計協会，東京，2018.
 2) 厚生労働統計協会：国民の福祉と介護の動向2018/2019. 厚生労働統計協会，東京，2018.
 3) 医療情報科学研究所：サブノート保健医療・公衆衛生2015. メディックメディア，東京，2014.
 4) 小山　洋，辻　一郎(編)：シンプル衛生公衆衛生2017. 南江堂，東京，2017.
 5) 柳川　洋，萱場一則(編)：公衆衛生学. 中外医学社，東京，2004.
 6) 安武　繁：地域保健福祉と医療体制. 吉永文隆(編)，公衆衛生学入門，pp191‐234，南山堂，東京，1999.
 7) 宮崎　滋，代田浩之(編)：メタボリックシンドロームと循環器合併症. 中外医学社，東京，2007.
 8) 柳川　洋，中村好一(編)：公衆衛生学マニュアル2011. 南山堂，東京，2011.
 9) 社会保険研究所(編)：医療・介護・福祉をつなぐ公費医療入門. 社会保険研究所，東京，2013.
10) 安武　繁：保健所研修ノート. 第4版，医歯薬出版，東京，2017.
11) 中央法規出版編集部(編)：改正障害者総合支援制度のポイント(平成30年4月完全施行). 中央法規出版，東京，2016.
12) 中央法規出版編集部(編)：改正児童福祉法・児童虐待防止法のポイント(平成29年4月完全施行). 中央法規出版，東京，2016.
13) 医療情報科学研究所(編)：公衆衛生がみえる2018‐2019. メディックメディア，東京，2018.

【安 武　繁】

索　引

欧文索引

acceptance　45
Acceptance of Disability　45
AD/HD（Atention Deficit/
　Hyperactivity Disorder）　65,
　222
ADL（Actibities of Daily Living）
　8, 69, 82, 129
　　概念　129
　　基本的 ADL　131
　　狭義の ADL　130
　　広義の ADL　130
　　最終ゴール　73
American Civil Rights Movement
　11
APDL（Activities Parallel to
　Daily Living）　130

BADL（Basic Activities of Daily
　Living）　130
Bank‐Mikkelsen　10
Barthel Index　73, 131
Bengt Nirje　8
Brunnstrom stage　70

Care Map　123
Case Conference　119
CBR（Community Based
　Rehabilitation）　155
client　41
Clinical Path　123
Clinical Pathway　124
CM（Care Manager）　112
Community Team　117
Compensation　39
coping　36, 40
Core Team　116
Counseling　41
counselor　41
countertransference　43
CP（Clinical Psychologist）　111
Critical Path　123

CW（Care Worker）　112

Denial　37
Diagnosis related Group/
　Prospective Payment System
　123
Disability　23
disablement　24
Displacement　38
disuse　30
Disuse Syndrome　30
DPC（Diagnosis Procedure
　Combination）　197
DSM‐V（Diagnostic and
　Statistical Manual of Mental
　Disorders）　22

EBM（Evidence‐Based
　Medicine）　98, 104, 124
　　Use Wise　106
　　賢く使う　106
Ego Identity　47
Empathy　42
EPA（Economic Partnership
　Agreement）　207
Extended Team　117

FIM（Functional Independence
　Measure）　73, 131, 142
functioning　24

Habilitation　13
Handicap　23
Health Promotion　181
Hellow Work　86
Hippocrates　100
Hirschberg　30
Homo habilis　2

IADL（Instrumental Activities of
　Daily Living）　69, 130, 134
　　項目　134
　　評価表　134
ICD（International Classification
　Diseases）　21, 22
ICD10（第 10 版）　22
ICF（International Classification
　of Functioning, Disability and
　Health）　23, 29, 35, 119
ICIDH（International
　Classification of Impairments,
　Disabilities and Handicaps）
　22, 23, 29, 35, 119
ICU（Intensive Care Unit）　143
　　急性期リハビリテーション
　　治療　143
Identification　38
IL（Independent Living
　Movement）　5, 7, 8
ILO（International Labor
　Organization）　83
immobility　140
Impairment　23
incident　100
Informed Consent　98, 124
Integrated Education　94
Intellectualization　39
Interdisciplinary Approach　118
Introjection　37
IQ（Intelligence Quotient）　61
Isolation　39

Krusen FH　16

LD（Learning Disabilities）　66,
　222
Less Eligibility　190
Liaison Psychiatry　108
LTG（Long Team Goal）　123

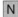

Main Goal 123
Mainstreaming 8, 12, 94
MD（Medical Doctor） 108
Medical Rehabilitation 80
misuse 30
Misuse Syndrome 33
moratrium 48
MSW（Medical Social Worker）
83, 111
Multidisciplinary Approach 117
Multidisciplinary Care 103

National Minimum 190
Normalization 8, 9, 21
NPO（Nonprofit Organization）
206
NST（Nutrition Support Team）
104, 108

Orthosis 150
OT（Occupational Therapist）
110
outcome 124
Overuse Syndrome 34

Partial Identification 42
Participation 26
paternalism 99
PO（Prosthetist and Orthotist）
110, 121

Projection 38
Prosthesis 150
Psychotherapy 40
PT（Physical Therapist） 109
Public Assistance 199

QOL（Quality of Life） 6, 19,
97, 135
　概念 135
　項目 136
QOL 評価表 136
　SF‐36 136
　疾患特異的尺度 136
　疾患別評価表 136

Rapport 42
RASS（Richmond Agitation‐
Sedation Scale） 144
Rationalization 39
RCT（Randomized Controlled
Trial） 107
Reaction Formation 38
Regression 38
Repression 37
RN（Rehabilitation Nurse） 111
ROL（Respect of Living） 192

self care 130
SF‐36（Medical Outcomes
Study Short‐Form 36‐Item
Health Survey） 136

SOAP 形式 77
Social Rehabilitation 88
Special Needs Education 93
Special Support Education 93
ST（Speech Therapist） 110
Stage Theory 45
STG（Short Team Goal） 122
stigma 201
Subgoal 122
Sublimation 40
Supportive Therapy 43

Tax Payer 79
The Civil Rights Act of 1964 4
The Oath of Hippocrates 101
Total Restoration of Human Rights
1, 5
Transdisciplinary Approach 118
transference 43

Undoing 39
Use Wise 106

Vocational Rehabilitation 83

Wernicke‐Mann 肢位 70
WHO（World Health
Organization） 16, 19, 88,
97

和 文 索 引

アウトカム 124
亜急性期医療 82
アスペルガー症候群 65
アテトーゼ型 63
アメリカでのメインストリーミ
ング 8
安静臥床 140, 141, 142

い

医学的リハビリテーション
70, 80
医学モデル 21, 62, 118
育成医療 221
医師 108
維持期リハビリテーション
69, 80, 83
維持的リハビリテーション 80
医師と患者関係 99
遺族年金 200

一般病院 197
一般病床 197
意味ある他者 42
医療・介護チーム 207
医療・福祉制度 189
医療安全 100, 102, 211
医療安全支援センター 211
医療過誤 101
医療機関で行う義肢・装具
150
医療機関で行うリハビリテー
ション治療 139

医療計画　210
医療行為　207
医療事故　101
医療事故調査・支援センター
　212
医療事故調査制度　212
医療従事者の確保　211
医療職種の諸問題　97
医療ソーシャルワーカー　70,
　111
医療提供体制　209
医療扶助　201
医療法　209
　　第1条の二　192
医療保険　139, 194
　　現物給付　196
　　高額療養費　196
医療保険制度　194
　　保健給付　196
医療保護入院　215
医療モデル　8
医療要否意見書　202
医療療養病床　211
医療連携体制　210
　　5疾患5事業　210
インシデント　100, 101, 102
陰性転移　43
院内パス　77
インフォームド・コンセント
　75, 98, 124

打ち消し（復元）　39
運動機能　55
運動機能の発達　55
　　粗大運動　55
　　微細運動　55, 56
運動負荷　140, 145, 148
運動療法　147

栄養・食生活　179
栄養サポートチーム　104, 108
エピジェネティクス　53
エビデンス　144
エビデンスレベルの分類　104
エリクソン　48
エリザベス救貧法　190
猿人　2

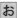
応急入院　216
応益負担　207
応能負担　194
置き換え　38

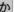
介護給付　194, 219
介護サービス　206
　　自己負担　206
介護支援　166
介護支援専門員　112, 193
介護福祉士　112
介護福祉士法　193
介護扶助　201
介護報酬　203
介護保険　194, 198
　　居宅介護サービス　204
　　区分支給限度額　204
　　サービス給付　204
　　施設介護サービス　206
　　成立過程　202
　　第1号被保険者　204
　　第2号被保険者　204
　　地域密着型サービス　204
介護保険制度　202
介護保険の仕組み　203
介護保険法　203
介護保険法に基づく施設　157
介護予防サービス　203
介護療養型医療施設　157
介護療養病床　211
介護法人福祉施設　157
介護老人保健施設　157
改正健康増進法　181
概念駆動型処理　160
回復期リハビリテーション
　69, 80, 81, 82
回復期リハビリテーション病棟
　197
カウンセラー　41
カウンセリング　41
科学技術の進歩　180
　　効果的アプローチ　180
学習障害　57, 66, 222
下肢装具療法　152
家族の心理教育　44
家族面接　44
可塑性　52

価値概念　45
学校教育法第71条　92
学校保健安全法　60
活動　25
括約筋障害　33
カナー型自閉症　65
過用症候群　34
ガリレオ・ガリレイのリハビリ
　テーション　4
環境因子　67, 69
環境の評価　70
患者・家族の心理教育　44
　　家族面接　44
　　第二の危機的状況　44
感受性と臨界期　52
関節拘縮　32
関節変形　33
完全参加と平等　8, 10, 21
がんと運動　149
観念化　39
がんのリハビリテーション治療
　146
　　最大酸素摂取量　147, 149
　　術後合併症　147
　　術前からの運動療法　147
　　有酸素運動　147
　　6分間歩行距離　149
カンファレンス　28
緩和ケア　166, 167

義肢　150
　　断端の浮腫　151
義肢・装具　150
　　長下肢装具　143, 153
義肢装具士　110, 121
義肢装具療法　150
義肢のリハビリテーション治療
　150
機能回復訓練　2
機能回復的リハビリテーション
　80
機能修得訓練　13
機能障害　23, 69
機能的制限　98
機能の回復　82
基本3評価　70
基本的ADL　131
基本的信頼感　46
基本的日常活動　130

逆転移　43
救急医療　80, 210
急性期医療　81
急性期リハビリテーション治療
　　80, 81, 140, 141, 143
　　　ICU　143
急性期病院　197
急性心筋梗塞　210
キューブラ・ロス　45
休養　179
教育的リハビリテーション
　　70, 71, 72, 92
強化型在宅療養支援診療所制度
　　167
共感　42
狭義の ADL　130
業務災害補償　192
居宅介護サービス　203
　　住宅改修　205, 206
　　福祉用具　205, 206
緊急措置入院　216
筋ジストロフィ　64
　　デュシェンヌ型　64

く

区分支給限度額　204
クライエント　41
クリティカルパス　123
クリニカルパス　69, 76, 77,
　　123, 124
　　院内パス　77
　　設定上の問題点　125
　　地域連携パス　77
　　リハビリテーション医療
　　　124
　　わが国のクリニカルパス
　　　124
クリニカルパスの効果　126
クリニカルパスの成り立ち
　　123
訓練　121
訓練等給付　194, 219

け

ケアマップ　123
ケアマネジャー　193
経済連携協定　207
痙直型　63
契約制度　194

ケース・カンファレンス　67,
　　119
ケース会議　119
結婚・妊娠・出産支援　184,
　　187
嫌悪　48
健康　19
健康格差　178
健康管理　177
健康寿命　178
健康増進　181
健康対策　177
　　科学技術の進歩を踏まえた
　　　効果的なアプローチ
　　　180
　　社会経済の変化への対応
　　　180
健康日本 21（第 2 次）　177
　　5 つの目標　178
健康日本 21 運動　28
言語機能の発達　56
言語聴覚士　110
言語の発達　56
　　2 語文　56
肩手症候群　33
原職復帰　71
現物給付　196
権利の回復　3, 4

こ

高額療養費　196
後期高齢者医療制度　192,
　　197, 216
広義の ADL　130
公共職業安定所　86
合計特殊出生率　171, 181
更生　2, 3
更生医療　31, 221
厚生年金　200
厚生白書　16
公的扶助　199
公的扶助制度　199
公認心理士（法）　111
行動的コーピング　40
広汎性発達障害　222
公民権運動　11
公民権法　5
公民権保障・回復　4
合理化　39
交流教育　94

高齢化率　202
高齢者医療確保法　216, 224
高齢社会対策大綱　172, 173
　　数値目標　175
高齢者対策　172
高齢者の医療の確保に関する法
　　律　197
高齢者保健福祉推進 10 ヵ年戦
　　略　203
コーピング　35, 36, 40
　　行動的コーピング　40
　　情動的コーピング　40
　　認知的コーピング　40
ゴール設定　29, 75, 118,
　　122, 123
　　主目標　123
　　短期ゴール　75, 122
　　短期目標　122
　　長期ゴール　75, 122, 123
　　長期目標　123
　　副目標　122
ゴール設定の流れ　75
ゴールドプラン　203
国際疾病分類　21
国際障害者年　21
国際障害者年行動計画書　12
国際障害分類　22, 23, 35,
　　118
国際生活機能分類　23, 35,
　　119
国際労働機関　83
国民健康保険　195
国民年金　200
5 疾患 5 事業の医療連携体制
　　210
個人因子　67
個人情報保護　102
子育て支援　184
個体の機能　21
骨格筋の萎縮　32
骨粗鬆症　32
孤独　48
子ども・子育て関連 3 法　184
子ども・子育て支援　184
誤用　30
誤用症候群　33
　　関節変形　33
　　肩手症候群　33
　　シャルコー関節　34
　　動揺関節　33

　　反張膝　33
　　ムチランス変形　34
雇用保険　194
根拠に基づく医療　104，124
コンサルテーションリエゾン精
　　神医学　108

さ

サービス給付　204
サービス付き高齢者向け住宅
　　207
サービス提供　214，218
災害医療　210
財源面での対応　188
最終評価　72，75
最大酸素摂取量　147，149
在宅医療　163，168，169，
　　209，210
在宅緩和ケア　166
在宅ケア　163，167
　　対象疾患　165，166
　　目標　164
　　理念　164
在宅福祉　224
在宅療養支援診療所　167
作業療法士　110
参加　26
３大疾病　28
三位一体　4

し

資格の回復　3，4
自我同一性　47
自己価値　49
自己決定権　7，8，99
自己実現　49
自己選択権　8
自己負担　206
支持的援助　7
支持的療法　43
自信喪失　36
自責の念　36
施設介護サービス　206
施設サービス　162
施設生活　8
施設福祉　225
慈善活動　190
肢体不自由児施設　223
自宅看取り　167
市町村合併　213

専門職種の共有化　213
市町村保健センター　212
疾患特異的尺度　138
疾患別評価　70
　　環境の評価　70
　　基本３評価　70
　　身体的評価　70
　　精神的評価　70
疾患別評価表　138
失調型　63
疾病　20
　　１次予防　20
　　２次予防　20
　　３次予防　20
　　分類　21
疾病の予防　210
児童虐待　223
　　身体的虐待　223
　　心理的虐待　223
　　自立支援　224
　　性的虐待　223
　　届出義務　224
　　ネグレクト　223
　　発生予防　224
　　保護の拒否　223
　　保護の怠慢　223
児童虐待防止法　223
児童福祉法　191，222
児童扶養手当　199
児童養護施設　223
自閉症　65，222
　　カナー型自閉症　65
自閉スペクトラム症　57，65
社会医療法人　207
社会環境の整備　179
社会経済変化への対応　180
社会資源　30，155，157，189
社会生活能力　21
社会的不利　23
社会的リハビリテーション
　　70，88
　　概念　88
社会福祉　189，190，191
　　基本原理　190
　　原則と連携　192
　　多様化　190
　　年齢別　191
社会福祉士（法）　83，193
社会福祉制度　189，191
　　転換と統合　193

社会福祉法　189，190，191
　　第３条　192
社会福祉六法　191
社会復帰　3，4
社会復帰施設　215
社会保険　194
　　医療保険　194
　　介護保険　194
　　雇用保険　194
　　年金保険　194
　　労災保険　194
社会保険制度　191
社会保障制度　191，193
シャルコー関節　34
ジャンヌ・ダルクのリハビリ
　　テーション　3
就業支援　86
就業支援施設　86
就労定着支援　219
周産期　53
周産期医療　210
重症心身障害児施設　223
住宅改修　205，206
重度障害者　7
重力負荷　140，141
就労定着支援　219
手段的日常生活活動　69，130
恤救規則　190
術後合併症　146
出生後　53
出生前　53
術前からの運動療法　147
主目標　123
受容　45
　　価値概念　45
　　段階理論　45
循環障害　32
昇華　40
障害　20，24，25，26
　　分類　21
障害支援区分　218
障害児教育　92，93
　　主流化　94
　　歴史的背景　92
障害者雇用支援センター　86
障害者雇用促進法　84
障害者支援区分　194
障害者就業・生活支援センター
　　86
障害者職業センター　86

障害者自立支援法　30, 72
障害者自立生活運動　7
障害者総合支援法　192, 194,
　195, 218
　　介護給付　219
　　訓練等給付　219
　　サービス提供　218
　　自立支援医療　219
　　自立支援給付　195
　　自立支援給付事業　219
　　地域生活支援事業　195,
　　219
　　補装具　219
障害者に対する社会変革　88
障害者福祉サービス　194
　　応能負担　194
　　介護給付　194
　　訓練等給付　194
　　契約制度　194
　　自立支援医療　194
　　自立支援給付　194
　　地域生活支援事業　194
障害受容　45, 73
障害年金　200
障害の社会的視点　35
障害の心理的視点　35
障害の分類　21
障害の３つのレベル　24
障害福祉サービス　214
障害別評価　69
障害へのアプローチ　28
　　カンファレンス　28
　　チームアプローチ　28
障害モデル　21
障害を起こす疾病　26
障害を持つアメリカ人法　5,
　11
少子化危機　184
　　緊急対策　184
　　結婚・妊娠・出産支援
　　　185, 187
　　子育て支援　184
　　子ども・子育て支援　184
　　財源面の対応　188
　　制度面の対応　188
　　地域プラン　187
　　認識の強化　187
　　働き方改革　185
少子化社会対策大綱　183
少子化対策　181

　　施策　182
　　背景　181
情動的コーピング　40
小児医療　210
小児のリハビリテーション　62
小児の療育　62
ショートステイ　215
情報処理プロセス　160
　　概念駆動型処理　160
　　データ駆動型処理　160
　　人の情報処理プロセス
　　　160
初回（入院時）評価　120
初期評価　72, 75
職業斡旋　87
職業訓練　86
職業指導　86
職業的リハビリテーション
　70, 72, 83
　　サービス提供　84
　　役割　84
　　問題点　87
職業能力開発施設　86
職業評価　86
職種間のコミュニケーション
　77
褥瘡　32
職場内転職　71
助産施設　223
所得保障　199
ジョブコーチ制度　71
自立支援医療　194, 219
自立支援給付　194, 195
自立支援給付事業　219
　　介護給付　219
　　訓練等給付　219
　　自立支援事業　219
　　補装具　219
自立生活　7
自立生活運動　4, 7, 8
自立生活訓練　7
自立生活モデル　8
人権の回復　3, 4
人口高齢化　209
診察　119
心疾患　160
心身機能　25
心身障害者対策基本法　88
新生児聴覚スクリーニング　57
新生児マススクリーニング　57

身体機能　160
身体構造　25
身体障害者福祉審議会答申　6
身体障害者福祉法　27, 88,
　191, 221
身体障害の種類　26
身体的虐待　223
身体的評価　68, 70, 73
診断群分類　197
診断群別包括支払い方式　123
身辺活動　130
心理社会的次元　35
心理的虐待　223
心理的荒廃　33
診療ガイドライン　106, 107
診療報酬制度　197
　　出来高払い　197
　　包括支払い　197
心理療法　40, 41
　　意味ある他者　42
　　基本姿勢　41
　　基本的事項　41
　　共感　42
　　治療目標　41
　　部分的同一化　42
　　ラポール　42
心理療法の過程　42
　　陰性転移　43
　　逆転移　43
　　転移　43
　　陽性転移　43

す

水準均衡方式　201
水頭症　64
スペクトラム　65
する ADL　73

せ

生活関連動作　130
生活機能（働き）　25
　　心身機能　25
　　身体構造　25
生活機能支援　159
生活機能と障害　25
　　活動　25
　　参加　26
　　治療原則　25
　　背景因子　26
生活困窮者自立支援制度　199

生活習慣　28
生活習慣病　149, 178, 209
生活の回復　4
生活の質　6, 19, 97, 135
生活不活発病　30
生活福祉資金　199
生活扶助　201
生活保護　200
　　医療扶助　201
　　介護扶助　201
　　基本原理と原則　200
　　水準均衡方式　201
　　生活扶助　201
　　世帯単位の原則　201
　　恥辱　201
　　保護の補足性　200
生活保護制度　199
生活保護法　191, 199
生活モデル　62
精神医療　215
精神衛生法　88
精神疾患　210
精神障害者の福祉サービス　214
精神障害者保健福祉手帳　214
精神障害者領域　88
精神障害の診断と統計の手引き　22
精神通院医療　221
精神的評価　68, 70, 73
精神保健　182
精神保健福祉士法　193
精神保健福祉法　213
精神療法　41
性的虐待　223
制度面の対応　188
青年期から成人期へ　47
世界保健機関　16, 19, 88, 97
世帯単位の原則　201
全知という感覚の喪失　36
全人間的復権　1, 5
全能感の喪失　36
選別テスト　69
せん妄　144
専門職種の共有化　213

そ

早期離床　144
装具　150

装具のリハビリテーション治療　152
装具療法　152
相互独立性　117
相互扶助　189
相互補填型　118
相互連携型　118
喪失　48
ソーシャルワーカー　85
粗大運動の発達　55
措置入院　215
損害賠償　192
尊厳のある生活　192

た

第1号被保険者　204
第2号被保険者　204
退院時評価　121
退行　38
対処　40
第二の危機的状況　44
ダウン症候群　64
多職種医療　103
多発性脳梗塞　160
段階理論　45
短期ゴールの設定　75, 122
　　短期目標　122
　　副目標　122
誕生から児童期　96
断端の浮腫　151

ち

地域医療支援病院　197
地域医療体制　187
地域生活支援事業　31, 194, 195, 215, 219
地域チーム　117
地域プラン　187
地域包括ケアシステム　169
地域包括支援センター　204, 206
地域保健法　212
地域密着型サービス　204
地域リハビリテーション　68, 77, 90, 155, 158, 159
　　概念　160
　　生活機能を支援　159
　　体制　156
　　定義　155
　　役割の範囲　158

要素還元　158
地域連携クリニカルパス　210
地域連携パス　77
地位の回復　3, 4
チームアプローチ　115, 117
　　相互独立性　117
　　相互補填型　118
　　相互連携型　118
チーム医療　28, 103, 115
チーム医療・介護　207
チーム全体のプログラム　76
チームの構成　116
チームリーダー　117
恥辱　201
知的障害児施設　223
知的障害者福祉法　191, 222
知的能力障害　64
適応機能の欠陥　64
知的発達症　64
知能検査　61
知能指数　61
地方分権一括法　201
注意欠如・多動症　57, 65, 222
中核チーム　116
中間評価　72, 75, 121
中止基準　145
長下肢装具　142, 153
長期ゴールの設定　75, 122, 123
　　主目標　123
　　長期目標　123
長寿活力社会　206
治療原則　25
治療者の基本姿勢　41
治療と教育　71
治療目標　41
鎮静　143

つ

繋がりの喪失　36

て

ディスレクシア　66
データ駆動型処理　160
適応機能の欠陥　64
出来高払い　197
できるADL　73
デュシェンヌ型　64
転移　43

陰性転移　43
逆転移　43
陽性転移　43
転職　71

と

同一化（同一視）　38
統合　48
統合教育　94
投射　38
糖尿病　151, 160
動脈硬化症　151
動揺関節　33
特殊教育　92, 93
特定機能病院　197
特定健診　216, 217
特定非営利活動法人　206
特定保健指導　216, 217
特別支援学級　93
特別支援学校　93
特別支援教育　93
特別支援教育制度　12
特別養護老人ホーム　225
トップダウン処理　160
取り入れ（摂取）　37

な

ナショナル・ミニマム　190
難病法　221

に

2語文　56
二次障害　62
二次的合併症　81
日常生活活動　8, 69, 82, 129
ADLの最終ゴール　73
基本的日常生活活動　130
手段的日常生活活動　69,
130
するADL　73
身辺活動　130
生活関連動作　130
できるADL　73
二分脊椎　64
水頭症　64
膀胱・直腸障害　64
日本国憲法　190
第25条第1項　190
第25条第2項　190

日本の身体障害者福祉審議会答
申　6
入院時評価　120
乳児健診　57
乳幼児期　46
乳幼児健康診査　57
乳幼児健康診査システム　57
尿路結石　32
任意入院　215
認識強化　187
認知的コーピング　40
妊婦健康診査　57
妊婦健診　57

ね

ネグレクト　223
年金保険　194
年齢別社会福祉　191
年齢別社会保険制度　191
年齢別社会保障制度　191

の

脳血管障害　141
納税者　79
脳性麻痺　62
アテトーゼ型　63
痙直型　63
混合型　63
失調型　63
脳卒中　141
脳卒中のリハビリテーション治
療　142
脳卒中治療ガイドライン　141,
151
能力障害　69
能力低下　23
ノーマライゼーション　8, 9,
10, 21, 24
概念　9
基本理念　10
語源　10
定義　13
理念　11, 12, 21

は

パーキンソニズム　160
背景因子　26
廃用　30
廃用症候群　28, 29, 30, 32,
140

廃用症候群の症候　32
括約筋障害　33
関節拘縮　32
骨格筋の萎縮　32
骨粗鬆症　32
循環障害　32
褥瘡　32
心理的荒廃　33
尿路結石　32
廃用性萎縮　81, 82
博愛活動　190
パターナリズム　99
働き方改革　187
発がんリスク　150
発達　51
安定性と多様性　52
影響を与える因子　52
運動機能　55
可塑性　52
感受性と臨界期　52
言語機能　56
周産期　53
出生後　53
出生前　53
粗大運動　55
微細運動　55, 56
方向性と順序性　52
法則と特徴　51
連続性と不連続性　52
発達課題　54
発達検査　60
発達時期の分類　54
発達障害　46
発達障害者支援センター　222
発達障害者支援法　15, 222
発達性協調運動症　57
発達段階　46
青年期から成人期へ　47
誕生から児童期へ　46
乳幼児期　46
老年期　48
発達段階と障害　46
発達に影響を与える因子　52
発達の鑑別診断　55
発達の検査　57
発達の時期　54
特徴　54
発達課題　54
分類　54
発達の評価　57, 60

知能検査　61
発達の評価・検査　51
発達の法則と特徴　51
　安定性と多様性　52
　可塑性　52
　感受性と臨界期　52
　方向性と順序性　52
　連続性と不連続性　52
発達の目安　55
ハビリテーション　13, 14
　概念　14
　語源　14
　定義　15
　理念　14
　歴史的変遷　14
破門の取り消し　3
ハローワーク　85
バンク・ミケルセン　10, 11
犯罪者の更生　4
犯罪者の社会復帰　4
反張膝　33
反動形成　38

微細運動発達　55, 56
ビッグデータ　107
人の情報処理プロセス　160
　概念駆動型処理　160
　データ駆動型処理　160
ヒトの発達　51
否認　37
ヒポクラテス　100, 102
ヒポクラテスの誓い　101
評価会議　67, 118, 119, 120,
　121
　訓練　121
　初回評価　120
　診察　119
　退院時評価　121
　中間評価　121
　入院時評価　120
　リハビリテーション治療の
　　流れ　120
評価会議の問題点　122
評価の時期　72
病気　20
　1次予防　20
　2次予防　20
　3次予防　20

福祉関係法規　217
福祉施設　85
福祉との連携　210
福祉用具　205, 206
復職　2, 71
副目標　122
扶助　199
復権　2
不動による合併症　140
部分的同一化　42
プログラムの作成　76
分野別評価　70
分離　39

平均寿命　171
米国知的・発達障害学会　52
ベヴァリッジ報告　190, 199
へき地医療　210
ヘルスプロモーション　181
ベンクト・ニィリエ　8, 12
変形性膝関節症　160

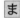

保育所　223
防衛機制　35, 36, 37
　打ち消し（復元）　39
　置き換え　38
　観念化　39
　合理化　39
　昇華　40
　退行　38
　同一化（同一視）　38
　投射　38
　取り入れ（摂取）　37
　反動形成　38
　否認　37
　分離　39
　補償　39
　抑圧　37
包括支払い　197
膀胱・直腸障害　64
方向性と順序性　52
訪問教育　95
ホームヘルプ　215
北欧のノーマライゼーション
　8
保健・医療・福祉体制　156

保健・福祉施設　84
保健衛生法規　212
　精神保健福祉士法　213
　地域保健法　212
保健所　85, 213
歩行障害　152
保護の拒否　223
保護の怠慢　223
母子及び寡婦福祉法　191
母子健康手帳　57
補償　39
補装具　219
ボディイメージ　47
ボトムアップ処理　160

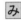

マイルストーン　55
慢性期医療　82

身分の回復　3, 4

無作為化比較試験　107
無実の罪の取り消し　3, 4
ムチランス変形　34

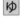

名誉回復　2, 3, 4
メインストリーミング　8, 12

モラトリアム　48
森田正馬　46

ゆ

有酸素運動　147
猶予期間　48
有料老人ホーム　207

養護老人ホーム　225
陽性転移　43
要素還元　158
抑圧　37
予防的リハビリテーション　80
読み書き障害　66

ら

来談者　41

ラポール　42

り

リエゾン精神医学　108
理学療法士　109
リハビリテーション
　　QOL（Quality of Life）　135
　　エビデンス　143
　　概念　1
　　権利の回復　3, 4
　　更生　2, 3
　　語源　2
　　三位一体　4
　　資格の回復　3, 4
　　支持的援助　7
　　社会復帰　3, 4
　　人権の回復　3, 4
　　心理療法　40
　　生活の回復　4
　　地位の回復　3, 4
　　中止基準　144
　　治療の流れ　120
　　定義　15, 16
　　二次障害　62
　　破門の取り消し　3
　　復職　2
　　復権　2
　　身分の回復　3, 4
　　無実の罪の取り消し　3, 4
　　名誉回復　2, 3, 4
　　理念　5
　　療育　2
リハビリテーション医学　129
リハビリテーション医療　115,
　124, 139
　　拡大チーム　117
　　機能の回復　82
　　クリニカルパス　124
　　地域チーム　117
　　チームの構成　116
　　チームアプローチ　115,
　　　117
　　チーム医療　115
　　チームリーダー　117
　　中核チーム　116
リハビリテーション医療のゴー
　ル　122
　　短期ゴール　122
　　長期ゴール　122

リハビリテーション過程　67,
　76
　　ゴール設定　75
リハビリテーション看護師
　111
リハビリテーション技術　4
リハビリテーション施設　83
リハビリテーション処方　103
リハビリテーション専門職種
　97, 108
リハビリテーション・チーム
　29
リハビリテーション治療　139,
　152
　　医学モデル　118
　　医療保険　118
　　下肢装具療法　152
　　訓練　121
　　ケース会議　119
　　ゴール設定　29, 118
　　診察　119
　　装具療法　152
　　中止基準　145
　　長下肢装具　153
　　評価会議　118, 119, 120,
　　　121, 122
　　評価会議の問題点　122
リハビリテーション治療の流れ
　28
リハビリテーションの基調　6
リハビリテーションのゴール設
　定　75
　　最終評価　75
　　初期評価　75
　　短期ゴール　75
　　中間評価　75
　　長期ゴール　75
リハビリテーションの時期別評
　価　69
　　維持期　69
　　回復期　69
　　急性期　69
リハビリテーションの疾患別評
　価　69, 70
　　環境の評価　70
　　基本3評価　70
　　身体的評価　70
　　精神的評価　70
リハビリテーションの障害別評
　価　69

環境因子　69
機能障害　69
能力障害　69
リハビリテーションの諸段階
　79
リハビリテーションの流れ　80
リハビリテーションの分野別評
　価　70
　　医学的リハビリテーション
　　　70
　　教育的リハビリテーション
　　　70
　　社会的リハビリテーション
　　　70
　　職業的リハビリテーション
　　　70
リハビリテーションの目的　79
リハビリテーション評価　68
　　環境因子　67
　　個人因子　67
　　疾患別評価　70
　　障害別評価　69
　　身体的評価　68, 73
　　精神的評価　68, 73
　　分野別評価　70
リハビリテーション評価の時期
　72
　　最終評価　72, 75
　　初期評価　72, 75
　　中間評価　72, 75
リハビリテーションプログラム
　123
リハビリテーション法　5
療育　2, 62, 71
療育手帳　64
　　治療と教育　71
利用者負担　219
療養病床　197, 211
　　医療療養病床　211
　　介護療養病床　211
臨床心理士　41, 111

れ

劣等処遇の原則　190
連携医療　115
連続性と不連続性　52

ろ

老研式活動能力指標　134
労災保険　194

老人福祉施設　225
老人福祉センター　225
老人福祉法　191, 224
老人保健法　203

老年期　48
老齢年金　200
ロロ・メイ　42

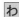

わが国のクリニカルパス　124

医学生・コメディカルのための手引書

リハビリテーション概論　改訂第4版

ISBN 978-4-8159-1922-1 C3047

2009年2月20日　第1版発行	＜検印省略＞
2011年3月10日　第2版発行	
2014年3月20日　第3版発行	
2021年3月10日　第4版発行	
2022年3月1日　第4版第2刷	

編　著 ──── 田 島 文 博

発 行 者 ──── 松 浦 三 男

印 刷 所 ──── やまかつ株式会社

発 行 所 ──── 株式会社 永 井 書 店

〒553-0003 大阪市福島区福島8丁目21番15号

電話大阪(06)6452-1881(代表)/Fax(06)6452-1882

Printed in Japan　　　　　　　　　　　　©TAJIMA Fumihiro, 2021